患者がみえる新しい
かん「病気の教科書」テキスト

かんテキ
整形外科

編集 渡部 欣忍
帝京大学医学部 整形外科学講座 教授

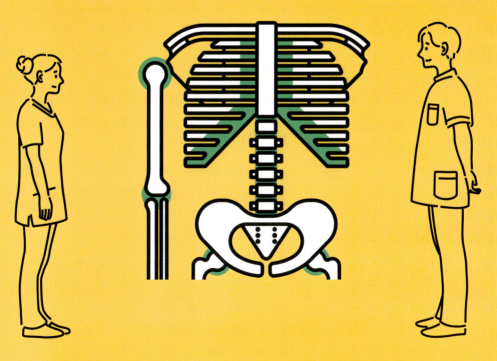

メディカ出版

執筆者一覧

1章
渡部 欣忍　帝京大学医学部 整形外科学講座 教授

2章
渡部 欣忍　帝京大学医学部 整形外科学講座 教授

3章
今泉 佳宣　朝日大学保健医療学部 健康スポーツ科学科 教授

4章
玉井 幹人　我汝会えにわ病院 整形外科 部長

5章
坂 なつみ　帝京大学医学部 整形外科学講座

6章
中村 正樹　虎の門病院 整形外科 部長

7章
大島 康史　日本医科大学 整形外科 講師

8章
松井 健太郎　帝京大学医学部 整形外科学講座 助教

9章
高橋 謙治　国際医療福祉大学 整形外科 教授

10章
増田 裕也　帝京大学医学部 整形外科学講座 准教授

11章
村田 博昭　パナソニック健康保険組合松下記念病院 副院長 / 整形外科部長

12章
佐々木 源　帝京大学医学部 整形外科学講座

13章
阿部 哲士　帝京大学医学部 整形外科学講座 病院教授

はじめに

　本書が読者に想定しているのは、看護師、看護学生、研修医、医学生です。ここで、突然ですが、本書が誕生するまでの経緯を説明します。読みたくないかもしれませんが、読んでください。

　2017年7月に、メディカ出版の清水洋平さんから突然連絡がきました。いつも突然です。「看護師さん向けの大型書籍シリーズを刊行します。整形外科編、先生、協力しますよね」という依頼内容です。まぁ、ほとんど脅迫に近い依頼です（笑）。看護師、看護学生、研修医、医学生などを対象に、彼ら彼女らがどのような情報を欲しているのかなどに関して、かなり気合いを入れたヒアリングが行われていました。その結果をもとに整形外科編用の企画書を作り、清水さんは、意気揚々と大阪からはるばる東京までいらっしゃいました。見せていただいた最初の企画書は、網羅性にこだわり整形外科の特徴や意義を捉えておらずダメ出ししました。意気消沈して大阪へ戻った清水さんですが、その後、何度も会議を重ね、整形外科領域の看護師や学生たちの意見もしっかり取り入れた渾身の企画を完成させました。

　それでは、本書のキー・コンセプトを発表します！

「実践的な最小限の知識が覚えられる！」

です。

　「なんだ、そのベタなコンセプトは！」ですよね。まぁ、聞いてください。座学で勉強したことは、覚えていないと実際の看護や医療には役立ちません。一方で、はじめて整形外科にかかわる人には、覚えるべき医学・医療知識は膨大なように思えます（事実、膨大なのですが）。百科事典のような、すべてのことが書いてある書籍は、何かを調べるときには有用ですが、ものを覚えるには不向きです。どこがもっとも大切な臨床上のコアな知識なのかは、初めて学ぶ人にはわからないからです。だから、いくら本を読んでも頭に入らないのです。

　そこで、本書では膨大な整形外科の守備範囲のなかでも、臨床現場に即したもっとも必要な知識を「覚えられる量」に厳選して掲載しました。といっても、本書の内容をすべて覚えていれば、看護師としてはスーパーですし、研修医としてもかなり優秀だと思います。

　疾患解説ページの冒頭には「1分間でコレだけは覚えるコレだけシート」を掲載してあります。これは、ベッドサイドに行く前にとりあえずコレだけ頭に入れておけば、その疾患の概要はつかめて、自信をもって患者さんのもとを訪れることができるものです。コレだけシートに書かれたキーワードやキーセンテンスは、その後のページでより詳しく解説してありますので、これらを糸口にして関連させてより深い内容を覚えていくのがよいと思います。また、試験の前日にはこのシートだけ、ざっと眺めれば合格間違いなしです（責任は持ちません）。

　執筆してくださった著者は、気心の知れた私の知人だけです。すべての原稿に目を通しましたが、みなさん本書の企画をしっかりと理解してくれています。自分が医学生や研修医のときに、こんな書籍があったら、どんなに幸せだったと掛け値なしに思います。どうぞ、みなさん本書を読んで、しっかりと覚えてください！ そして、整形外科の面白さを堪能してくだい。

2019年8月

渡部 欣忍

本書の使い方

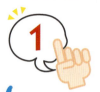

1 総論でキホンを覚える!

→ 疾患解説に入る前に、整形外科の全体像をとらえよう

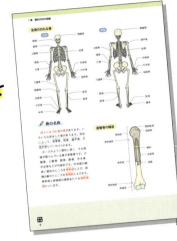
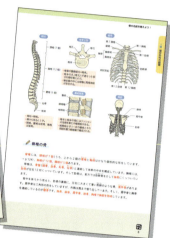

2「1分間で コレだけは覚える コレだけシート」でポイントのみを頭に入れる!

→「自信を持って患者さんのもとを訪れる」ための最重要ポイントを最初の1ページに凝縮

患者さんへの説明にも使える、かみ砕いた解説

疾患の理解に必要なだけのイラスト・図で感覚的にわかる!

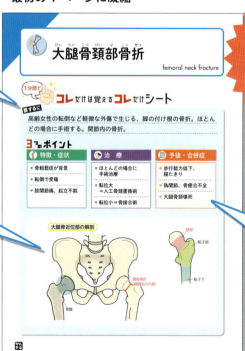

このページはスマホでもみられる!

かんテキWeb 検索

必要な疾患をピックアップできるお気に入り機能付き

たった **3** つのポイントで疾患の概要がつかめる!

理解を深める！

→ 2 の内容をより詳しく理解するための知識を解説、後輩指導にも使える

イラスト・図と赤字を眺めるだけでも重要ポイントが身につく！

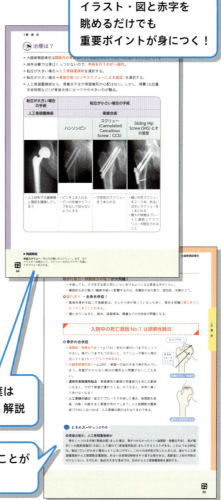

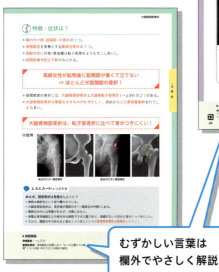

むずかしい言葉は欄外でやさしく解説

医師の頭の中を覗くことができるコラム付き！

ケアを行う際に役立つポイントは1枚にまとめています！

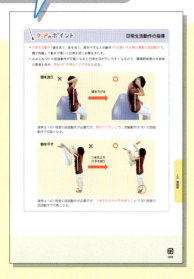

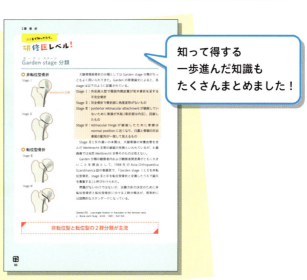

知って得する一歩進んだ知識もたくさんまとめました！

CONTENTS

患者がみえる新しい「病気の教科書」
かんテキ 整形外科

凝縮ポイントがスマホでも読める！
かんテキ Web　検索

執筆者一覧 ……………………………………… ii
はじめに ………………………………………… iii
本書の使い方 …………………………………… iv

1章　整形外科の総論
渡部 欣忍

骨の名前を覚えよう！ …………………………… 2
関節の名前を覚えよう！ ………………………… 9
骨格筋の名前を覚えよう！ ……………………… 16
神経の名前を覚えよう！ ………………………… 21

2章　骨 折
渡部 欣忍

骨折の総論 ……………………………………… 32
捻挫・脱臼 ……………………………………… 42
骨折の保存治療 ………………………………… 44
骨折の手術治療（おもな3つ） ………………… 46
骨折の手術治療（その他） ……………………… 50
上腕骨近位端骨折 ……………………………… 52
上腕骨骨幹部骨折 ……………………………… 56
鎖骨骨折 ………………………………………… 59
肋骨骨折 ………………………………………… 62
小児の肘周囲の外傷 …………………………… 64
橈骨遠位端骨折 ………………………………… 68
手の舟状骨骨折 ………………………………… 74
骨盤骨折 ………………………………………… 77

大腿骨頚部骨折 ………………………………… 82
ココまで知ってたら、研修医レベル
▶ Garden stage 分類 …………………………… 86
▶ X線画像でわからない骨折：occult fracture
………………………………………………… 87
▶ 大腿骨骨幹部骨折に合併する頚部骨折に注意！
………………………………………………… 87
▶ 股関節周囲の解剖 ………………………… 88
大腿骨転子部骨折 ……………………………… 89
ケアのポイント
▶ 大腿骨近位部骨折の比較！ ………………… 93
人工関節周囲の骨折 …………………………… 94
大腿骨骨幹部骨折 ……………………………… 97
大腿骨遠位部と脛骨プラトー骨折 …… 100
膝蓋骨骨折 ……………………………………… 105
脛骨骨幹部骨折 ………………………………… 106
足関節果部骨折 ………………………………… 109
踵骨骨折 ………………………………………… 112
遷延癒合・偽関節（骨癒合不全） …… 116
感染性偽関節 …………………………………… 118
変形癒合（変形治癒） ………………………… 120

3章　脊 椎
今泉 佳宣

脊椎・脊髄の解剖 ……………………………… 122
後縦靭帯骨化症 ………………………………… 132
頚椎症性脊髄症 / 神経根症 ………………… 136

ケアのポイント
- ▶ ドレーン挿入中の観察項目 ················ 143

斜頚 ·· 144

頚椎椎間板ヘルニア ····························· 146

腰椎椎間板ヘルニア ····························· 150

腰部脊柱管狭窄症 ······························· 154

ケアのポイント
- ▶ 腰椎の除圧術（椎弓切除術） ············· 158
- ▶ 腰椎の固定術 ······························ 159

分離症 / 分離すべり症 ·························· 160

脊椎損傷 ·· 164

ココまで知ってたら、研修医レベル
- ▶ 代表的な頚椎損傷 ························· 168
- ▶ Three column theory と代表的な胸腰椎損傷
  ·· 169

骨粗鬆症性椎体骨折 ····························· 170

脊髄損傷 ·· 172

ケアのポイント
- ▶ 損傷高位からみた脊髄損傷の観察ポイント
  ·· 176

ココまで知ってたら、研修医レベル
- ▶ 脊髄横断面での損傷部位による脊髄損傷の分類
  ·· 177

非骨傷性中心性頚髄損傷 ······················· 178

脊柱側弯症 ·· 180

ケアのポイント
- ▶ 頚椎装具装着中の注意点 ··················· 184
- ▶ 腰椎装具装着中の注意点 ··················· 185
- ▶ 頚椎術後のベッド上での肢位 ··············· 186
- ▶ 腰椎術後のベッド上での肢位 ··············· 187

術後硬膜外血腫 ·································· 188

C5 麻痺 ··· 192

髄液漏 ·· 196

4章 肩関節

玉井 幹人

肩関節の解剖 ····································· 200

肩関節周囲炎 ····································· 204

ケアのポイント
- ▶ 日常生活動作の指導 ······················· 209

腱板断裂 ·· 210

ケアのポイント
- ▶ 術後の三角巾や装具のチェックポイント ·· 214

ココまで知ってたら、研修医レベル
- ▶ 脊柱側弯症は肩挙上制限を誘発！！ ······· 215
- ▶ 肩甲骨を引き寄せる体操 ··················· 215

ケアのポイント
- ▶ 腱板断裂術後のベッド周囲の注意点 ······· 216
- ▶ 腱板断裂術後の ADL 指導 ················· 217

石灰沈着性腱板炎 ································· 218

変形性肩関節症 ··································· 219

ココまで知ってたら、研修医レベル
- ▶ 腱板断裂の有無による人工関節の違い ···· 223

外傷性肩関節脱臼 ································· 224

反復性肩関節脱臼 ································· 228

ケアのポイント
- ▶ 肩関節脱臼術後の固定・リハビリテーション
  ·· 232

5章 肘関節・手関節・手指

坂 なつみ

肘関節・手関節・手指の解剖 ·········· 234

肘部管症候群 ····································· 238

ココまで知ってたら、研修医レベル
- ▶ 肘関節周囲の解剖 ························· 242
- ▶ Guyon 管周囲の解剖 ····················· 243

手根管症候群 ····································· 244

CONTENTS

橈骨神経麻痺 ･･････････････････ 248

野球肘（離断性骨軟骨炎） ･･･････ 252

テニス肘（上腕骨外側上顆炎） ････ 256

ココまで知ってたら、研修医レベル

▶ 肘関節周囲の解剖：橈骨神経 ････ 260

▶ 合併症：橈骨管症候群 ･･･････ 260

手の腱損傷 ･････････････････ 261

ココまで知ってたら、研修医レベル

▶ 屈筋腱断裂のレベル ･･････････ 265

▶ 深指屈筋腱（FDP）、浅指屈筋腱（FDS）、
どちらが手掌に近い？ ･･･････ 265

ばね指 ･･･････････････････ 266

ココまで知ってたら、研修医レベル

▶ 屈筋腱周囲の解剖 ･･････････ 270

ドケルバン病 ･･･････････････ 271

ガングリオン ･･･････････････ 275

手指切断 ･･･････････････････ 278

6章　股関節

中村 正樹

股関節の解剖 ･･･････････････ 282

変形性股関節症 ･････････････ 286

大腿骨頭壊死症 ･････････････ 289

ケアのポイント

▶ 人工股関節置換術後の日常生活指導 ･･･････ 292

大腿骨寛骨臼インピンジメント ･･･････ 293

発育性股関節形成不全
（いわゆる先天性股関節脱臼） ･･･････ 296

7章　膝関節

大島 康史

膝関節の解剖 ･･･････････････ 300

変形性膝関節症 ･････････････ 304

膝靭帯損傷 ･････････････････ 308

半月板損傷 ･････････････････ 312

ケアのポイント

▶ 膝関節手術の合併症 ･･････････ 315

オズグッド - シュラッター病 ･････ 316

ケアのポイント

▶ 膝関節術後のケア ･････････ 318

▶ 膝関節術後のリハビリテーション ･･･････ 319

8章　足部・足関節

松井 健太郎

足部・足関節の解剖 ･･････････ 320

アキレス腱断裂 ･････････････ 328

外反母趾 ･･･････････････････ 331

変形性足関節症 ･････････････ 334

強剛母趾 ･･･････････････････ 337

足関節外側靭帯損傷（捻挫） ･････ 339

先天性内反足 ･･･････････････ 343

痛風 ･････････････････････ 346

扁平足 ･････････････････････ 348

ケアのポイント

▶ 足部・足関節疾患患者の術前看護のポイント
･･･････････････････････････ 351

▶ 足部・足関節疾患患者の術直後看護のポイント
･･･････････････････････････ 352

▶ 足部・足関節疾患患者の退院前看護のポイント
･･･････････････････････････ 353

9章　関節リウマチ

高橋 謙治

関節リウマチ ･･･････････････ 354

ココまで知ってたら、研修医レベル

▶ 関節リウマチの検査 ･･････････ 358

▶ ACR/EULAR 関節リウマチ分類基準 2010
‥‥‥‥‥‥‥‥‥‥‥‥‥‥ 359
▶ 鑑別疾患‥‥‥‥‥‥‥‥‥‥‥‥ 359

ケアのポイント
▶ 関節リウマチのリハビリテーション‥‥‥ 360
▶ 関節リウマチの手の変形‥‥‥‥‥ 361
関節リウマチの治療‥‥‥‥‥‥‥‥ 362

ココまで知ってたら、研修医レベル
▶ EULAR（ヨーロッパリウマチ学会）による
治療推奨‥‥‥‥‥‥‥‥‥‥‥ 366
▶ 予後不良因子‥‥‥‥‥‥‥‥‥ 367
▶ 新しい低分子 DMARDs ⇒ JAK 阻害薬‥‥ 367
▶ 関節リウマチの手術治療‥‥‥‥‥ 368

10章　骨粗鬆症

増田 裕也

骨粗鬆症‥‥‥‥‥‥‥‥‥‥‥‥ 370
骨粗鬆症の治療‥‥‥‥‥‥‥‥‥ 374

ケアのポイント
▶ 骨粗鬆症治療に大事なこと‥‥‥‥ 378

11章　骨・軟部腫瘍

村田 博昭

良性骨腫瘍‥‥‥‥‥‥‥‥‥‥‥ 379
悪性骨腫瘍‥‥‥‥‥‥‥‥‥‥‥ 383

ココまで知ってたら、研修医レベル
▶ 骨・軟部腫瘍の検査・診断・治療の
フローチャート‥‥‥‥‥‥‥‥‥ 387
良性軟部腫瘍‥‥‥‥‥‥‥‥‥‥ 388
悪性軟部腫瘍‥‥‥‥‥‥‥‥‥‥ 392
転移性骨腫瘍‥‥‥‥‥‥‥‥‥‥ 396

ココまで知ってたら、研修医レベル
▶ 転移性骨腫瘍の重要スコア‥‥‥‥‥ 400

ケアのポイント
▶ 骨転移患者のマネジメントにおける注意点
‥‥‥‥‥‥‥‥‥‥‥‥‥‥ 402

12章　整形外科の合併症

佐々木 源

関節拘縮‥‥‥‥‥‥‥‥‥‥‥‥ 403
疼痛‥‥‥‥‥‥‥‥‥‥‥‥‥‥ 406

ケアのポイント
▶ 痛みの評価‥‥‥‥‥‥‥‥‥‥‥ 408
▶ 整形外科でよく使われる鎮痛薬一覧‥‥‥ 409
複合性局所疼痛症候群‥‥‥‥‥‥‥ 410
末梢神経障害‥‥‥‥‥‥‥‥‥‥ 413
腓骨神経麻痺‥‥‥‥‥‥‥‥‥‥ 416
せん妄‥‥‥‥‥‥‥‥‥‥‥‥‥ 419

ケアのポイント
▶ せん妄ケアのポイント‥‥‥‥‥‥ 423
コンパートメント症候群‥‥‥‥‥‥ 424
血管損傷‥‥‥‥‥‥‥‥‥‥‥‥ 428
静脈血栓塞栓症‥‥‥‥‥‥‥‥‥ 434
手術部位感染‥‥‥‥‥‥‥‥‥‥ 439

13章　整形外科関連感染症

阿部 哲士

感染‥‥‥‥‥‥‥‥‥‥‥‥‥‥ 445
軟部組織感染症‥‥‥‥‥‥‥‥‥ 446
骨髄炎‥‥‥‥‥‥‥‥‥‥‥‥‥ 452

引用・参考文献‥‥‥‥‥‥‥‥‥‥ 467
索　引‥‥‥‥‥‥‥‥‥‥‥‥‥ 474

・本書の情報は 2019 年 8 月現在のものです。
・本書の編集制作に際しては、最新の情報をふまえ、正確を期すよう努めておりますが、医学・医療の進歩により記載内容は変更されることがあります。その場合、従来の治療や薬剤の使用による不測の事故に対し、著者および当社はその責を負いかねます。
・商品名は代表的なものを挙げています。
・薬剤については、必ず個々の添付文書を参照し、その内容を十分に把握したうえでご使用ください。また、本書では添付文書などに記載されている「塩酸塩」「硫酸塩水和物」などの表記は、読みやすさの観点から省略しております。

患者がみえる新しい「病気の教科書」かんテキ 整形外科

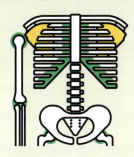

1章	整形外科の総論
2章	骨折
3章	脊椎
4章	肩関節
5章	肘関節・手関節・手指
6章	股関節
7章	膝関節
8章	足部・足関節
9章	関節リウマチ
10章	骨粗鬆症
11章	骨・軟部腫瘍
12章	整形外科の合併症
13章	整形外科関連感染症

整形外科とは

　整形外科は、「うんどうき外科」です！
　「何、それ？」って思ったでしょう。ピンときませんね。
　「しょうかき外科」と言えば、みなさんピンときますよね。そうです、「消化器外科」ですね。でも、この用語もすぐに受け入れられたわけではないのです。「しょうかき」と聞いて、一般の人が最初に思いつくのは「消火器」のほうだったんです。近年の健康ブームで、テレビ番組などで「消化器」という用語が多く使われるようになり、医療関係者以外の人にも受け入れられて、消化器外科や消化器内科は一般用語として誰にでも伝わる用語になりました。
　「うんどうき」は、残念ながら、まだそこまでポピュラーになっていません。たぶん、「うんどうき」と聞いても、「新種のダイエット機器？健康機器？」っていう人が多いのかなと思います。「うんどうき」は「運動器」です。
　では、運動器とはなんでしょうか？日本整形外科学会のホームページ（http://www.joa.or.jp/public/about/locomotorium.html）には、次のように出ています（2019年現在）。
　『運動器とは、身体運動に関わる骨、筋肉、関節、神経などの総称です。運動器はそれぞれが連携して働いており、どのひとつが悪くても身体はうまく動きません。また、複数の運動器が同時に障害を受けることもあります。』
　では具体的に、どんな部位を扱う科が整形外科（運動器外科）でしょうか？それは内臓以外、首から下全部です！すごく範囲が広いと思いませんか？
　ただ、やみくもにすべてを学ばないといけないわけではありません。むしろ、それほどの労力をかけて学んでも、臨床の現場ですぐに使える生きた知識になっているかは疑問です。
　本書では、「覚えられる」を合言葉に、膨大な整形外科の知識のなかから大事なポイントだけに絞って紹介していきます！

骨の名前を覚えよう！

🖊 骨は何からできている？

骨は、**細胞**と**基質**からできています。というか、たいていの生体内組織は細胞と基質からできています。基質のことを細胞外基質とよぶこともあります。

骨に関係する3つの細胞を覚えてください。①**骨芽細胞**（こつが）、②**破骨細胞**（はこつ）、③**骨細胞**です。

骨の基質も重要なものを3つだけ覚えてください。①**I型コラーゲン**（タンパクの1つ）、②**Ca（カルシウム）**、③**P（リン）**です。CaとPは、リン酸カルシウムの一種である**ハイドロキシアパタイト**〔$Ca_{10}(PO_4)_6(OH)_2$〕として骨の中にあります。タンパクは有機化合物で、ハイドロキシアパタイトは無機化合物です。

C（炭素）原子を構造の基本骨格にもつ化合物の総称を有機化合物、炭素を含まない物質が無機化合物ということを、むかし習ったと思います。「**生体が産生できる化合物**」＝「**有機化合物**」でしたね。タンパクを合成できるというのは、生体である証拠のようなものです。

コラーゲンは、脊椎動物の皮膚、骨、軟骨、靭帯、腱などを構成するタンパクの1つで、細胞外基質の主成分です。**整形外科で扱う部位のほとんどの組織にコラーゲンが含まれる**と思っておけば大丈夫です。

	3つの骨に関係する細胞
①	骨芽細胞
②	破骨細胞
③	骨細胞

	3つの骨の基質
①	I型コラーゲン
②	カルシウム
③	リン

さまざまな細胞

骨芽細胞は、間葉系幹細胞が分化した細胞です。**幹細胞は2つの能力をもった細胞**です。2つの能力とは、①**自ら増殖する能力**、②**さまざまなはたらきをする細胞に分化する能力**、を指します。

自ら増殖する能力は、自分のコピーを作る、つまり数を増やせるということです。難しい言葉でいうと**自己複製能**といいます。また、さまざまなはたらきをする細胞に分化する能力のことを、難しい言葉でいうと**多分化能**といいます。

間葉系幹細胞とは、間葉系細胞に分化できる能力をもった幹細胞ということです。では、間葉系細胞には具体的にどのようなものがあるでしょうか？骨・脂肪・筋・軟骨などの、結合組織と筋組織を構成する細胞と覚えておきましょう（最近は、間葉系幹細胞は、神経細胞や肝細胞などにも分化するという報告もあるのですが……）。もっとおおざっぱに言えば、**「整形外科が扱う組織の細胞は間葉系組織に属する」**と覚えればよいです。

骨の名前を覚えよう！

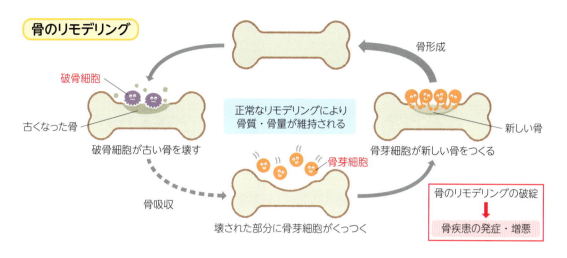

骨のリモデリング

一方で、破骨細胞は造血幹細胞が分化した細胞です。赤血球、白血球、血小板などと同じ起源の細胞です。

骨芽細胞（osteoblast）オステオブラスト

骨に関係する3つの細胞のうち、骨芽細胞のはたらきは「骨を形成すること」と成書に記載されています。骨の基質はCaとPとあとなんでしたか？　そうです！Ⅰ型コラーゲンでしたね。

骨芽細胞の具体的なはたらきは、骨の基質をつくることです。骨芽細胞がつくったⅠ型コラーゲンにCaやPが沈着して、骨ができます。骨芽細胞は、自分の周りに骨基質をつくって、その中に埋もれます。骨基質の中に埋もれた状態になった骨芽細胞が骨細胞です。

破骨細胞（osteoclast）オステオクラスト

破骨細胞は、骨を破壊（＝吸収）する役割をもっています。1つの細胞の中に多数の核をもつ多核巨細胞です。なんだかこわそうですね！　骨を破壊するとは、具体的には骨基質を溶かすということです。コラーゲンを分解したり、アパタイトを溶解したりします。

リモデリング（remodeling）

破骨細胞による骨吸収と、骨芽細胞による骨形成が同時に起こっているのが骨組織です。壊しながら、つくっている状況です。これをリモデリングといいます。

骨吸収と骨形成のバランスが保たれていると、骨の量は一定になりますね。このバランスが崩れて骨吸収が多くなると、骨の量が少なくなって骨がスカスカになってしまいます。この状態が骨粗鬆症（→p.370）です。

1章　整形外科の総論

全身のおもな骨

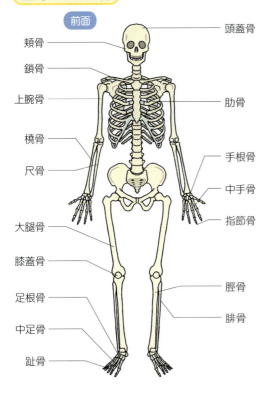

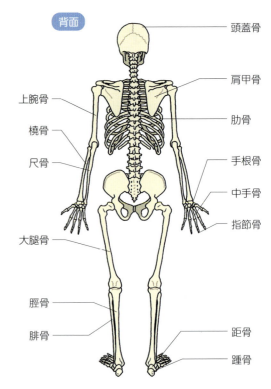

🖉 骨の名称

成人には206個の骨があります。いろいろな形をした骨があります。形状によって、長管骨、短骨、扁平骨、不規則骨などに分けられます。

　ホースのように管状に長く、その両端が膨らんでいる骨が長管骨です。大腿骨、上腕骨、脛骨、腓骨、中手骨、中足骨などが代表的です。中央部の細長い管状のところを**骨幹部**とよび、両端の膨れたところを**骨端部**とよびます。骨幹部と骨端部の境界あたりを**骨幹端部**といいます。

長管骨の構造

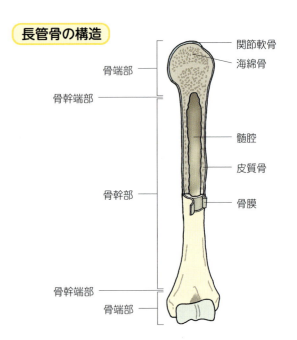

骨の名前を覚えよう！

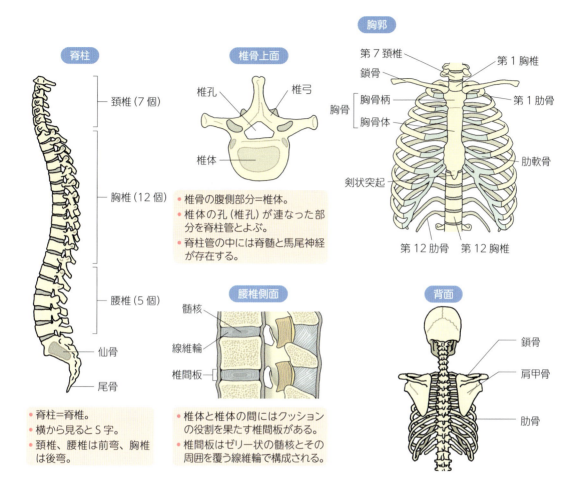

✏️ 脊椎の骨

脊椎には、頸椎が7個（うち、上から2個の環椎と軸椎はかなり個性的な形をしています、→ p.124）、胸椎が12個、腰椎が5個あります。

脊椎は、骨盤（腸骨、坐骨、恥骨、仙骨）と連結して体幹の中央を構成しています。胸椎には、肋骨が左右12対くっついています。そして肋骨は、前方では肋軟骨を介して胸骨にくっついています。

背中を後ろから見ると、肋骨の裏側に、左右に大きくて薄い煎餅のような骨、肩甲骨があります。肩甲骨は三角形の形をしていますが、外側は肩まで張り出しています。そして、肩甲骨と胸骨を連結しているのが鎖骨です。胸骨、鎖骨、肩甲骨、肋骨、胸椎で胸郭を形成しています。

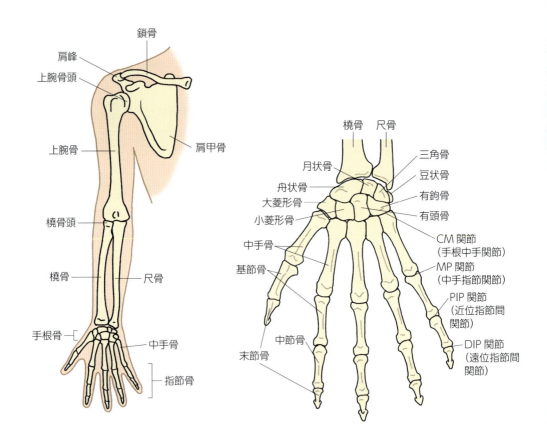

📝 上肢の骨

続いて、上肢をみていきます。

上肢には、肩から手関節（手首の関節）まで、**上腕骨**、**橈骨**、**尺骨**があります。手のひらを前方に向けたときに、**親指側にある前腕の骨が橈骨、小指側にあるのが尺骨**です。この前腕の**2つの骨を合わせて橈尺骨**といいます。

手には、8個の手根骨（**舟状骨**、**月状骨**、**三角骨**、**豆状骨**、**大菱形骨**、**小菱形骨**、**有頭骨**、**有鉤骨**）があります。近位列（手関節に近いほう）に、舟状骨、月状骨、三角骨、豆状骨が並び、遠位列に大菱形骨、小菱形骨、有頭骨、有鉤骨が並んでいます。

遠位列の手根骨に、細長い**中手骨**がくっついています。中手骨は何本あるでしょう？ 手の指と同じで5本あります。**8個の手根骨と5本の中手骨で手掌と手背の大部分を形成**しています。

中手骨から先には、指の小さな骨があります。体に近いほうから、**基節骨**、**中節骨**、**末節骨**です。母指のみ、中節骨がありません。

骨の名前を覚えよう！

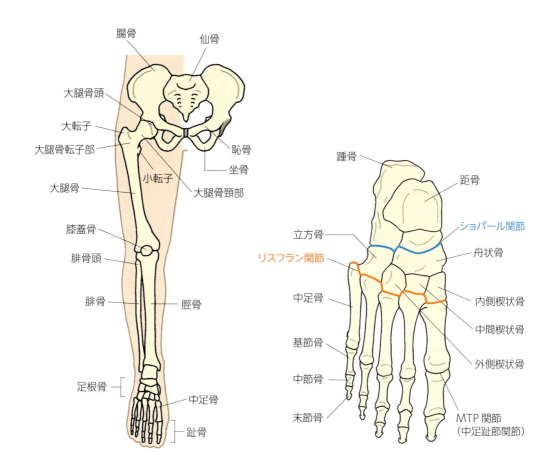

🖉 下肢の骨

最後に下肢です。

下肢には、骨盤に連続している人体最大の長管骨である**大腿骨**があります。下腿は立ったときに**内側（足の親指側）にある太い骨が脛骨**、**外側（足の小指側）の細い骨が腓骨**です。2つ合わせて脛腓骨と覚えてください。

そして忘れてはいけないのが、膝の真正面にあるお皿です。正式には**膝蓋骨**といいます。

脛骨と腓骨は、足根骨の1つである**距骨**と足関節（足首の関節）を形成します。

足には**7個の足根骨**（**距骨**、**踵骨**、**舟状骨**、**立方骨**と3つの**楔状骨**）があります。3つの楔状骨と立方骨に**5つの中足骨**がくっついています。

足の先端は、手と同じように**基節骨**、**中節骨**、**末節骨**がつながります。

1章　整形外科の総論

✏️ こどもの骨

　これで骨は終わりといいたいところですが、整形外科の守備範囲は広いんです。
　小児の骨の外傷や疾患があります。子どもは成長します。長管骨でいうと、太さと長さが大きくなります。骨はどこで長くなるかというと、長管骨の端っこのほうにある、**骨端軟骨板**あるいは**成長軟骨板**という軟骨組織のところで骨が伸びていきます。すくすくと成長してくれるのはよいのですが、子どもは元気で活発なので、よくケガをします。
　小児に特徴的な外傷として骨端線損傷があります（→ p.40）。

✏️ 骨の名前は疾患といっしょに覚えよう！

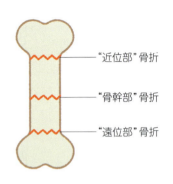

"近位部"骨折
"骨幹部"骨折
"遠位部"骨折

　いくつ骨の名前が出てきたでしょうか？もちろん全部覚えてほしいのですが、なかなか難しいですね。心配無用です。本書を読み進めていただければ、重要な外傷（骨折）や疾患で登場する骨の名前はいずれ覚えられると思います。
　いろいろな骨の名前が出てくるのは、「**骨折**」の章（→ p.32 〜）です。上腕骨が骨折していれば上腕骨骨折、橈骨なら橈骨骨折、同側の脛骨と腓骨なら脛腓骨骨折です。右側の橈骨と尺骨が骨折しているときには、右橈尺骨骨折といってもよいのですが、右両前腕骨骨折とよぶ場合もあります。「前腕には 2 本長管骨があって、その両方が骨折しているよ」という意味です（「右」なのか、「両方」なのか、どっちやねんって感じですね）。
　長管骨の骨折は、**骨折している部位によって、近位部（or 近位端）、骨幹部、遠位部（or 遠位端）の名称がつきます**。橈骨遠位端骨折や大腿骨骨幹部骨折などがよい例です。

関節の名前を覚えよう！

　骨の名前は覚えましたか？　たくさんありましたが、完璧でしょうか？　新人ナースは、徐々に覚えれば大丈夫ですよ。座学で勉強するのはたいへんです。症例ごとの実践で勉強するのが効率的ですね。さて、たくさんの骨が終わったところですが、まだまだあります。次は関節です！

関節はまず2つに分けられる！

　骨と骨が連結した部分を関節といいます。**動きがほとんどない不動関節**と、**よく動く可動関節に分けられます**。不動関節には、恥骨結合や脊柱の椎間板などが含まれます。「動かないのに関節なの？」と感じるかもしれませんが、骨と骨が結合した部分なので関節に分類されるのです。でも、一般の人を含めて、**私たちがいわゆる「関節」とよんでいるのは可動関節のこと**ですね。

　おもな関節は、**肩関節、肘関節、手関節、股関節、膝関節、足関節**です。なじみがあるので、そんなにむずかしくないですね。

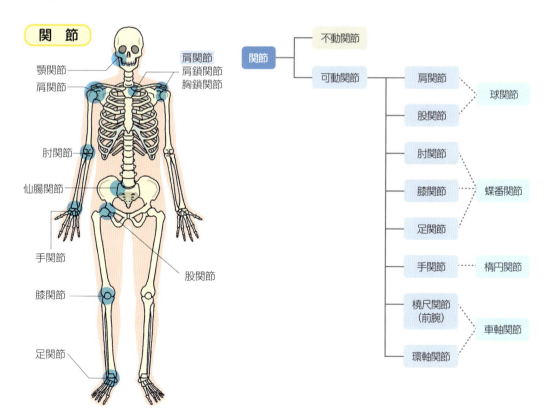

1章 整形外科の総論

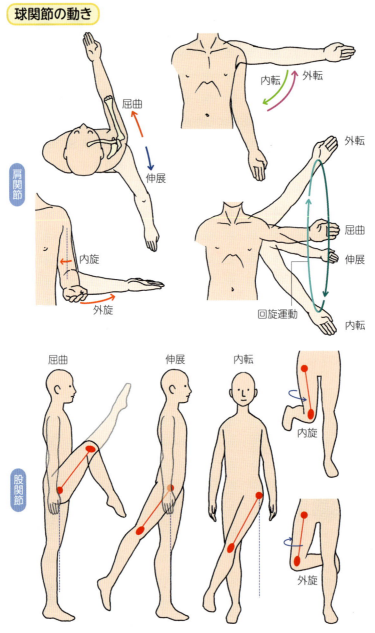

✏️ 球関節

　関節はさまざまな動きをします。体のなかでいろいろな方向に動く関節はどこでしょうか？ 答えは肩関節と股関節です。この2つの関節の特徴は、**丸い球状の骨頭とそれを受ける凹み（関節窩や臼蓋）から構成**されていることです。このような関節を**球関節**といいます。**屈曲・伸展、外転・内転、外旋・内旋**という多彩な運動ができるのが特徴です。

関節の名前を覚えよう！

1章 整形外科の総論

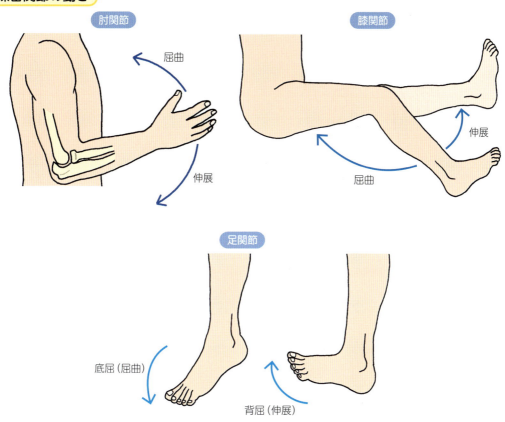

🖉 蝶番関節

　ほとんど1方向（1つの面）にしか動かない関節もあります。肘関節（腕尺関節）、膝関節（脛骨大腿関節）、足関節（距腿関節）と手指や足趾の小さな関節などです。**一方の骨が凹んでおり、これに対応するようにもう一方の骨が凸形状をしています**。これを**蝶番関節**とよびます。蝶番関節では、開き戸の蝶番のような動きで**屈曲・伸展**という運動をします。

※注：肘関節（腕尺関節）、膝関節（脛骨大腿関節）、足関節（距腿関節）は、厳密にいえば屈曲-伸展運動だけではなく、回旋運動も生じます。
　そのため、たとえば膝関節は蝶番関節ではなく、楕円関節（＝顆状関節）であると記載されている書籍もあります。

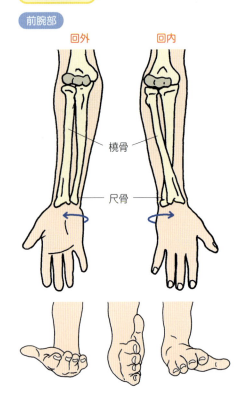
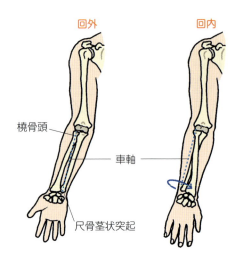

✏️ 車軸関節 ⇒ 前腕部

　蝶番関節は、屈曲-伸展という1方向にのみ動く関節でした。このように、**特定の1軸を中心に回転運動だけを行う関節を一軸関節**とよびます。一軸関節のなかにもう1つ、**車軸関節**というものがあります。これは、**骨の長軸を中心として回転運動が生じるもの**です。**前腕の回内・回外運動が典型的な例**です。

　橈尺骨は近位側で上橈尺関節、遠位側で下橈尺関節をつくっています。尺骨の周りを橈骨が長軸方向で回旋する運動が回内・回外運動です。肘を直角に曲げて、上腕を体幹にくっつけてください。この肢位で**手のひらが天井を向いている位置が回外位**です。**手の甲が天井を向いている位置が回内位**です。

　回内・回外という運動を肘関節の運動だと誤解している人が多いですが、これは橈尺骨の運動です。回内・回外の可動域は、前腕の運動として記載しなければなりませんね。なお、もう1つの車軸関節の動きは、環軸椎の回旋運動です。

関節の名前を覚えよう！

楕円関節 ⇒ 手関節

手関節（橈骨手根関節）は、橈骨遠位端の**関節面が楕円形**をしています。このような関節は、前後左右（屈曲、伸展、橈屈、尺屈）に動きますが、回旋はできません。このような関節を**楕円関節**といいます。

そのほかにも細かな分類はありますが、それほど重要ではありません。

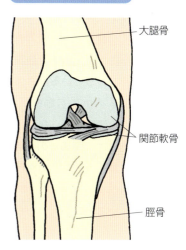

楕円関節　手関節

橈骨手根関節

関節には軟骨がある！

骨と骨が連結している部位が関節ですが、表面が骨同士だと、ゴツゴツ音がしそうでしょう？ 皆さん、肩や肘、膝や足を動かしてみてください。そんな音はしませんね（関節を動かしたときに、コキっと音がする人はいるかもしれません。それは轢音といいます。痛くなければ、たいてい問題はありません）。**骨と骨が連結しているのにゴツゴツ音がせずにスムーズに動くのは、骨の表面を関節軟骨という高級な軟骨が覆っているから**です。

成人の関節軟骨には、血管・神経・リンパ管はなく、軟骨細胞と細胞外基質からできています（たいていの生体内組織は細胞と基質からできています！）。関節軟骨の組織学的な特徴は、大部分が細胞外基質で、細胞は全容積の10％以下だといわれています。**関節軟骨の細胞外基質の主成分は水分です！** 湿重量の70〜80％が水分です。水分を除いた重量（＝乾燥重量）の50％はII型コラーゲンです。ほかに、30〜35％のプロテオグリカンが含まれます。

膝関節を前から見たところ

大腿骨
関節軟骨
脛骨

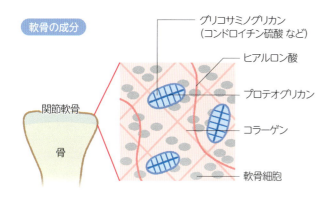

軟骨の成分
関節軟骨
骨
グリコサミノグリカン（コンドロイチン硫酸 など）
ヒアルロン酸
プロテオグリカン
コラーゲン
軟骨細胞

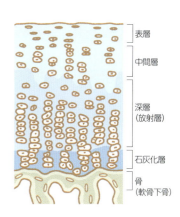

表層
中間層
深層（放射層）
石灰化層
骨（軟骨下骨）

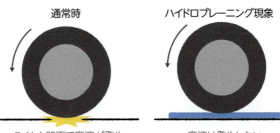

硝子軟骨

　可動関節を形成している関節軟骨は、組織学的には硝子軟骨とよばれるものです。硝子はガラスとも読みますが、医学用語では「しょうしなんこつ」といいます。外観は真っ白で透明ではないのですが、ガラスのようにツルツルしているから、硝子軟骨というのでしょうね。でも、可動関節がツルツルよく動くのは、関節軟骨がガラスのようにツルツルしているからではないんですよ！

　ツルツルよく動くのは液体潤滑と境界潤滑が同時に起こっているからといわれています。自動車運転の免許をもっている人も多いと思いますが、ハイドロプレーニング現象を教習所で習ったことを覚えていますか？　自動車が水のたまった路面を走行中に、タイヤと路面の間に水が入り込んで車が水の上を滑るようになり、ハンドルやブレーキが利かなくなる現象です。関節液が関節軟骨の間に入り込むと、関節液の粘性がはたらいてツルツル滑るのです（それ以外の潤滑現象も起こっているのですが、ほとんどの整形外科の先生も知らない話なので、これくらいにしておきましょう）。

　どれくらいツルツルしているかというと、氷の上をスケートで滑るよりもさらに10倍くらいツルツルしているといわれています。生命ってすごいですよね。

関節の名前を覚えよう！

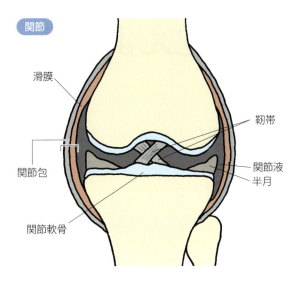
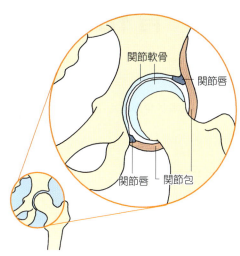

✏️ 関節の中

関節包・関節液・滑膜

　関節の周りは線維性の袋で覆われています。この袋のことを、**関節包**といいます。
　関節包の外側は線維膜で、内側は滑膜で裏打ちされています。滑膜から関節液が分泌されます。関節軟骨の中には血管もリンパ管もないので、滑膜から分泌される関節液によって関節軟骨は栄養されています。

靭　帯

　関節を構成する骨同士をつなぐ強靭な線維性の索状物が**靭帯**です。靭帯は弾性体として機能します。「何それ？」ですね。
　靭帯は強力なゴムみたいなものだと思ってください。力を加えると伸びて、力を抜くと元にもどる。でも、強力なので、かなり強い力が加わらないと伸びない。関節が異常な方向へ動こうとすると、「それ以上は動いたらダメだ」って靭帯が緊張して動きを止めてくれます。これが靭帯の機能です。**関節可動域の制動機能と骨・関節の保護機能**ということですね。
　関節の中には、これ以外にも線維軟骨でできた**半月**（膝関節にある）、**関節唇**（肩関節や股関節）などの構造もあります。関節軟骨の間を埋めているこれらの組織も、関節の安定性に寄与しています。

骨格筋の名前を覚えよう！

　関節の名前は全部覚えましたか？ 大きな関節は、あまりむずかしくなかったのではないでしょうか。

✏️ 関節と筋肉

　関節を動かしているのは筋肉です。**筋肉が収縮することで、関節が動きます。体の可動部分を動かす筋肉のことを骨格筋**といいます。筋肉は腱構造をつくって骨に連結しています。

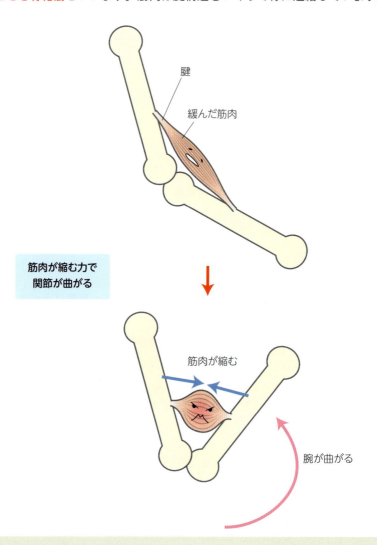

骨格筋の名前を覚えよう！

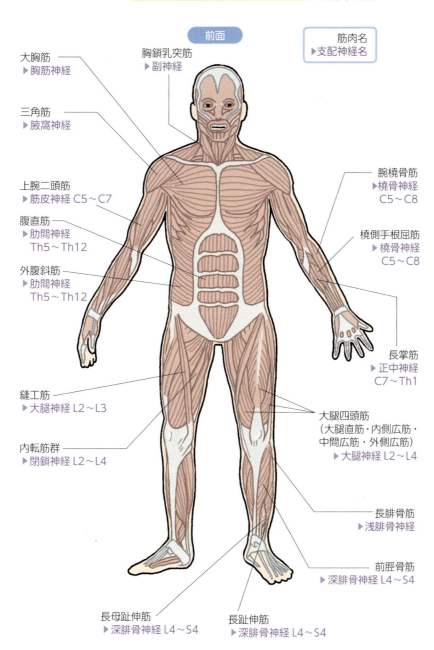

骨格筋と神経支配①

1)を参考に作成

全身の骨格筋

全身には約600の骨格筋があり、成人体重の約半分を骨格筋が占めるといわれています。筋肉は後に解説する運動神経によって支配されています。

1章 整形外科の総論

骨格筋と神経支配②

1) を参考に作成

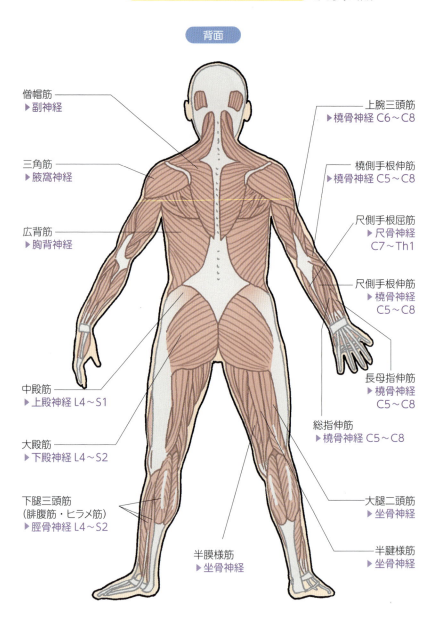

背面

骨格筋の構造

　骨格筋は、入れ子構造になっています。最小の単位は、タンパク質である**ミオシン**・フィラメントと**アクチン**・フィラメントです。太いフィラメントであるミオシンと、細いフィラメントであるアクチンが交互に並んで**筋原線維**をつくります。電子顕微鏡で観察すると、特徴的な構造に分かれ、A帯、I帯、Z線などの名称が付けられています。

　筋原線維が数百〜数千の束になって**筋線維**を形成します。筋線維は被膜に包まれていて、これが**筋細胞**です。**筋線維＝筋細胞**です。筋線維がさらに束になって**筋線維束**を形成します。筋線維束が数〜数十本集まったものが、いわゆる**筋肉**です。

　筋肉の周りを包む膜のことを**筋外膜**といいます。筋外膜で包まれた筋肉がさらに集まって膜に覆われています。整形外科医が**筋膜**とよんでいるのは、もっとも外側にある膜のことが多いです。

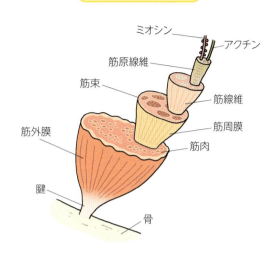

骨格筋の構造

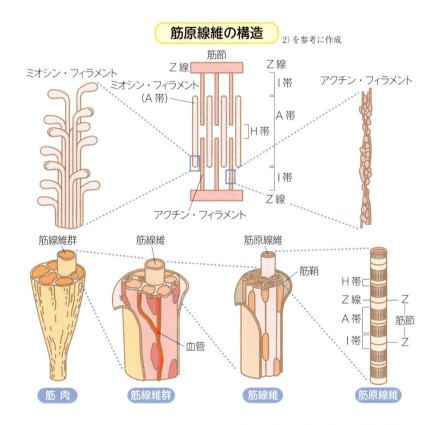

筋原線維の構造

筋の収縮と弛緩

　脳や脊髄から指令を受けた、**末梢神経が筋肉に信号を送ることで筋が収縮**します。太いフィラメントであるミオシンが、細いフィラメントのアクチンの間に入り込むことで、筋肉が収縮するのです。

　筋収縮の信号がなくなるとミオシンとアクチンの重なりがなくなり、筋肉は弛緩します。

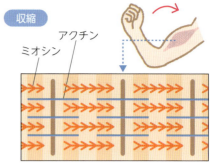

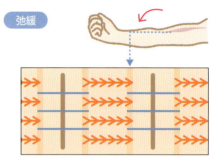

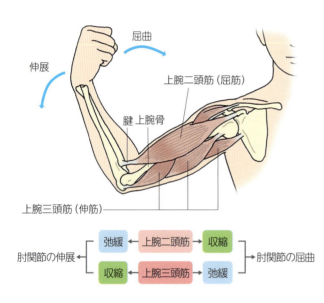

腱の構造

　筋肉は骨に連結することで、力を伝えることができます。**筋肉の先端がかたい結合組織になって骨に連結します**。この部分を**腱**(けん)といいます。

　腱はコラーゲン線維が束になった線維性組織で、細い棒状になって骨にくっついているものと、膜のようになって広く骨にくっついている場合があります。

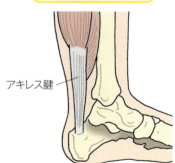

神経の名前を覚えよう！

🖋 神経とは

　生体の運動・感覚をつかさどり、1つの個体としてまとまったはたらきをするように体の各部分を統率し、**おのおのの神経細胞が受けた刺激を伝達する経路が神経**です。

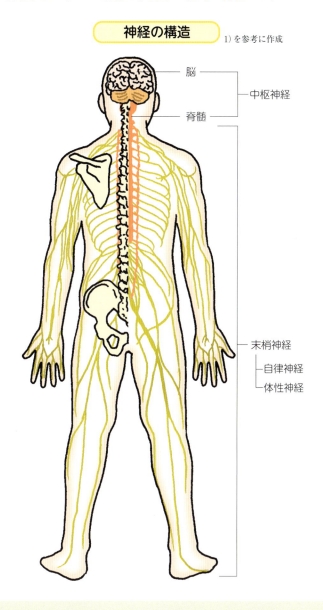

神経の構造　1)を参考に作成

中枢神経と末梢神経

脳と脊髄からなる神経を**中枢神経**といいます。全身の運動・感覚をコントロールしている司令塔です。

中枢神経から出たヒモのような神経線維の集まりを**末梢神経**といいます。

末梢神経は、**体性神経**と**自律神経**に分かれます。

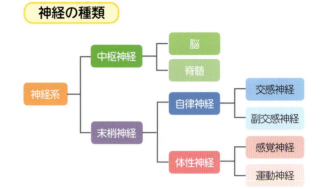

体性神経

体性神経とは感覚や運動に関与している神経のことで、感覚神経と運動神経に分類されます。

感覚神経は、末端のレセプター（受容器）に生じた神経興奮を中枢に伝える神経です。その刺激を受け取って、中枢神経が"痛い"とか"冷たい"と感じるのです。**興奮が末梢から中枢に向かっていく神経なので求心性神経**ともよびます。

運動神経は、筋肉を動かすように指令を伝える神経です。**中枢から末梢へ信号を伝える神経なので遠心性神経**ともよびます。

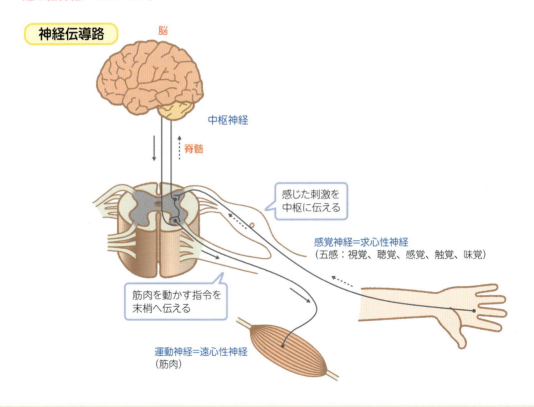

神経の名前を覚えよう！

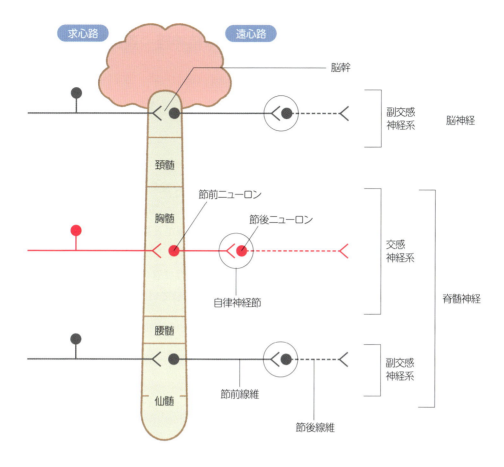

自律神経

　自律神経は生命維持に必要な機能の制御に関与している神経です。**交感神経と副交感神経に分類**されます。

　感覚神経や運動神経は、人間が自覚的にそのはたらきを捉えたり、自分の意思によって動かしたりすることができます。一方、**自律神経は自分の意思とは無関係に機能します**。**心臓の拍動や胃腸の動きなど**は自分の力でコントロールできず、自動的にはたらくので自律神経です。

　自律神経のうち、**交感神経は「昼の神経」、副交感神経は「夜の神経」**とよばれます。目覚めて興奮しているときに優位にはたらいているのが交感神経で、眠ってリラックスしているときに優位にはたらいているのが副交感神経だといわれています。

　交感神経はおもに胸髄と腰髄から出ます。副交感神経はおもに中脳、延髄、仙髄から出ます。

1章　整形外科の総論

> 📝 **覚えておきたい！　中枢神経⇒脊髄　末梢神経⇒運動神経・感覚神経**

整形外科で重要なのは、中枢神経では脊髄、末梢神経では運動神経と感覚神経です。

脊髄

　脳のもっとも下の部分に延髄があります。延髄から体の下に向かって延びている細長い円柱状の神経線維の集合が脊髄で、脳と体の運動神経や感覚神経をつなぐ役割を担っています。

　脊髄は、頚椎〜第1腰椎あたりまでの脊柱管という骨の管の中にあります。頚髄、胸髄、腰髄、仙髄に分けられます。お母さんのお腹の中にいるころには、脊椎と脊髄のレベルは一致しています。ところが、新生児から大人になるにつれて、脊椎（骨のほうですよ）が縦に延びていきます。一方で、脊髄（神経のほうですよ）は延びません。すこしずつ脊柱管の中で脊髄の先端が細くなります。このため、大人では脊椎と脊髄のレベルには、ズレが生じているのです。

運動神経・感覚神経

　脊髄の断面は右図のようになっています。脊髄の外側は白く、白質とよばれています。内側は灰色なので灰白質とよばれます。脊髄の腹側から前根（運動神経・自律神経の通路）、背側から後根（感覚神経の通路）が延びています。

　運動神経と感覚神経は、形状が異なります。感覚神経の細胞体が集まっているところが膨らんで脊髄神経節になっているのです。

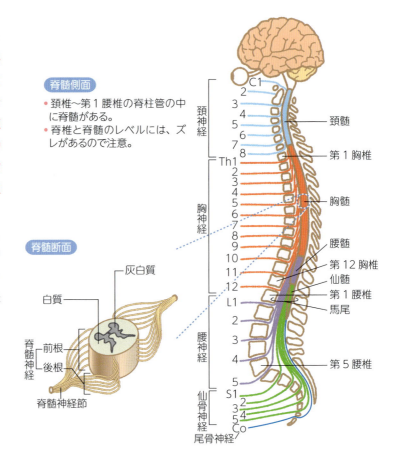

脊髄側面
- 頚椎〜第1腰椎の脊柱管の中に脊髄がある。
- 脊椎と脊髄のレベルには、ズレがあるので注意。

脊髄断面

神経の名前を覚えよう！

✏ 感　覚

　感覚には特殊感覚と一般感覚があります。特殊感覚というのは、刺激を受ける受容器（レセプター）が特定部位に限局する感覚のことです。具体的には、視覚（網膜の視細胞）、聴覚（外耳、中耳、内耳）、平衡覚（内耳）、嗅覚（鼻粘膜）、味覚（味蕾）のことです。（　）に記載したのはレセプターがある部位です。

　一般感覚は体性感覚と内臓感覚に分かれます。整形外科で重要なのは、受容器が体全体に分布する体性感覚です。

　体性感覚には表在感覚と深部感覚（固有感覚）があります。体表面の皮膚や粘膜にある受容器に刺激が加わることによって起こる感覚が表在感覚であり、①触・圧覚、②温度感覚、③疼痛とかゆみ、④振動感覚が含まれます。

　筋肉、腱、筋膜、関節、靭帯などにある固有受容器に刺激が加わることによって起こる感覚が深部感覚で、①位置の感覚、②動きの感覚、③力・重さの感覚などですが、骨格筋や関節の感覚はほとんどヒトの意識に上がることはありません。

特殊感覚		・視覚 ・聴覚 ・平衡覚 ・嗅覚 ・味覚	
一般感覚	体性感覚 整形で重要	表在感覚	・触覚 ・圧覚 ・温覚 ・冷覚 ・痛覚 ・かゆみ
		深部感覚	・関節などの位置覚 ・筋の長さ ・腱の張力 ・関節機械刺激 ・痛覚
	内臓感覚		・痛覚 ・空腹感 ・満腹感 ・口渇感 ・悪心 ・便意 ・尿意 ・体温 ・血圧

1章　整形外科の総論

脊髄の感覚支配（デルマトーム）

脊髄から延びる末梢神経は皮膚の感覚を支配しています。脊髄の各髄節は特定の皮膚領域の感覚を支配しています。このような脊髄神経による皮膚の分節的支配様式をデルマトームといいます。

脊髄から出た運動神経（前根）と脊髄に入る感覚神経（後根）は、まとまって索状の神経を形成します。どのような神経があるのかみていきましょう。まずは、上肢の神経からです。

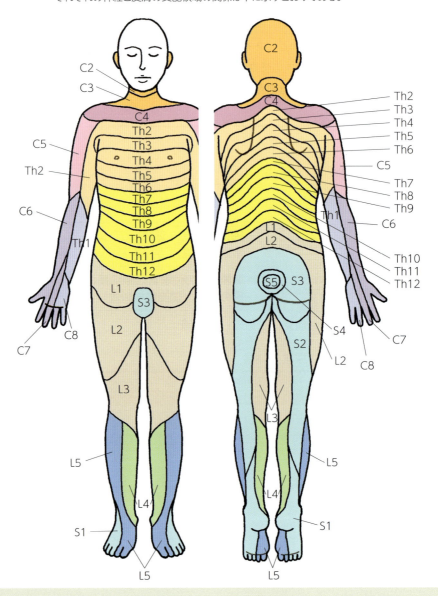

皮膚の感覚と脊髄のレベル（デルマトーム）

脊髄から延びる末梢神経は、皮膚の感覚を支配している。
それぞれの神経と皮膚の支配領域の関係は下に示すとおりである。

🖉 腕神経叢（C5 〜 C8、Th1）

末梢神経が分岐して、吻合してつくる網目状の構造の神経線維の集合を神経叢といいます。

腕神経叢は、頚椎のC5〜C8と、胸椎のTh1から延びる5本の前枝で形成されます。脊髄は椎間孔から脊椎外に出た後に前方と後方に分岐します。**前方に向かう神経を前枝**といい、**後方に向かう神経を後枝**といいます。前枝は、後枝に比べて太い枝です。

腕神経叢から、上肢の筋肉と皮膚に分布する多くの神経が分かれていきます。5本の前枝は上・中・下の神経幹を経て、前方の外側・内側神経束2本と、後方の後神経束1本になります。神経幹や神経束から枝がいくつか出て、肩周囲の筋に分布します。前方の神経束から**筋皮神経、正中神経、尺骨神経**の3本に、後方の神経束から**腋窩神経、橈骨神経**の2本の神経に分かれて上肢全体に広がります。

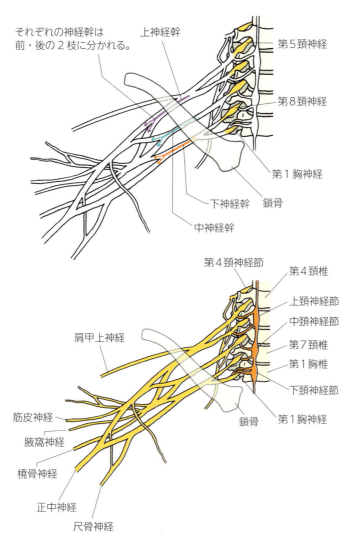

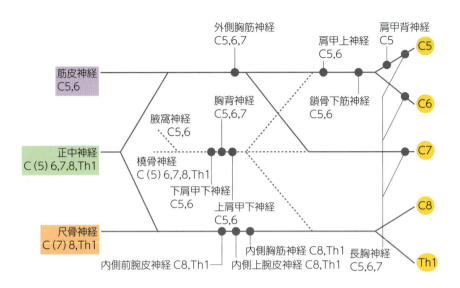

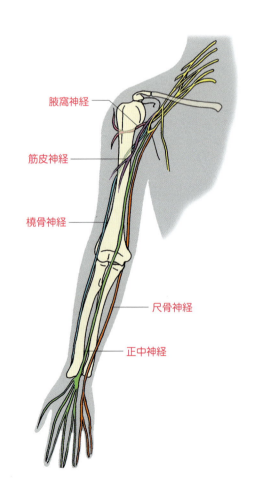

神経の名前を覚えよう！

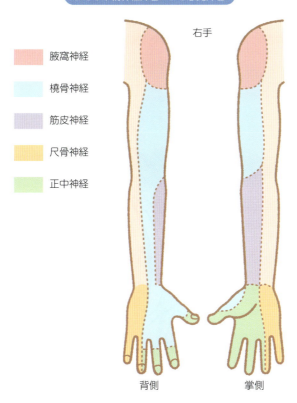

おもな末梢神経障害による感覚障害

- 腋窩神経
- 橈骨神経
- 筋皮神経
- 尺骨神経
- 正中神経

右手　背側　掌側

筋皮神経	・上腕部・前腕の屈側を走行し、前腕部で外側前腕皮神経になる。 ・肘の屈曲、前腕外側の感覚を支配。
正中神経	・上肢腹側の真ん中を走行。 ・手関節、母指・示指・中指・環指の屈曲運動、手掌橈側の感覚を支配。 （手根管症候群、→p.244）
尺骨神経	・上腕の後内側を通って、肘の内側で尺骨神経溝を通り、尺骨に沿って走行。 ・手関節の屈曲と手の内在筋、環指・小指の感覚を支配。 （肘部管症候群、→p.238）
腋窩神経	・上腕筋を後方から外側へ回るように走行。 ・三角筋の運動と肩の外側の感覚を支配。
橈骨神経	・上腕後方から橈側へ回り込んで前腕を走行。 ・手関節の背屈、手指の伸展、上腕・前腕の背面、手背橈側の感覚を支配。

🖉 腰神経叢（Th12〜L4）、仙骨神経叢（L4〜S4）

脊髄神経から分岐し骨盤・殿部・性器・大腿・膝・下腿へつながる神経叢です。

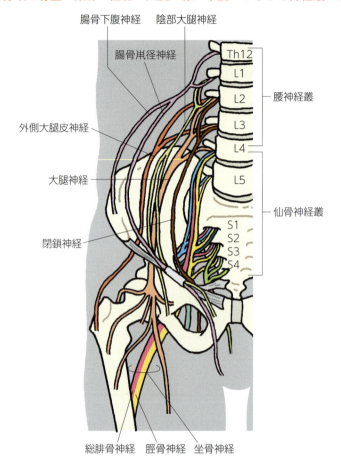

腰神経叢

　腰神経叢からは、最大の枝である**大腿神経が鼠径部の前面を通って、大腿四頭筋など大腿前面の伸筋群（＝膝を伸ばす筋）に分布**します。

　閉鎖神経は大腿内側面の内転筋群に分布します。

　外側大腿皮神経は上前腸骨棘のすこし後方を通り大腿外側に分布します。腸骨を採骨するときに損傷すると、しびれや疼痛を残すので注意が必要です。

○ 腰神経叢のおもな神経

大腿神経	・大腿前面の感覚と大腿四頭筋などの膝を伸ばす筋を支配。
閉鎖神経	・大腿内側の感覚と股関節の内転筋を支配。

神経の名前を覚えよう！

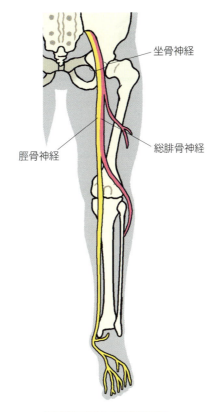

右足を後ろから見たところ

仙骨神経叢

　仙骨神経叢からの**坐骨神経は人体最大の神経**で、骨盤の後面の大坐骨孔から外に出て、大殿筋の下方に現れ、大腿後面を下がりながら大腿の屈筋群に枝を出し、膝の高さで**脛骨神経と総腓骨神経に分かれます**。

　脛骨神経は下腿後面の屈筋群と足底の筋に分布します。

　総腓骨神経は下腿前面の伸筋群と外側面の腓骨筋群に分布します。

○ 仙骨神経叢のおもな神経

坐骨神経	・坐骨神経が完全に麻痺すると、大腿部の伸展や膝関節を屈曲することが不可能になり、膝関節以下の筋肉はすべて麻痺する。
脛骨神経	・膝から下の後面のほとんどの筋を支配。 ・おもに足・足趾の屈曲を行う。
総腓骨神経	・外傷や圧迫による障害を負いやすく、歩行障害にもかかわる重要な神経。 ・おもに足・足趾の伸展を行う。（腓骨神経麻痺、→ p.416）

骨折の総論

長管骨の解剖

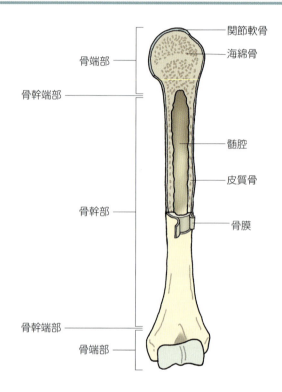

- **長管骨**（＝四肢の細長い骨。上腕骨、橈尺骨、大腿骨、脛腓骨）は、**皮質骨と海綿骨から構成**される。
- 中央の長い部分は皮質骨、両端の関節部分は海綿骨でできている。
- 皮質骨はホースを固めたような構造で、中央は**骨髄腔**という孔をつくっている。
- 海綿骨はスポンジを固めたような骨。

関節の解剖

- 関節表面は、硝子軟骨というツルツルした軟骨で形成されている。
- 関節は、周りを関節包という袋で包まれている。
- 関節包の外側は線維性膜、内側は滑膜。
- 滑膜から分泌される関節液で関節軟骨は栄養されている。
- 関節の骨同士は靭帯という強靭な線維性の索状物でつながれる。

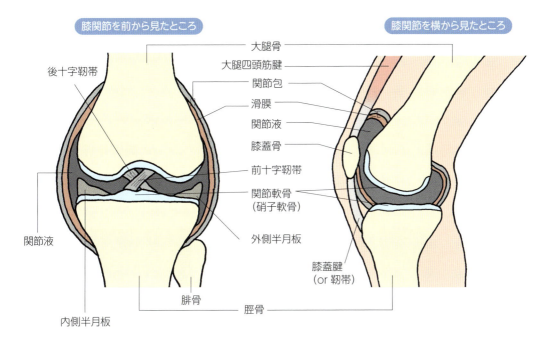

骨折とは

- 骨折は、外力によって骨の連続性が断たれた状態。
- 「ヒビ」＝転位（骨折のズレ）のない骨折のことを一般の人がよぶ呼称。

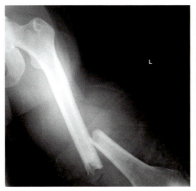
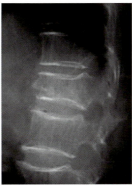
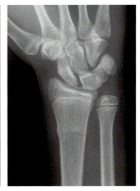

2章 骨折

骨折の分類（骨折線の走行）

| 横骨折 | 斜骨折 | らせん骨折 | 粉砕骨折 |

骨折の分類（骨折の原因）

外傷性骨折	病的骨折	疲労骨折
正常な強度をもつ骨に大きな外力が加わって生じる	病的状態（腫瘍や骨粗鬆症）のために骨強度が低下し、弱い外力で生じる	通常では骨折を起こさない程度の外力が繰り返し負荷されて生じる

▶用語解説
骨・軟部腫瘍：→ p.379 〜
骨粗鬆症：→ p.370 〜

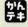

骨折の分類（軟部損傷による）

開放骨折	閉鎖骨折（皮下骨折）
創があって、骨折部が外界と交通している	創がない or 創はあっても、骨折部が外界と交通していない

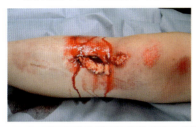
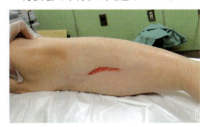

- 外界と骨折部が交通している骨折を開放骨折とよぶ。
- 外界と骨折部が交通していない骨折を閉鎖骨折あるいは皮下骨折とよぶ。
- 開放骨折は、皮膚トラブル、感染（骨髄炎）、偽関節などのリスクが高く、治療が非常にむずかしい。

AO/OTA 包括分類

- 骨、分節、タイプ、グループを数値と記号で分類。
- 上腕骨＝1
  橈尺骨＝2
  大腿骨＝3
  脛腓骨＝4 など

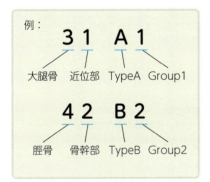

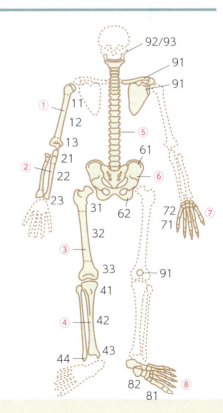

Bone	Segment	Type	Group
1 2 3 4	1 2 3 (4)	A B C	1 2 3

英略語・単語
開放骨折：open fracture
閉鎖骨折：closed fracture

特殊な骨折

◯関節内骨折
- 関節の中にまで骨折線が及ぶ骨折を関節内骨折とよぶ。
- 関節内の骨片は、解剖学的に（＝元の形状どおりに）整復して固定しないと、関節の機能障害（＝きちんと動かない）や疼痛が生じる。
- だから、治療がむずかしい！

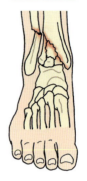
足関節内骨折

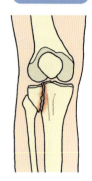
膝関節内骨折

◯脱臼骨折
- 関節の脱臼に骨折を合併したものを脱臼骨折という。
- 脱臼の整復と骨折の治療、両方が必要。

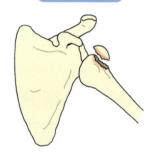
肩関節脱臼骨折

長管骨の記述

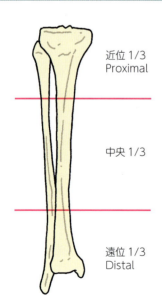

近位 1/3 Proximal

中央 1/3

遠位 1/3 Distal

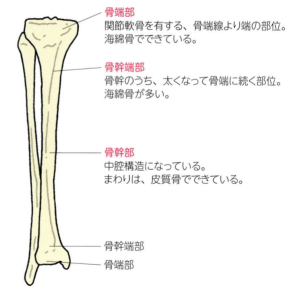

骨端部
関節軟骨を有する、骨端線より端の部位。海綿骨でできている。

骨幹端部
骨幹のうち、太くなって骨端に続く部位。海綿骨が多い。

骨幹部
中腔構造になっている。
まわりは、皮質骨でできている。

骨幹端部
骨端部

指の記述

- 手指では、**母指、示指、中指、環指、小指**という呼称を用いる。

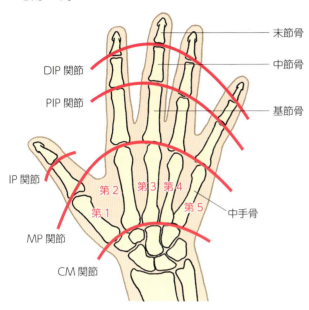

第1指	母指
第2指	示指
第3指	中指
第4指	環指
第5指	小指

足部の記述

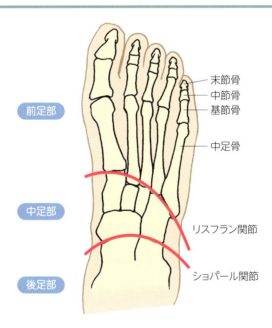

英略語・単語

母指：thumb
示指：index
中指：middle
環指：ring
小指：little
前足部：forefoot
中足部：midfoot
後足部：hindfoot
リスフラン関節：Lisfranc joint
ショパール関節：Chopart joint

骨折の症状

- 腫脹と皮下出血
- 疼痛と圧痛
- 四肢の変形＝"転位"
- 異常可動性
- 機能障害（＝歩けない、動かせないなど）

骨折の治癒過程

①血腫形成期	血腫によって、骨髄や骨膜の細胞が覚醒。	
②修復期	**外側**：骨膜の細胞＝骨芽細胞がコラーゲンをつくる。そこにカルシウムが沈着。 **中央**：骨髄の細胞＝未分化間葉系幹細胞が、軟骨芽細胞になり軟骨をつくる。そこに血管が入り込み、間葉系幹細胞が運ばれ、骨芽細胞に分化してコラーゲンをつくる。	
③再造形期	カルシウム（＋リン）が沈着。元の形を取り戻していく。骨折前の強度に近づく。	

- 外側（骨膜側）では、**膜性骨化** ＝結合組織内骨化＝ direct bone formation。
- 中央部では、**軟骨内骨化**が起こっている。

▶用語解説

膜性骨化：結合組織の中で間葉系幹細胞から分化した骨芽細胞が、骨基質タンパクを合成・分泌して、その周りに石灰沈着が生じて骨ができる骨化機序。骨芽細胞が直接骨をつくる。

軟骨内骨化：間葉系幹細胞から分化した軟骨芽細胞が、まず軟骨のかたまり（＝軟骨原基）をつくる。その軟骨のかたまりに血管が入り込み、骨芽細胞が軟骨組織を骨へと置換して骨が形成される骨化機序。

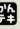

荷重制限

免荷	患肢にまったく体重をかけない状態
部分荷重	全体重の一部をかける状態
全荷重	歩行や移乗時の荷重の制限がない状態

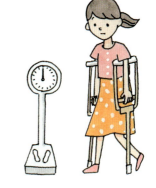

- 骨折治療、とくに下肢骨折の治療では、骨折部の強度が十分に回復するまでは荷重の制限を設けるのが一般的である。
- 免荷、部分荷重、全荷重という言葉を覚えよう！
- 体重 60kg の人が患側に 20kg までの荷重をかける状態を、1/3 部分荷重という。
- 部分荷重＝ partial weight bearing の頭文字をとって、PWB と表現する。
  例：1/2 PWB ＝ 1/2 部分荷重 の意味。

関節拘縮と強直

関節拘縮	関節強直
・正常な関節は一定の可動域をもっているが、これが制限され屈曲や伸展が困難になる状態。	・関節部の病変によって関節面が癒着し、可動性をまったく失った状態。

2章 骨折

小児の外傷

- 小児では長管骨に長軸方向（長くなる方向）の成長をつかさどる、**成長軟骨板**がある。
- **成長軟骨板が損傷を受けると骨端線損傷（＝骨端離開）を生じる。**
- 骨端線損傷は、**Salter-Harris** によって type Ⅰ ～ type Ⅴ に分類されている。

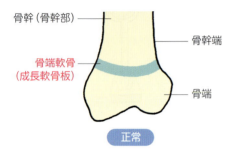

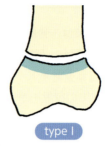

骨折をともなわない完全な骨端分離型の損傷。
整復されるとすぐに治癒して予後良好。

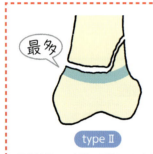

骨幹端部の三角形の骨片をともなう損傷。
整復が良好なら、予後もおおむね良好。

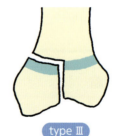

骨端軟骨から骨端に走る骨折。
まれだが、成長期の終わりに生じる。

→時に、成長障害

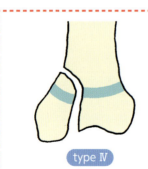

骨端軟骨を貫通するような損傷。
成長障害を生じやすい。

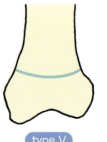

骨端軟骨の圧迫損傷。
成長障害を生じやすい。

→成長障害必発！

Salter,RB. & Harris,WR. Injuries involving the epiphyseal plate. J. Bone Joint Surg. 45-A, 1963, 587-622.

● 英略語・単語

成長軟骨板：growth plate

骨折の治療

> 骨折の治療＝"整復"と"固定"
> （ズレを戻す）（動かなくする）

- 骨折部の転位（ズレ）を戻すことを整復という。
- 骨折した患者の患肢を、医師が引っ張ったり、曲げたりして、骨折部を整復する。
- 普通は、手で整復するので徒手整復という。
- 外から引っ張って整復できる場合は非観血的整復という。
- 外から引っ張っただけで整復できない場合には、皮膚を切開して（麻酔をかけて、手術を行って）骨折した部位を直接的に整復する。これを観血的整復という。
  ⇒皮膚を切開すると血が出るから"観血的"。
- 整復した骨折は、そのままではまた転位してしまう。
  ⇒だから、整復位を保つためになんらかの固定をして、動かないようにする。

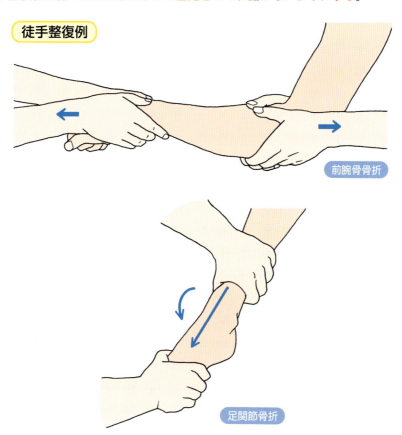

徒手整復例
前腕骨骨折
足関節骨折

捻挫・脱臼

要するに　外力によって、①関節の生理的な動きの範囲を超えるような運動を強制されたり、②関節が本来は動かない方向に無理やり動かされたりした場合に、靭帯が関節包が損傷され、捻挫や脱臼が生じる。

捻挫・靭帯損傷とは

- 外力によって、**一時的に関節の解剖学的位置関係が非生理的になった後に、再び元の生理的な位置に戻った状態を捻挫・靭帯損傷**という。
- 昔は、Ⅰ度（軽傷＝疼痛のみ）、Ⅱ度（中等度＝疼痛と腫脹が著明、靭帯の部分損傷）、Ⅲ度（重度＝不安定感が著明、靭帯の完全損傷）に分類したが、かなり大ざっぱな分類である。
- 日本では、**軽度の靭帯損傷を「捻挫」**とよぶことが多い。

足関節捻挫

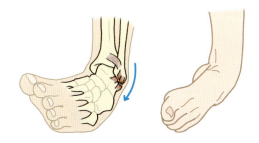

脱臼とは

- 関節面を構成する骨同士の、解剖学的位置関係を失った状態⇒**いわゆる関節が「外れた」状態**。
- **完全に関節が「外れた」状態を"脱臼"**といい、**「外れかけた」状態を"亜脱臼"**という。
- 脱臼の好発部位は、**肩関節、肘関節、肩鎖関節、指関節**など。
- 近位関節面（＝体幹に近い骨の関節面）に対して遠位関節面（＝体幹から遠い骨の関節面）が**前方に転位したものを前方脱臼、後方に転位したものを後方脱臼**という。

脱臼の症状

- 疼痛。
- 関節機能障害⇒**動かそうと思っても動かない！**
- 関節窩の空虚と骨頭／骨端の異常触知⇒**本来、骨がない部分に骨を触れる！**
- 異常肢位と**ばね様固定**。

脱臼の診断

- 外傷のエピソードと特徴的な症状から**診断は容易**。
- 骨折の合併（脱臼骨折）の確認や診断確定のために、X線画像を撮影する。

脱臼の治療

- **徒手整復**：新鮮脱臼は、できるだけ早期に徒手整復を行う。通常は、適切な麻酔を行い、除痛下に長軸方向に牽引を加えて整復する。
- **観血的整復**：脱臼の整復ができない（腱・関節包・掌側板・種子骨などの嵌頓、骨折を合併、陳旧性脱臼など）場合には、観血的整復固定が必要になる。
- 整復直後から症状は軽快する。
- 整復後は、通常3〜4週間は外固定を行うことが多い。

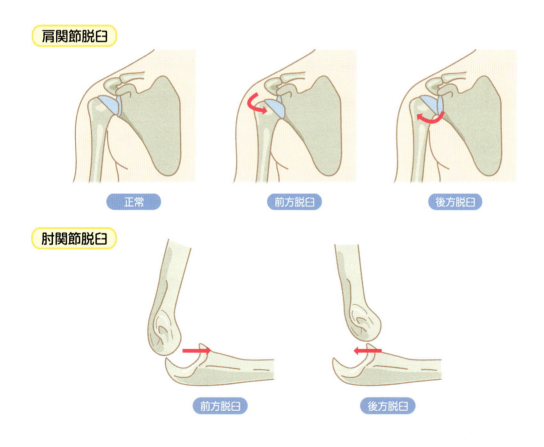

肩関節脱臼：正常／前方脱臼／後方脱臼
肘関節脱臼：前方脱臼／後方脱臼

▶用語解説
新鮮脱臼：脱臼して間もない状態。
陳旧性脱臼：脱臼して時間の経過した状態。

骨折の保存治療

ギプス・ギプスシーネ固定

- **手術を行わずに骨折を治療することを保存治療**という。
- 骨折の保存治療では、**徒手整復＋ギプス（or ギプスシーネ）固定**が一般的。
- ギ・ブスは間違いで、ギ・プスが正しい。
- 30年くらい前までは石膏の白いギプスが一般的だったが、**現在は水硬性樹脂を含んだグラスファイバー（ガラス繊維）**を用いる。
- ギプス・ギプスシーネは骨折の最終的な治療だけでなく、手術までの待機や手術による内固定の補強として併用することも多い。

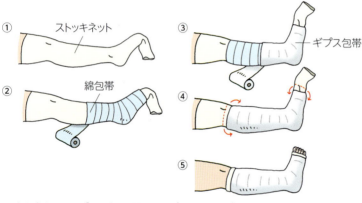

水を含ませてしばらくすると硬くなるグラスファイバー性の包帯を巻きつけて固定する。ギプスシーネ固定よりも固定力が高い。

ギプス固定

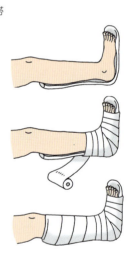

ギプス包帯を重ねて帯状にした副子を当てて、包帯を巻き固定する。
腫れの強い骨折の初期などに使用される。

ギプスシーネ固定

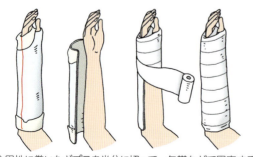

全周性に巻いたギプスを半分に切って、包帯などで固定する。

ギプスシャーレ固定

骨折の保存治療

牽引療法

- 患肢に持続的に牽引（引っ張る）力をかけて、骨折部の整復と安静を保つ治療法。
- 直達牽引（ワイヤーを骨に貫通させて牽引する方法）と介達牽引（患者の皮膚にラバーをつけて牽引する方法）がある。

直達牽引と介達牽引の比較

直達牽引	介達牽引
• Kirschner（キルシュナー）鋼線を骨に貫通させて牽引する • やや侵襲的 • 管理は楽だが、高齢者に行うとカットアウト（ワイヤーが骨を切り裂いてしまう）の危険性がある	• 患者の皮膚にラバーをつけて牽引する • 非侵襲的だが、牽引力は弱い • 小児では介達牽引だけで治すことがある • 牽引部の皮膚が潰瘍・水疱形成しないように何度も巻き直しが必要

牽引療法とギプス・ギプスシーネ固定の比較

	牽引療法	ギプス・ギプスシーネ固定
一時的な治療としての適応	• 手術までの待機 （大腿骨近位部骨折、大腿骨転子下骨折、大腿骨骨幹部骨折、骨盤骨折、脛骨ピロン骨折、足関節果部骨折）	• 手術までの待機 • 内固定との併用（安静＋補強）
最終的な治療としての適応	• 整復位の獲得と維持 • 小児骨折 （上腕骨顆上骨折、大腿骨骨折）	• 整復位の維持 • 小児骨折 （前腕骨骨折、脛骨骨幹部骨折、上腕骨顆上骨折、牽引治療後） • 大人の橈骨遠位端骨折

英略語・単語

直達牽引：skeletal traction
介達牽引：skin traction

骨折の手術治療（おもな3つ）

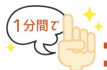

要するに
骨折を固定する手術では
プレート固定法、髄内釘固定法、創外固定法の3つを覚えよう！

3つのポイント

🦴 プレート固定	🦴 髄内釘固定	🦴 創外固定
● 金属の板	● 金属の棒	● 体外に"やぐら"を立てる
● 骨の表面に当ててスクリューで固定する	● 長管骨の中心にある骨髄腔を通して固定する	● ピンや貫通ワイヤーを骨に刺す
● 関節の近くの骨折で有用	● 長管骨の骨幹部骨折で有用	● ピンやワイヤーを体外で連結する

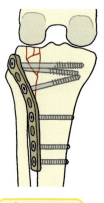

プレート固定

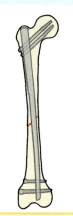

髄内釘固定

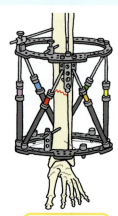

創外固定

 英略語・単語

ORIF：open reduction and internal fixation（観血的整復内固定）。プレート固定とほとんど同じ意味。

IM nail：intramedurally nailing（髄内釘固定）。

骨折の手術治療（おもな3つ）

プレート固定とは？

- **プレート＝金属の板**。
- **骨の表面に当ててスクリューで固定**する。
- **関節の近くの骨折で有用**。
- 骨折部の整復（元どおりの形にする）には、
  ①骨折部を**直接目で見て整復する方法**
  ②骨折部を展開せずに、**X線透視像（イメージ）を見て整復する方法**
  の2つがある。

	①直接目で見て整復	②X線透視で見て整復
利点	・ピッタリ元どおりに戻せる	・軟部組織の剥離は不要 ⇒ 骨癒合に有利
欠点	・骨折部周囲の軟部組織を剥離 ⇒ 骨癒合に不利	・ピッタリ戻すのがむずかしい

2つの方法の使い分け

	関節内骨折	骨幹部骨折 （とくに脛骨骨折）
ポイント	・ピッタリ元どおりにすることが大切！	・軟部の状態が悪いとトラブルが頻発するため、できるだけ皮膚を切らない手術方法がよい
治療方針	・直接目で見て整復	・X線透視で見て骨折部を展開せずに整復 ・髄内釘固定か、**MIPO法**で固定する

MIPO法

- 骨折部そのものは展開せずに、X線透視像（イメージ）を見て整復する。
- **骨折部直上の皮膚を切らず、軟部組織も展開しない**。
- 骨折部から離れた2カ所の皮膚を切開して、プレートを骨の上へすべり込ませる。
- 皮膚の切開部からスクリューも刺入する。
- 皮膚を大きく切開しないので、**皮膚や軟部組織が傷つきにくい**。
- 骨折部周囲の軟部組織をあまり傷めずに手術できるので、**骨癒合に有利**。

脛骨は皮膚のすぐ下に骨があり、皮膚を閉じるのがたいへん！
↓
プレート固定では皮膚壊死のリスクあり。プレートが露出することも。
↓
感染のバリアである皮膚が壊死すると、感染を生じる。
↓
最悪の場合、感染性偽関節！
⇒なのでMIPO法か髄内釘法を選ぶ

髄内釘固定とは？

- **髄内釘＝金属の棒**。
- 大腿骨、脛骨、上腕骨などの**長管骨の骨髄腔（骨の真ん中にある空洞）**に、細長い金属製の棒を挿入して、両端を横止めスクリューで固定する。
- 骨折部の整復は、原則、X線透視像（イメージ）を見ながら行うが、骨折部を展開して直接目でみて骨折部を整復（＝観血的整復）する場合もある。
- 整復した状態で髄腔ガイドワイヤーを挿入する。
- 髄内釘を上手に挿入できると、良い整復位が得られる。
- 横止めスクリューは、骨折部の回旋と短縮を予防するために必須。
- 横止めスクリューは、X線透視像（イメージ）で適宜確認しながら刺入する。
- 骨幹部だけでなく骨幹端部（膝や足関節の近く）の骨折も固定できるが、技術的には難易度が高い。
- 大腿骨頭に向かってスクリューを挿入できるタイプの髄内釘を、リコンタイプ髄内釘（reconstruction nail）という。

> **髄内釘固定は、骨幹部骨折治療のゴールドスタンダード！**

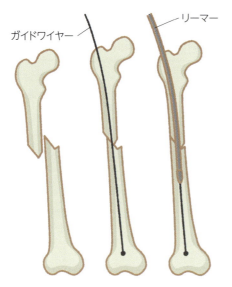

骨折部を整復して、髄腔ガイドワイヤーを骨髄腔内に挿入する。ガイドワイヤーに沿って、骨髄腔をリーマーで削っていく。実際に挿入するサイズより1mm程度大きく削る。

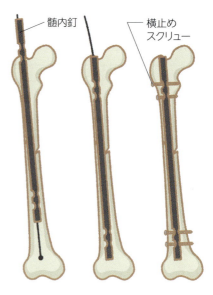

ガイドワイヤーに沿って、髄内釘を挿入する。ガイドワイヤーを抜去してから、最後に近位と遠位に横止めスクリューを挿入する。

創外固定とは？

- **骨折部から離れたところにピンや貫通ワイヤーを挿入し、これらのピンやワイヤーを体外で連結して固定する方法。**
- 創外固定器は3つの構成要素から成る。
    ① 骨に直接刺入されているピンあるいは貫通ワイヤー
    ② ピンやワイヤーを支柱に固定するためのクランプ
    ③ クランプの間を橋渡ししている支柱
- 創外固定器には**ピン型**と**リング型**の2つがある。
- **ピン型の代表がホフマン創外固定器。**
- **リング型の代表がイリザロフ創外固定器。**
- 骨折治療における創外固定器の役割には、**一時的な仮固定として用いる場合と、最終的な固定法（＝最後まで創外固定で骨折を治す）として用いる場合**がある。
- 一時的な仮固定として創外固定を用いる場合を、**ダメージ・コントロール・オルソペディックス（Damage Control Orthopaedics；DCO）** とよぶ。
- DCO は、全身的なダメージが回復するまで最終手術を待機する場合と、局所のダメージが回復するまで最終手術を待機する場合の2つがある。

● 創外固定器の役割

一時的（仮）固定法	全身的ダメージコントロール Systemic DCO
	患肢のダメージコントロール Limb DCO
最終固定法	definitive fixation

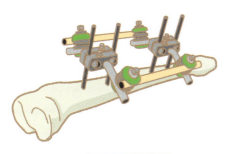
ホフマン創外固定器

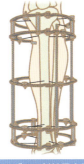
イリザロフ創外固定器

英略語・単語

一時的（仮）固定法：temporary fixation
最終固定法：definitive fixation
DCO：Damage Control Orthopaedics（→ p.80）

骨折の手術治療（その他）

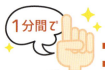

要するに

骨折を固定する手術には
ワイヤー・ケーブル・ピン固定、スクリュー固定、テンション・バンド・ワイヤリング固定もある。

３つのポイント

ワイヤー・ケーブル・ピン固定

- 細い針金
  （まっすぐな硬い針金、軟らかい鋼線）
- 手足の小さな骨
  （中手骨、中足骨など）の固定
- 四肢の大きな骨の仮固定や補強にも使用

スクリュー固定

- 金属製ネジあるいは乳酸製の吸収性ネジ
- ネジは回転力を圧迫力に変換する器具
- 第3骨片の固定やプレートと骨の固定

テンション・バンド・ワイヤリング固定

- 細い針金と巻きワイヤーを組み合わせた固定法
- 骨折部を巻きワイヤーで締め付ける
- 膝蓋骨骨折、肘頭骨折、足関節内果骨折など

骨折の手術治療（その他）

ワイヤー・ケーブル・ピン固定

- 滅菌された先端が尖ったステンレス製の真っ直ぐなピンやワイヤー。いろいろな太さがある。
- 太さの違いや先端形状の違いなどによって、呼び名が異なる。
- **キルシュナー鋼線**、**スタイマンピン**がよく用いられる。
- 骨片を巻き付ける目的で、柔軟性のある細いワイヤーも使用される。
  ⇒ **巻きワイヤー**（circlage wire）や**軟鋼線**とよぶ。
- 引っ張り強度を高めるために、より細い軟鋼線を多重に巻き付けた**ケーブル**もよく使用される。

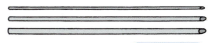
スタイマンピン

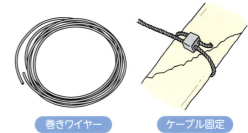
巻きワイヤー　　ケーブル固定

スクリュー固定

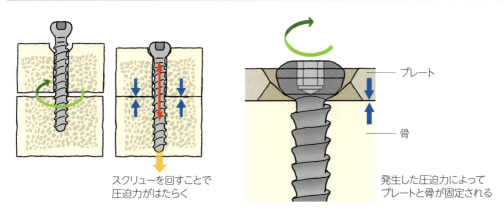

スクリューを回すことで圧迫力がはたらく

プレート
骨
発生した圧迫力によってプレートと骨が固定される

テンション・バンド・ワイヤリング固定

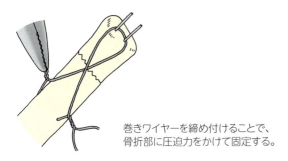

巻きワイヤーを締め付けることで、骨折部に圧迫力をかけて固定する。

上腕骨近位端骨折
proximal humeral fracture

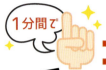

要するに

高齢女性の転倒や若年者の交通事故などで生じる、上腕骨の肩に近い部分の骨折。肩関節拘縮を起こしやすい。

3つのポイント

特徴・症状
- 高齢者⇒脆弱性骨折
  若年者⇒高エネルギー骨折
- 転倒時に腕を広げて手をつき受傷
- 肩関節の疼痛、運動制限

分類
- Neer 分類
- 4つの部位に分けて評価する
  （大結節、小結節、骨幹部、上腕骨頭）
- 骨折のズレが1cm 以上 or 45°以上
  ⇒ 転位あり

治療・合併症
- 保存治療（転位小）
  骨接合術（転位大）
  人工骨頭置換術
  （4パート/3パート＋脱臼）
- 高齢者では、リバース型の人工肩関節置換術の場合もあり
- 肩関節の拘縮、偽関節、骨頭壊死

転位した骨片数による分類

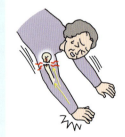
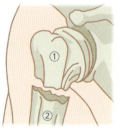
2パート骨折
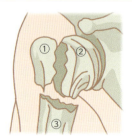
3パート骨折
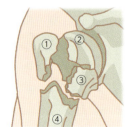
4パート骨折

転位がない骨片は数えない！

特徴・症状は？

- 肩関節周囲の骨折の1つ。
- 高齢者の受傷が多く、骨粗鬆症を背景とする脆弱性骨折の1つ。
- 若年者も高エネルギー外傷（交通事故など）で受傷することがある。
- 直接肩をぶつけるのではなく、転倒して手や肘をついたときに力が肩へ伝わって受傷する（介達外力での受傷）。
- 肩関節の疼痛や、運動制限が生じる。

> 高齢女性が手をついて転倒した後、腕を動かせない！
> 肩関節が痛い ⇒ 上腕骨近位端骨折
> 手関節が痛い ⇒ 橈骨遠位端骨折（→ p.68）

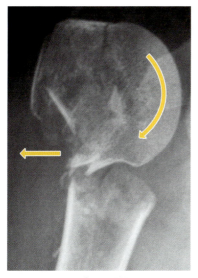

2パート骨折

骨折線はたくさん入っているが、骨頭と骨幹部骨片の間だけに1cm or 45°以上の転位がある（➡：転位）。

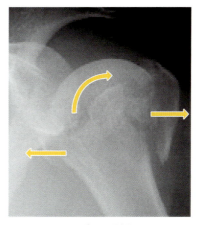

4パート骨折

上腕骨頭外反陥入型（valgus impacted type）の骨折。骨頭が著しく外転（上方を向いている）、大結節も外側・上方に転位、小結節も割れて転位している。

▶ 用語解説

転位：骨の位置が本来の位置からずれた状態。
介達外力：衝撃を受けた場所ではなく、伝わってきた外力。

2章 骨折

 ## 分類は？

- 単純X線：AP（前後）像、肩甲骨側面像（Y像）、腋窩像を撮影する。
- CT撮影が診断には有用。

● Neer分類

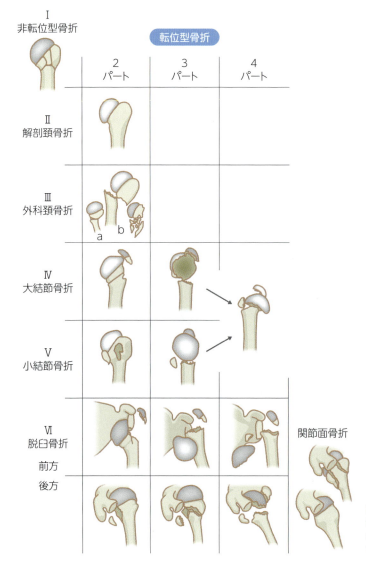

● 上腕骨近位部の解剖

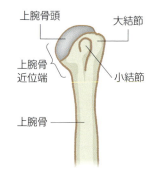

Neer,CS. Displaced proximal humeral fractures, Part 1. classification and evaluation. J. Bone Joint Surg. 52-A, 1970, 1077-89.

- 上腕骨近位端を**大結節、小結節、骨幹部、上腕骨頭の4つの部位**に分ける。
- **1cm以上**の転位（ズレ）または**45°以上**の角状変形（ズレ）があれば、**転位あり**と数える。
- 転位している骨片の数で、2パート、3パート、4パート骨折とよぶ。
- 骨折線は見えても**転位がなければ、骨片に数えない！**（研修医でもよく間違える）。
- CTや腋窩像で脱臼の有無もチェックする。

上腕骨近位端骨折

 ## 治療と合併症は？

転位小	転位大	
保存治療	手術治療	
	若・壮年者	高齢者
・三角巾 + バストバンド ・リハビリ	・骨接合術 （プレート固定 or 髄内釘）	・骨接合術 or 人工骨頭置換術 / （リバース型）人工肩関節置換術

- 骨癒合しやすい部位の骨折なので、大きく転位していなければ骨は癒合する。
  ⇒ **肩関節の拘縮（＝関節可動域〔ROM〕制限）** を残さずに治療することが大切。
- 転位の大小で治療法が異なる。

◯ 転位小
- 転位が小さい骨折では、原則として **保存治療** を行う（動かしながら治す！）。
  ⇒ 初期治療は、三角巾＋バストバンドで局所安静。
  ⇒ 1週間後くらいから、**振り子運動** を行ってどんどん動かす。2～3カ月で骨癒合する。

◯ 転位大
- 転位が大きい骨折は手術治療を行う。
  ・若・壮年者：原則として **骨接合術**。プレート固定派と髄内釘固定派がいる！
  ・高齢者：整復内固定できそうなら、骨接合術。
  ・3パートの脱臼骨折や4パート骨折なら、**人工骨頭置換術**（骨頭側だけ置換）
  ・近年は、**リバース型の人工肩関節置換術**（骨頭と臼蓋の両方置換）もある。
- 骨接合術では、**偽関節** や **骨頭壊死** などの合併症がある。

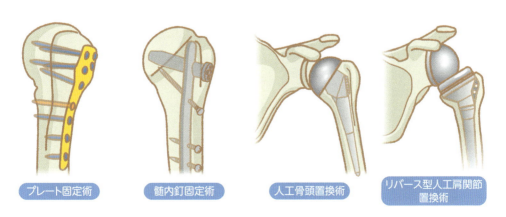

プレート固定術　髄内釘固定術　人工骨頭置換術　リバース型人工肩関節置換術

▶ 用語解説
リバース型人工肩関節置換術：骨頭と臼蓋の形を逆にした人工肩関節。腱板がなくても三角筋の力だけで肩の外転ができる。
ROM：range of motion、アール・オー・エム。

振り子運動：健側でテーブルなどに手をつき、患側の腕を垂らし前後に振る運動。肩関節の拘縮を予防する。

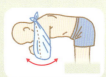

上腕骨骨幹部骨折
humeral shaft fracture

1分間で コレだけは覚える コレだけシート

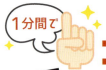

要するに

上腕骨中央部の大胸筋付着部〜顆上部までの骨折。骨癒合しやすい部位だが、合併症として橈骨神経麻痺がある。

3つのポイント

受傷機転	手術適応	治療・合併症
● 直達外力による受傷が多い（転倒・交通事故） ● 転倒時に腕を広げて手をつき受傷（高齢者） ● 腕相撲骨折、投球骨折（若・壮年者）	● 骨癒合しやすい部位なので保存治療が原則 ● 横骨折、分節骨折、両側骨折 骨折線が関節面へ波及 ⇒手術治療 ● 多発外傷、偽関節、病的骨折 ⇒手術治療	● プレート固定 （手術アプローチには、前方、外側、後方がある） ● 髄内釘固定 （通常は順行性に肩から入れる） ● 橈骨神経麻痺 （手関節が背屈できない）

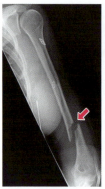

上腕骨骨幹部骨折のX線画像

骨折の種類

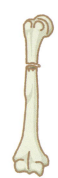
横骨折

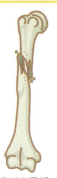
らせん骨折

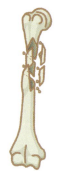
粉砕骨折

受傷機転は？

- 転倒や交通事故での、**直達外力による受傷**が多い。
- 高齢者では、介達外力での受傷（転倒時に腕を広げて**手や肘をついたときに、力が上腕部に伝わって受傷**）もある。
- 若・壮年者では、**腕相撲骨折**や**投球骨折**もある。
- 受傷時あるいは手術後に、**橈骨神経麻痺**（→ p.248）**を合併**することがある。

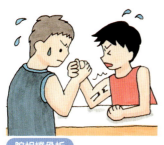
腕相撲骨折

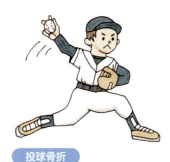
投球骨折

> **受傷時あるいは手術後に手関節背屈とMP関節が伸展できない＝下垂手（drop hand）になっている ⇒ 橈骨神経麻痺**

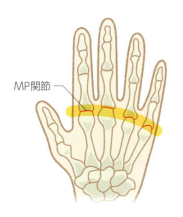
MP関節

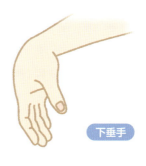
下垂手

▶ 用語解説

偽関節：骨折後、時間が経っても骨がついていない状態。
病的骨折：腫瘍などによって骨強度が低下したことで、軽微な外力で生じる骨折。

2章 骨 折

治療・合併症は？

保存治療が原則

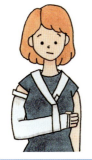
ハンギング・キャスト

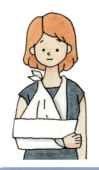
体幹上肢固定
（バストバンド＋三角巾）

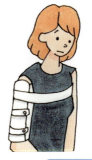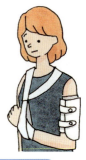
ファンクショナルブレース

手術適応
- 横骨折や短斜骨折で不安定な骨折
- 整復位が悪い骨折
- 多発外傷、偽関節、病的骨折

などは手術適応

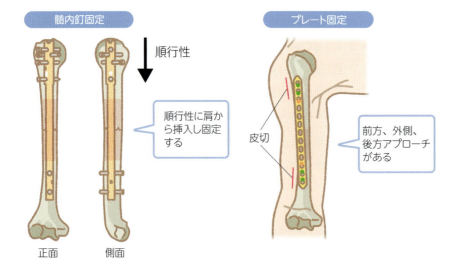

髄内釘固定　順行性
順行性に肩から挿入し固定する
正面　側面

プレート固定
皮切
前方、外側、後方アプローチがある

合併症
- 術後に下垂手になったら、**橈骨神経麻痺**を疑う。

▶用語解説
ハンギング・キャスト：腋の下から手部までギプスを巻いてその重みで整復する方法。
ファンクショナルブレース：骨折部の軟部組織に圧迫力を加えることができる装具。

鎖骨骨折
clavicle fracture

要するに

スポーツ外傷や交通事故で受傷することが多い。中央 1/3 部分で折れることが多く、保存治療が主流だが、転位が大きい場合は手術治療も行う。

3つのポイント

特徴・症状
- スポーツ・交通外傷
- 分娩損傷
- 近位骨片が上方へ転位（中央 1/3 骨折）

分類
- 80％が中央 1/3 部分での骨折（定型的骨折）
- 遠位 1/3 部分での骨折（遠位端骨折）⇒ 骨癒合しにくい
- 近位 1/3 部分での骨折（近位端骨折）

治療・合併症
- 保存治療（クラビクルバンド、三角巾）
- 手術治療（プレート固定、髄内ワイヤー固定）
- 変形癒合、偽関節

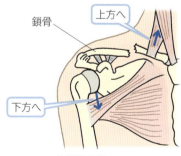

鎖骨骨折時にはたらく力
鎖骨／上方へ／下方へ
定型的骨折

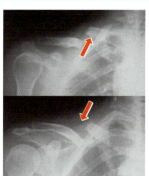

中央 1/3 の鎖骨骨折 近位骨折が上方へ転位している。

骨折部に大きな転位あり。

鎖骨骨折のX線画像

2章 骨折

特徴・症状は？

- スポーツ外傷や交通事故での受傷が多い。
- 転倒による肩の打撲で受傷。
- 胸の前で患肢を内転して、健側の手で支えた肢位で来院。
- 分娩時に胎児が受ける分娩損傷でもみられる。
- 鎖骨後方には重要な神経・血管があるので、神経麻痺や血管損傷をチェック！
- 中央 1/3 の骨折は、近位骨片が上方へ転位する。
- 中央 1/3 の骨折は骨癒合良好だが、変形癒合しやすい。

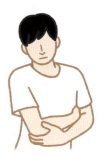

分類は？

- どこが折れているかで分類する。
- 80% が中央 1/3 で骨折（定型的骨折）。
- 遠位 1/3（遠位端骨折＝肩に近い部位）が 15% ⇒ 骨癒合しにくい。
- 小児では、若木骨折になっていることもある。

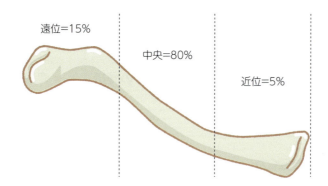

> **鎖骨骨折は中央 1/3 が多い！**
> **⇒クラビクルバンドで固定、転位大なら手術適応**

▶用語解説

分娩損傷：分娩時に胎児が受ける外傷。
若木骨折：骨の一部に亀裂が入っているものの完全に折れていない骨折。

クラビクルバンド：肩から背中、腋窩にかけて 8 の字状に巻くタイプのバンド。胸を張った姿勢を保つことができる。

治療と合併症は？

●保存治療
- **クラビクルバンド**や**三角巾で固定**。
- 偽関節は少ないといわれているが、大人では骨癒合まで時間がかかる。
- **変形癒合**や**偽関節**でも有症状は少ないといわれていたが、実際には軽い症状がある。

●手術治療
- 転位が大きい、軟部組織損傷がひどい、合併骨折があるような場合には、**遷延癒合(せんえん)**や**偽関節**、**変形癒合**の発生率が高く、手術適応。
- **プレート固定**か**髄内ワイヤー固定**が主流。

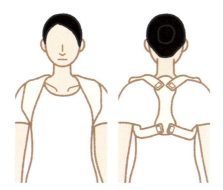

クラビクルバンド

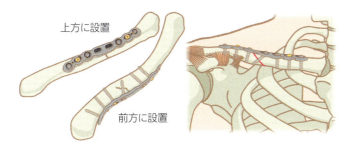

プレート固定
上方か前方にプレートを設置して固定する。

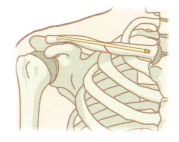

髄内ワイヤー固定
髄腔内にワイヤーを貫通させて（串刺しにして）固定する。

▶用語解説
遷延癒合：骨癒合が順調に進んでいない状態（→p.116）。

肋骨骨折
ろっこつこっせつ

rib fracture

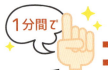

要するに

胸部外傷のなかでもっとも多くみられ、ごく軽微な外傷から高エネルギー外傷まで、原因は多彩。胸郭内の肺や心臓、大血管損傷の合併があれば、生命にかかわる。

3つのポイント

特徴・症状
- 折れたところが痛む
- 咳・くしゃみで疼痛が増強
- 軽微な外傷でも発生することがある（咳・くしゃみ、ゴルフスイングなど）

診断
- X線画像（肋骨2方向＋胸部正面）
- CT横断像（気胸・血胸に有用）
- 3D-CT（肋骨骨折診断の切り札）

治療
- 原則として保存治療
- バストバンド（固定帯）
- 多くは、4〜6週間で症状は軽快

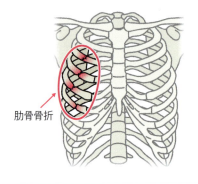

肋骨骨折

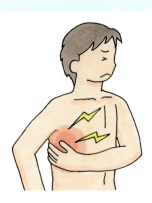

肋骨骨折

特徴・症状は？

- 打撲で受傷することが多い。
- ごく軽微な外傷（机の角にぶつけた、咳・くしゃみをした、ゴルフスイングをしたなど）で発生することもある。
- 骨折部周囲の前胸部、側胸部、背部の疼痛が主訴。
- 咳・くしゃみで疼痛が増強する。
- 交通外傷では、胸郭内の肺や心臓、大血管損傷を合併することがある。
- 気胸・血胸の有無はチェックする。

診断は？

- 肋骨2方向のX線画像を撮影する。気胸・血胸を疑う場合には、胸部正面像も追加する。
- 骨折していてもX線画像でわからないことがかなりある。
- CT横断像では、気胸・血胸の診断が容易。
- 3D-CTは肋骨骨折診断の切り札。ほとんどの肋骨骨折が診断できる。

> **3D-CTは、肋骨骨折診断の切り札**

治療は？

- 保存治療が原則。
- 転位があり、それによって呼吸機能障害を生じている場合は、手術も選択肢となる。
- 保存治療としては、バストバンド（トラコバンド、リブバンドなどともよばれる固定帯）を胸部に巻く。
- 多くは、4～6週間で症状は軽快。
- 画像で骨癒合が確認できるのは、受傷から3カ月程度経過した後。

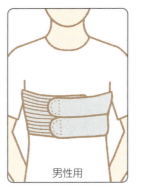
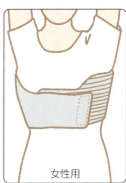

男性用　女性用
バストバンド

▶用語解説

気胸：なんらかの原因で肺に穴が開いてしまい、肺の外側に空気が漏れ出て、肺がしぼんでしまう疾患。
血胸：胸腔内に血液がたまっている状態。

バストバンド：胸部に巻く、固定装具。

小児の肘周囲の外傷

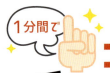

要するに

小児では、肘周囲に骨折などの外傷を受けることが多い。上腕骨顆上骨折（→p.65）、上腕骨外側顆骨折（→p.66）、肘内障（→p.67）の3つが多い。

3つのポイント

上腕骨顆上骨折
- 小児の肘周囲の骨折で圧倒的にNo.1
- 転位大 ⇒ 経皮的ピンニング固定
- 内反肘変形、フォルクマン拘縮

上腕骨外側顆骨折
- 小児の肘周囲の骨折でNo.2
- 転位2mm以上で手術
- 外反肘変形、遅発性尺骨神経麻痺

肘内障
- 手を引っ張られて受傷
- 徒手整復
- 回外位で深屈曲

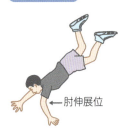
受傷時の肢位　←肘伸展位

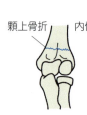
顆上骨折
上腕骨顆上骨折

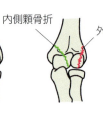
内側顆骨折　外側顆骨折
上腕骨外側顆骨折

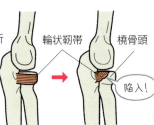
輪状靭帯　橈骨頭　陥入！
肘内障

小児の肘周囲の外傷

小児の上腕骨顆上骨折

○ 受傷機転
- 小児の肘周囲の骨折で**最多**。
- **転倒・転落**時に、肘伸展位で手をついて受傷する（98％）。
- **肘頭部が後方へ突出**する。

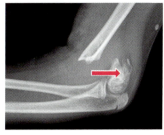
肘頭部が後方へ突出。

○ 分類
≫ Gartland 分類

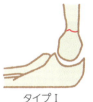
タイプⅠ
転位なし

タイプⅡ
折れ曲がっているが
一部に連続性あり

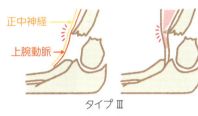
正中神経
上腕動脈
タイプⅢ
完全転位

Gartland,JJ. Management of supracondylar fractures of the humerus in children. Surg Gynecol Obstet. 109(2), 1959, 145-54.

○ 合併症
- **フォルクマン拘縮**（コンパートメント症候群、→ p.424）
- **神経麻痺**（正中／尺骨／橈骨）
  ⇒ 自然治癒することが多い。
- **内反肘**変形（外反変形もあり）、
  肘関節拘縮。

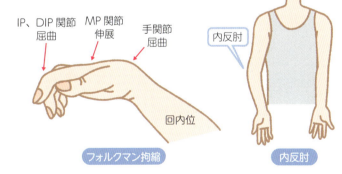
IP、DIP関節屈曲　MP関節伸展　手関節屈曲
回内位
フォルクマン拘縮
内反肘

○ 治療
≫ 最近は手術治療が増えてきている。
- **転位小**⇒肘屈曲位でギプス固定。
- **転位大**⇒手術治療（経皮的ピンニング）。
- **経皮的ピンニング**：橈側から2本のピンで骨折部を固定するのが原則。
  尺側からピンを入れると尺骨神経損傷をきたしやすい。

▶用語解説
内反肘：上腕に対して前腕が正常よりも内側に向いている状態。

小児の上腕骨外側顆骨折

● 受傷機転・診断

- 小児の肘周囲の骨折で2番目に多い。
- 手をついて受傷。
- 手の伸筋群に引っ張られて（pull-off）骨片がクルッと回転転位するか、橈骨頭がぶつかって（push-off）受傷。
- 大きな変形がない⇒軽度の腫脹のみ。
- 軽微な損傷の見逃しが多い⇒診断がむずかしい。

● 分類

>> Salter-Harris分類

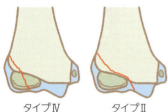

Salter,RB. & Harris,WR. Injuries involving the epiphyseal plate. J. Bone Joint Surg. 45-A, 1963, 587-622.

>> Milch分類

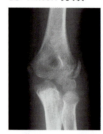

タイプⅠ（比較的まれ）
Salter-HarrisタイプⅣの損傷。骨折線は外側の滑車に向かい小頭滑車溝を貫通する。滑車は温存されているので、肘の安定性はある。

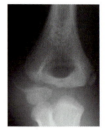

タイプⅡ（比較的多い）
Salter-HarrisタイプⅡの損傷。骨折線は滑車頂部を貫通する。滑車が損傷されているので、肘は不安定。

Milch,H. FRACTURES AND FRACTURE DISLOCATIONS OF THE HUMERAL CONDYLES. J Trauma. 4, 1964, 592-607. DOI : 10.1097/00005373-196409000-00004

>> Jacob分類（転位の大きさの分類）

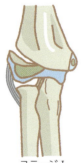

ステージⅠ
非転位型骨折。関節面は損傷していない。

転位 2mm以下
ギプス固定

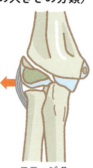

ステージⅡ
完全骨折。中等度の転位がある。

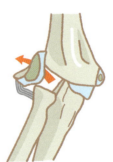

ステージⅢ
完全骨折。大きく転位して骨片が回旋。肘不安定性がある。

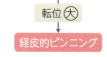
転位 大
経皮的ピンニング

Jacob,RP. et al. Classification and aspects of treatment of fractures of the proximal humerus：BC Decker. Surgery of the Shoulder. 1984, 330-43.

合併症
- 遷延癒合（12週以上）、偽関節。
- 外反肘変形、遅発性尺骨神経麻痺。

治療
- 転位の大きさによって治療は異なる。Jacob分類を参考にする。
- 偽関節になりやすいため、最近は手術治療を行うことが多い。
- 転位2mm以下⇒保存治療（ギプス固定：前腕中間位で肘屈曲90°）。
- 転位大⇒手術治療（経皮的ピンニング）。
- 経皮的ピンニング：橈側から2本のキルシュナー鋼線で骨折部を固定する（尺骨神経損傷に注意！）。

肘内障

受傷機転・診断
- 6歳くらいまでの小児が、腕を引っ張られて受傷することが多い。
- 橈骨頭が輪状靭帯から外れる⇒靭帯が腕橈関節に陥入⇒橈骨頭が亜脱臼した状態。
- 疼痛と肘の自動運動が不能になる。
- 腫脹、変形、皮下出血はない。

診断
- 病歴と症状から診断する。
- X線画像は、ほとんどの場合に異常なし（骨折との鑑別に撮影することはある）。

治療
- 徒手整復術（回外整復法）：橈骨頭の亜脱臼を戻す。
① 橈骨頭あたりを母指で押さえながら、前腕を回外しつつ、肘を深屈曲するとコクッという整復感を母指に感じる。
② 患児に「バイバイして」と言う。整復されていれば「バイバイ」してくれる。
③ 外固定は不要。

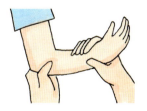 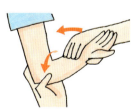

▶用語解説

外反肘：上腕に対して前腕が正常よりも外側に向いている状態。
橈骨輪状靭帯：橈骨頭を囲む靭帯。
腕橈関節：上腕骨と橈骨で構成される関節。

橈骨遠位端骨折
distal radius fracture

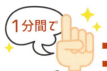

要するに

中高年女性が転倒し手をついて受傷することが多い、橈骨の手関節近くの骨折。

3つのポイント

特徴・症状
- 中高年女性に多い（骨粗鬆症、最初の骨折）
- 転倒して手をつき受傷
- 手関節周囲の変形・腫脹

骨折パターン
- Colles 骨折（最多）
- Smith 骨折
- Barton 骨折（関節内）

治療・合併症
- 整復してギプス固定（転位すれば手術）
- ギプス固定は4〜6週間
- 不安定型骨折⇒手術治療（プレート固定）

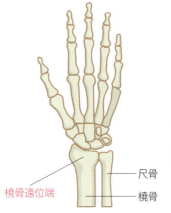

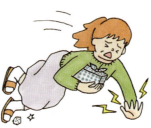
受傷機転

橈骨遠位端骨折は、最初に起こる脆弱性骨折！
⇩
骨密度を測定し、骨粗鬆症の治療を開始する。

橈骨遠位端骨折

特徴・症状は？

- **手関節周囲の骨折**の1つ。
- **手関節周囲の変形・腫脹**がみられる。
- **中高年者（とくに女性）**の受傷が多く、**骨粗鬆症を背景とする脆弱性骨折**の1つ。
- **転倒して手をついて受傷する**。
- 尺骨茎状突起骨折の合併はよくある。
- 若年者も高エネルギー外傷（スポーツ外傷、交通事故など）で受傷することがある。
- さまざまな骨折パターンがある。
- **原則的には保存治療**。
- 不安定型骨折や Barton（バートン）骨折 ⇒ 手術治療。
- 最近は Colles（コレス）骨折に対するロッキングプレート固定が増えてきた。

> 中高年女性が手をついて転倒した後、腕を動かせない！
> 　　　手関節が痛い ⇒ 橈骨遠位端骨折
> 　　　肩関節が痛い ⇒ 上腕骨近位端骨折（→ p.52）

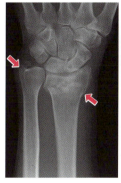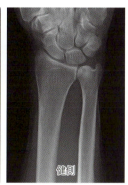

橈骨遠位端骨折のX線画像（正面像）
橈骨遠位端に骨折がある。よく見ると尺骨茎状突起も折れている。

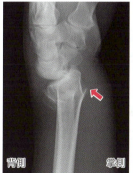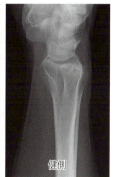

橈骨遠位端骨折のX線画像（側面像）
橈骨遠位端骨折があり、背側に転位しているのがわかる。

▶ 用語解説

骨粗鬆症：→ p.370
脆弱性骨折：骨粗鬆症による骨の脆弱性を背景として、立った位置からの転倒ぐらいの軽い外力で生じる骨折。

尺骨茎状突起：尺骨の遠位端にある細い突起部。

2章 骨折

 骨折パターンは？

- 橈骨遠位端骨折にはさまざまなパターンがあるが、まずはこの3つを覚える。

	転位のパターン	X線画像
Colles骨折	遠位骨片が背側へ転位	
Smith骨折	遠位骨片が掌側へ転位	
Barton骨折	背側バートン骨折／掌側バートン骨折 骨折線が関節内に及び、手根骨と一緒に転位する	

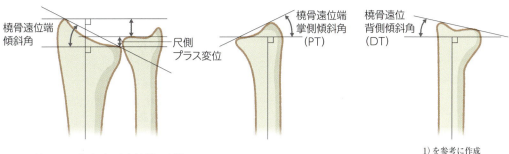

1)を参考に作成

● 手関節の正常な解剖学的形態

① **Palmar Tilt**（橈骨遠位端掌側傾斜角）：8〜15°

X線画像の側面像でみると、橈骨遠位端の関節面は掌側に傾いている。

Colles骨折では、この面が背側を向く！

② **Radial inclination**（橈骨遠位端尺側傾斜角）：23〜27°

X線画像の正面像でみると、橈骨遠位端の関節面は尺側に傾いている。

Colles骨折では、この傾きが小さくなる。

③ **Ulnar plus variance**（尺側プラス変位）：1〜2mm

尺骨が少し長い。

Colles骨折では、橈骨が短縮（Radial Shortening：RS）するので、尺骨が相対的に長くなる。

＊X線画像側面像で、橈骨遠位関節面が背側に傾いている場合、橈骨軸に対しての背側への傾きを橈骨遠位背側傾斜角（Dorsal Tilt：DT）という。橈骨遠位端掌側傾斜角（Palmar Tilt：PT）の逆である。なので、DT 10°は、PT -10°と同じ意味。

 治療と合併症は？

● 治療

- 骨折部の安定性や患者の年齢によって治療法が異なる。
- 原則として、**徒手整復**と**ギプス固定**による**保存治療**が第一選択。
- **ギプス内で再転位しないような安定型骨折**では、**4〜6週間ギプス固定**。
- 徒手整復できない、あるいは徒手整復してギプス固定しても再転位するような**不安定型骨折**では、**手術（プレート固定）**を行う。
- 青壮年者や活動性の高い中高年者の転位がある骨折では、積極的に手術（プレート固定）を行う施設もある。

2章 骨折

	安定型骨折	不安定型骨折
定義	• 徒手整復で許容範囲内*の整復位獲得 = DT 0° & RS 2mm • ギプス内で再転位なし	**①粉砕型で転位あり** • 整復位をギプスで保てない • 関節面に及ぶ高度な粉砕 • 高度の転位 = DT 20°以上、RS 10mm 以上 **②ギプス内再転位あり** （DT 5°以上、RS 5mm 以上の再転位）
治療	• 前腕ギプス固定 （short arm cast）	• 掌側アプローチによるロッキングプレート固定

*許容範囲の整復位は、患者の年齢や活動性によって異なる。
　上記指標は、青壮年者に対する目安。高齢者では、ここまで厳しくしなくても OK！
**青壮年者の関節内骨折では、関節面の step-off（段差）や gap（関節面の隙間）も 1 mm 以内に整復すべきであるといわれている。

> **青壮年では、めざせ！**
> **DT=0° RS = 2mm**
> **step-off、gap 1mm**

◯橈骨遠位端骨折後の合併症

① **手根管症候群**（CTS：carpal tunnel syndrome）

• 手の母指・示指・中指がしびれる！（→ p.244）

② **複合性局所疼痛症候群**（CRPS：complex regional pain syndrome）

• 手が腫れて痛みがあり、関節の動きが悪い！（→ p.410）

③ **長母指伸筋**（EPL：extensor pollicis longus）**腱断裂** ⇒ 骨折部で腱がすり切れる。

• 母指が伸びない！

④ **長母指屈筋**（FPL：flexor pollicis longus）**腱断裂** ⇒ プレートで腱がすり切れる。

• 母指が曲げられない！

橈骨遠位端骨折

◎ おもな治療法

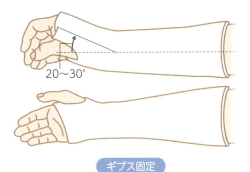
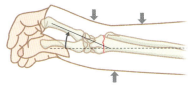

ギプス固定

昔は手関節最大掌屈・最大尺側位（コットン・ローダー肢位）でギプス固定をしていたが、最近は軽度掌屈～軽度背屈位くらいで固定する。その肢位で転位するようなら手術を考える。

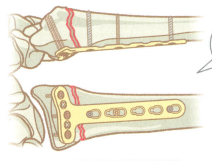

いろいろなプレートが発売されている！

掌側ロッキングプレート固定

背側アプローチに比べて掌側アプローチは楽。ロッキングプレートが開発されたので掌側からのプレート固定でCollesタイプの骨折の治療が可能になった。

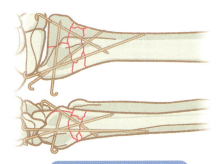

マルチプル・ピンニング固定

ギプス固定や、創外固定を併用することが多い。

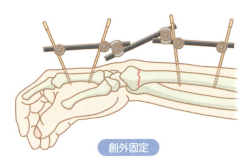

創外固定

昔はよく行われていたが、最近は掌側ロッキングプレートにとってかわられた。多発外傷や開放骨折では一時的固定として行われることがある。

2章 骨折

手の舟状骨骨折

scaphoid fracture

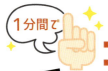

要するに

舟状骨は、手根骨のなかでもっとも骨折しやすく、若年者が背屈位で手をついて受傷する。手関節の疼痛・腫脹、解剖学的嗅ぎタバコ窩の圧痛が特徴。骨癒合が遷延しやすい骨折。

3つのポイント

特徴・症状
- 手根骨骨折でもっとも多い
- 転倒して手をつき受傷
- 見逃しや、偽関節が多い

診断
- 解剖学的嗅ぎタバコ窩（snuff box）の圧痛
- 特殊なX線撮影（舟状骨撮影）、CT、MRI
- 腰部（中央1/3）が最多

治療・合併症
- 安定型⇒ギプス固定
- すこしでも転位⇒スクリュー固定
- 遷延癒合、偽関節に注意

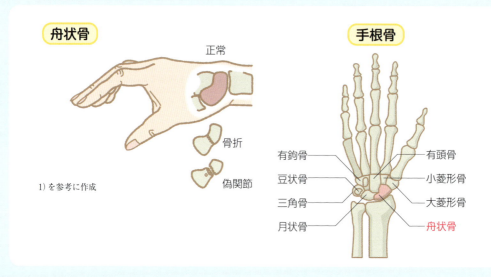

手の舟状骨骨折

特徴・症状は？

- **手根骨骨折で最多**。舟状骨（60%）、次いで三角骨（20%）。
- 若年者が**転倒して手関節背屈位で手をついて受傷**。
- 手関節の疼痛・腫脹のほかに、**解剖学的嗅ぎタバコ窩（snuff box）の圧痛**が特徴的。
- 通常の手関節2方向の撮影で診断できないことがあり、**見逃しが多い**。
- 骨癒合が遷延して、**偽関節**になることがある。

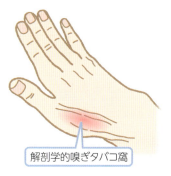
解剖学的嗅ぎタバコ窩

診断は？

- 受傷外力の大きさと、過去の手関節外傷の既往チェックが重要。
  ⇒直近の受傷外力が小さい場合、すでに偽関節になっていた部位の再受傷の可能性がある。
- 痛みと腫脹の確認。
  ⇒**解剖学的嗅ぎタバコ窩や舟状骨結節の圧痛と腫脹**（感受性は高い、特異度は低い）、**母指を動かしたときの疼痛**の3つがそろうと、骨折している可能性大！
- **X線画像**は通常の手関節2方向に加えて、舟状骨5方向で撮影。
- **CT**は骨折の有無や転位の大きさのチェックに有用。
- **MRI**は骨壊死の評価に有用（陳旧例で）。
- 骨折部位によって、近位部、腰部、遠位部に分ける。**腰部（中央1/3）の骨折が最多**。

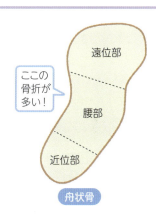
ここの骨折が多い！
遠位部
腰部
近位部
舟状骨

手の舟状骨骨折は診断がむずかしいうえに骨癒合しにくい
⇒ギプス固定は8〜12週間！
⇒最近は手術（スクリュー固定）が多い！

▶用語解説

解剖学的嗅ぎタバコ窩：母指を橈側外転させたときに手関節橈側遠位部に生じるくぼみのこと。

2章 骨折

治療と合併症は？

- **転位のない安定型⇒ギプス固定**。母指のMP関節まで固定することが多い。
- 腰部骨折でもギプス固定期間は8〜12週間と長期。部位によってはもっと長期間行う！
- **すこしでも転位があれば**、手術治療（小切開で**スクリュー固定**）を行う。
- X線画像で転位がないように見えても、CT画像だと転位がみつかることも多い。
- 最近は、経皮的あるいは小切開のスクリュー固定で、比較的簡単に治療できる。
- 保存治療だと長期間のギプス固定になるので、**積極的に手術治療**が行われることが多い！

> 固定期間が長い＝骨癒合しにくい！
> ⇒遷延癒合や偽関節になりやすい

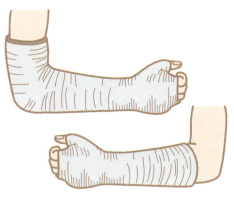

ギプス固定
母指のMP関節まで固定。

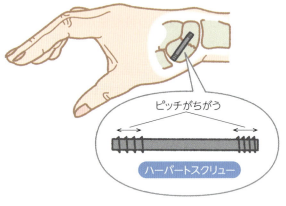

スクリューによる固定
ネジ山のピッチが違う構造になっていて、スクリューを入れると骨片間に圧迫がかかる特別なスクリュー。昔は上手にスクリューを入れるのがむずかしかったが、現在は中空型スクリューになっていてガイドワイヤーを入れてからスクリューを刺入できるので手術は小切開で簡単にできる。

1) を参考に作成

▶用語解説

母指中手指節関節（MP関節）：metacarpophalangeal joint。母指の付け根の関節。

骨盤骨折
pelvic fracture

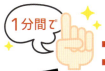

要するに

骨盤骨折＝骨盤輪骨折＋寛骨臼骨折のこと。交通事故、高所からの転落などの高エネルギー損傷によって発生するので、多発外傷となっていることが多い。

3つのポイント

特徴・症状	骨盤輪骨折の初期治療	治療
● 高エネルギー損傷、多発外傷	● 出血性ショック（シーツラッピング、骨盤バインダー）	● 創外固定、DCO
● 骨盤輪骨折、寛骨臼骨折とがある（関節内骨折）	● 出血性ショック（血管造影＋TAE）	● 寛骨臼骨折では直達牽引
● 臓器損傷、神経損傷、骨盤内出血	● 関連他科との連携	● 骨接合術（難易度高い！）

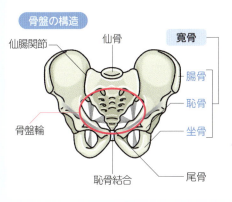

骨盤の構造

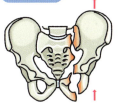

骨盤輪骨折
骨盤の環状構造が破綻する骨折。

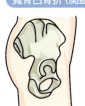 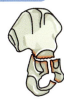

寛骨臼骨折（関節内骨折）
股関節の寛骨臼の骨折。

特徴・症状は？

- 交通事故、高所からの転落・墜落などの**高エネルギー損傷**によって発生。
- **多発外傷をともなう**ことが多い。
- 気道、呼吸、循環、身体障害などの外傷評価を行う。
- 頭部、胸部、腹部、脊椎+臓器の損傷を評価する。
- 骨盤内出血（骨盤の骨折部からの出血）、内・外腸骨動静脈損傷による大量出血 ⇒ **出血性ショック**を呈する。後腹膜出血は大量の循環血液喪失をともなうことがあるため、血液循環動態をモニタリングし注意する。
- **神経損傷**の評価：腰仙骨神経叢損傷、神経根損傷の可能性がある。
- **膀胱損傷**（約20%）、**尿道損傷**（約10%）。
- 直腸や肛門への穿孔あり ⇒ **開放骨折**。
- 骨盤骨折には**骨盤輪骨折**と**寛骨臼骨折**の2つがある。
- 寛骨臼骨折では、直達牽引を行う。

> **高エネルギー損傷のため多発外傷になっていることが多い**

○骨盤周囲の血管

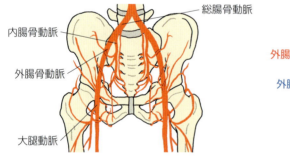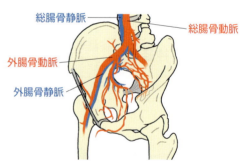

骨折部からの出血+静脈から後腹膜腔への出血
↓
タンポナーデ効果で止血

動脈損傷合併や
不安定型骨盤骨折なら
↓
大量出血による出血性ショック！

▶**用語解説**

開放骨折：骨折部が皮膚表面の傷と直接つながり、骨が内部から皮膚を突き破って外に出たもの（⇔閉鎖骨折）。

多発外傷：体を、頭部・頸部・胸部・腹部・骨盤・四肢などと区分した場合に、複数の身体区分に重度の損傷が及んだ状態をいう。AIS（abbreviated injury scale）3以上が複数区分ある場合に「多発外傷」とよぶ。

骨盤骨折

骨盤輪骨折の初期治療は？

①	ポータブル撮影 胸部・骨盤 X 線画像 ＋ FAST 迅速簡易超音波検査	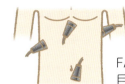 FAST：出血源の検索のみに目的を絞った超音波検査
②	シーツラッピング or 骨盤バインダー	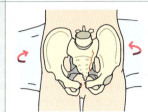 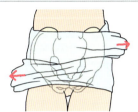 シーツや専用バインダーで骨盤を締め付けて骨盤の構造を元にもどす。
③	循環動態の評価 ・初期輸液に反応⇒ responder ・一時良くなるが再度ショック⇒ transient responder ・初期輸液でショックのまま⇒ non-responder	急速輸液（1〜2L／30分） ↓ 収縮期血圧 90mmHg 以下、 ショック指数 1 以上なら 出血性ショック ↓ 止血操作へ ショック指数 ＝ 心拍数／収縮期血圧 |　　　|正常|軽度|中等度|重度| |ショック指数|0.5|1.0|1.5|2.0|
④	CT（造影、3-D）	
⑤	創外固定による Damage Control Orthopaedics (DCO)	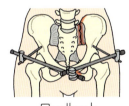 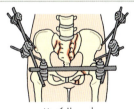 ロールート（固定力大）　ハイルート（固定力小）
⑥	血管造影、 TAE（経カテーテル的動脈塞栓術）	TAE の適応（以下のいずれか） ・初期輸液後も循環動態が不安定 ・CT 上で大量の後腹膜血腫 ・CT 上で造影剤の extravasation 陽性（「エクストラ」あり）
⑦	ガーゼパッキング	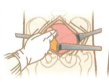 ガーゼを詰め込むことで圧迫効果による止血と異物接触による血栓不動化と血栓形成促進効果で出血をコントロールする。

受傷

2章 骨折

▶用語解説

FAST：Focused Assessment with Sonography for Trauma

extravasation：日本語では「溢出」という意味だが、まず使われない。現場では「エクストラ」とよばれている。

2章 骨折

> 💬 **エキスパートのつぶやき**
>
> ✦ **ETC と DCO**
> - Early Total Care（ETC）
> 受傷直後の 24〜48 時間以内に、整形外傷に対して最終的な内固定を行うこと。骨折による疼痛が軽減され、看護も容易になる。
> - Damage Control Orthopaedics（DCO）
> 出血などによってショック状態にある多発外傷か多発骨折患者に ETC を行うと、手術そのものが新たな外傷となり、多臓器不全をまねくリスクがある。これを回避するために、最初に創外固定によって骨折を仮固定しておいて、患者の全身状態が回復した時点で、最終的な内固定を行う治療法を、DCO とよぶ。また、全身状態の問題はなくても、脛骨開放骨折などで皮膚・軟部組織の状態が悪い場合に、受傷早期に内固定を行うと、骨髄炎や皮膚壊死などのトラブルを生じるリスクがある。これを回避する目的で、骨折部を創外固定で仮固定しておき、皮膚・軟部組織の状態が回復、あるいは皮弁術などで治療した後に、最終的な内固定を行う。このような場合も、DCO とよぶ。

🦴 治療は？

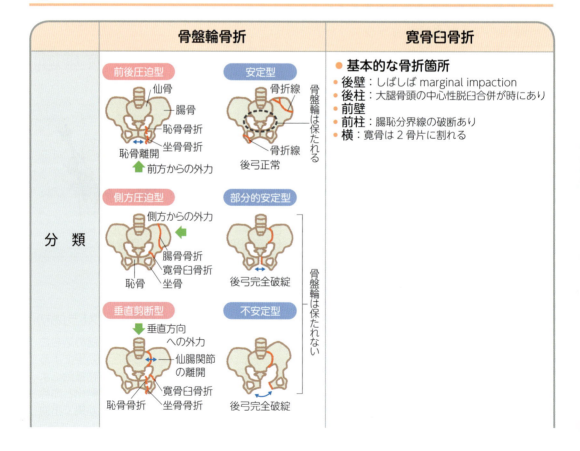

英略語・単語

骨盤輪骨折：pelvic ring fracture
寛骨臼骨折：acetabular fracture

術式	● 創外固定 ・側方圧迫：3〜6週間 ・前後圧迫：8〜12週間 ・垂直剪断：12週間 ピン刺入部の感染や、ピンのゆるみが生じた場合、創外固定抜去や内固定へ変更することがある ● 骨接合術 ・腸骨骨折：ラグスクリュー、プレート固定 ・恥骨結合離開：プレート固定 ・仙骨骨折：仙腸関節スクリュー、プレート固定 ・仙腸関節脱臼：スクリュー、前方仙腸関節プレート固定	● 骨接合術（ラグスクリュー、プレート固定） ・2mm以上の転位があれば解剖学的に整復 ・関節内に介在した遊離骨片の除去 ・大腿骨頭と寛骨臼の適合性を回復 ・整復できない脱臼骨折の整復
合併症	・変形癒合 ・慢性疼痛 ・脚長差 ・歩行障害 ・座位困難 ・腰痛 ・分娩障害	・創感染 ・神経損傷（坐骨神経、大腿神経、上殿神経） ・異所性骨化 ・虚血性骨壊死 ・外傷後変形性股関節症
	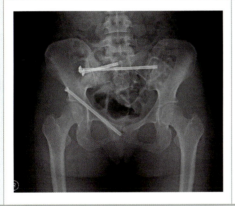	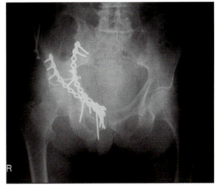

大腿骨頸部骨折
femoral neck fracture

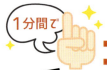

要するに

高齢女性の転倒など軽微な外傷で生じる、脚の付け根の骨折。ほとんどの場合に手術する。関節内の骨折。

3つのポイント

特徴・症状	治療	予後・合併症
● 骨粗鬆症が背景 ● 転倒で受傷 ● 股関節痛、起立不能	● ほとんどの場合に手術治療 ● 転位大 　⇒人工骨頭置換術 ● 転位小⇒骨接合術	● 歩行能力低下、寝たきり ● 偽関節、骨癒合不全 ● 大腿骨頭壊死

大腿骨近位部の解剖

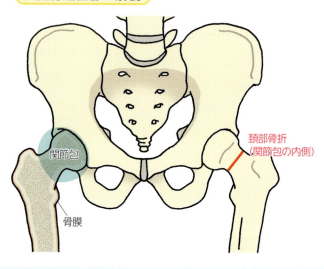
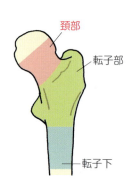

大腿骨頚部骨折

特徴・症状は？

- 脚の付け根（股関節）の骨折の1つ。
- 骨粗鬆症を背景とする脆弱性骨折の1つ。
- 高齢女性に好発（患者層は転子部骨折よりもすこし若い）。
- 股関節痛や起立不能がみられる。

> 高齢女性が転倒後に股関節が痛くて立てない
> ⇒ ほとんどが股関節の骨折！

- 股関節部の骨折には、大腿骨頚部骨折と大腿骨転子部骨折（→ p.89）の2つがある。
- 大腿骨頚部骨折は骨癒合させるのがむずかしく、初めから人工骨頭置換術を行うことも多い。

> 大腿骨頚部骨折は、転子部骨折に比べて骨がつきにくい！

○症例

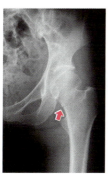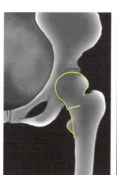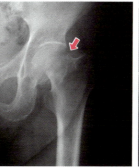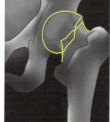

転位が小さい頚部骨折　　　　　転位が大きい頚部骨折

💬 エキスパートのつぶやき

❋ なぜ、頚部骨折は骨癒合しにくい？
- 関節は関節包という袋で覆われている。
- 大腿骨頚部骨折は、骨折線が関節の中（＝関節包の内側）にある。
- 関節包の外には骨膜があるが、内側にはない。
- 骨膜は骨芽細胞などの骨を作る細胞でできた膜であり、骨膜がないと折れた骨はくっつきにくい。
- だから、関節の中で折れると骨はくっつきにくい⇒大腿骨頚部骨折は骨癒合しにくい！

▶用語解説

骨粗鬆症：→ p.370
脆弱性骨折：骨粗鬆症が背景にあり"立った位置からの転倒"くらいの弱い外力で生じる骨折の総称。

2章 骨折

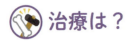 治療は？

- 大腿骨頚部骨折は**関節内の骨折**なので、骨癒合しにくく骨折に関連する合併症が多い。
- 保存治療では骨はくっつかないので、**手術を行うのが一般的**。
- 転位が大きい場合⇒**人工骨頭置換術**を選択する。
- 転位が小さい場合⇒**骨接合術（ピンやスクリューによる固定）**を選択する。
- 人工骨頭置換術なら、骨癒合不全や骨頭壊死の心配はない。しかし、侵襲（出血量、手術時間など）が骨接合術に比べてやや大きいのが難点。

転位が大きい場合の手術	転位が小さい場合の手術		
人工骨頭置換術	骨接合術		
	ハンソンピン	スクリュー (Cannulated Cancellous Screw：CCS)	Sliding Hip Screw (SHS) とその亜型
・人工材料で大腿骨頭と頚部を置換してしまう	・ピンを2本入れる ・ピンの先端からフックを出して回らないようにする	・中空性のスクリューを3本入れる	・細い中空スクリューを2～3本、あるいは太いスクリューを1本入れる ・最大の特徴はプレートと連結してスクリューが固定されること

▶用語解説

中空スクリュー：中に穴の開いたスクリュー。まず、ガイドワイヤーを刺入して、スクリューの穴にワイヤーを通してスクリューを入れる。

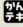

予後と合併症は？

○ 歩行能力・移動能力の低下が大問題！
- 手術しても、ケガをする前と同じくらい歩けるようになる患者は半分くらい。
- 最終的な歩行能力（機能予後）に影響するのは、受傷前の歩行能力、認知症、年齢の3つ。

○ 寝たきり → 全身合併症！
- 脆弱性骨折を起こす高齢者は、もとから体が弱っている人も多く、骨折を契機に寝たきりになってしまうこともある。
- 寝たきりになると、肺炎、尿路感染、褥瘡などの合併症が問題となる。

> **入院中の死亡原因No.1 は誤嚥性肺炎**

○ 骨折の合併症

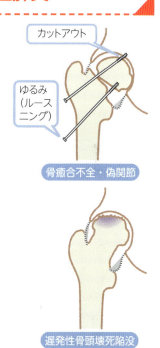

骨癒合不全・偽関節

遅発性骨頭壊死陥没

- **偽関節・骨癒合不全**（→ p.116）：折れた骨がいつまでもくっつかない。骨がいつまでもつかないと、スクリューが骨から飛び出してくる（カットアウトやゆるみ）。
- **大腿骨頭壊死症**（→ p.289）：骨頭への血行不良で骨が死んでしまう。荷重がかからない部分の壊死なら問題がないことも多い。
- **遅発性骨頭壊死陥没**：骨頭壊死の範囲が荷重部分を含む広範囲になると、やがて骨頭が潰れてくる。そうなると、非常に痛くて歩けなくなる！
- **人工骨頭の脱臼**：後方アプローチで手術した場合、股関節を屈曲・内転・内旋すると骨頭が外れてしまう。人工股関節全置換術（THA）に比べれば、人工骨頭の脱臼はかなりまれである。

 エキスパートのつぶやき

✿ 骨接合術か、人工骨頭置換術か
　骨をくっつける手術（骨接合術）をした場合、骨がつかなかったり（＝偽関節・骨癒合不全）、骨が壊死（＝大腿骨頭壊死）を起こして潰れて（骨頭壊死陥没）きたりするリスクがある。このような合併症は、転位（ズレ）が大きい場合にとくに生じやすい。これらの合併症が生じたときには、後から人工骨頭置換術や人工股関節全置換術、あるいは骨頭切除術をやり直す必要がある。高齢者に2回の手術はやりたくない。そのため、転位の大きな骨折では、初めから人工骨頭置換術を選択する。

2章 骨折

Garden stage 分類
ガーデン ステージ

● 非転位型骨折

Stage Ⅰ

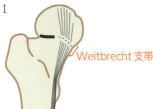

Weitbrecht 支帯

Stage Ⅱ

● 転位型骨折

Stage Ⅲ

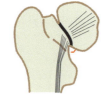

Stage Ⅳ

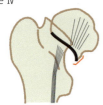

　大腿骨頸部骨折の分類としては Garden stage 分類がもっともよく用いられてきた。Garden の原著論文によると、各 stage は以下のように記載されている。

> Stage Ⅰ：外反嵌入型で頸部内側皮質が若木骨折を呈する不完全骨折
> Stage Ⅱ：完全骨折で骨折部に角度変形がないもの
> Stage Ⅲ：posterior retinacular attachment が破綻していないために骨頭が外転（骨折部は内反）、回旋したもの
> Stage Ⅳ：retinacular hinge が破綻したために骨頭は normal position に近くなり、臼蓋と骨頭の圧迫骨梁の配列が一致して見えるもの

　Stage ⅢとⅣの違いの本質は、大腿骨頭の栄養血管を含んだ Weitbrecht 支帯の破綻の有無といわれているが、X線画像では当然 Weitbrecht 支帯そのものは見えない。

　Garden 分類の観察者内および観察者間差異がともに大きいことを理由として、1988年の Acta Orthopaedica Scandinavica 誌の巻頭言で、「Garden stage ⅠとⅡを非転位型骨折、stage ⅢとⅣを転位型骨折と定義したうえで論文を募集する」と呼びかけられた。

　問題がないわけではないが、治療方針の決定のために非転位型骨折と転位型骨折に分ける2群分類法が、現実的には国際的なスタンダードになっている。

Garden,RS. Low-angle fixation in fractures of the femoral neck. J. Bone Joint Surg. 43-B, 1961, 647-63.

非転位型と転位型の2群分類が主流

X線画像でわからない骨折：occult fracture

　骨折の確定診断は、X線画像で行われるのが一般的である。股関節骨折（≒大腿骨頸部骨折、大腿骨転子部骨折）を疑わせる「転倒してから股関節周囲が痛い、立てない、歩けない」というようなエピソードがある患者で、実際には骨折があるのだが、初診時のX線画像では骨折が明らかでないことが数％の頻度でみられる。このような骨折を occult fracture（肉眼で発見できない骨折）とよぶ。Occult fracture でも、MRI 検査を行うとほぼ確実に骨折の診断ができるといわれている。

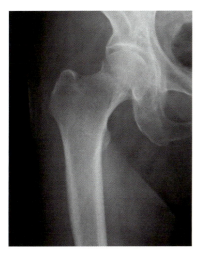
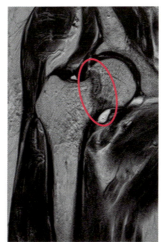
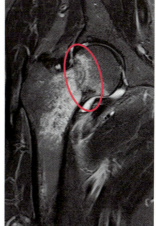

X線画像
骨折は明らかでない。

MRI
大腿骨頸部の骨折が明らかである。

大腿骨骨幹部骨折に合併する頸部骨折に注意！

　大腿骨近位部骨折とは異なり、大腿骨骨幹部骨折（→ p.97）は交通事故などの比較的大きな外力で生じる骨折である。高齢者に限らず、大腿骨骨幹部骨折には**数％の頻度で同側の大腿骨頸部骨折を合併する**ことが知られている。大腿骨骨幹部骨折は、症状・身体所見・X線画像も派手なので、ついそちらに目が行ってしまい、大腿骨頸部骨折の合併が見逃されることは少なくない。大腿骨骨幹部骨折を受傷した患者では、頸部骨折の合併がないかよく検査する必要がある。

2章 骨折

股関節周囲の解剖

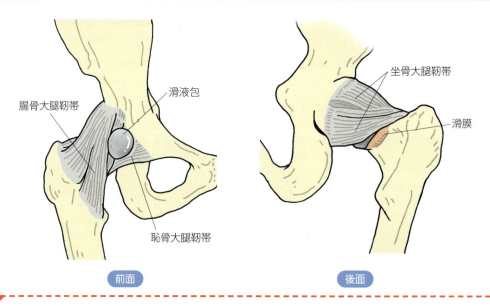

前面／後面

前方がより遠位まで靱帯が付着している！

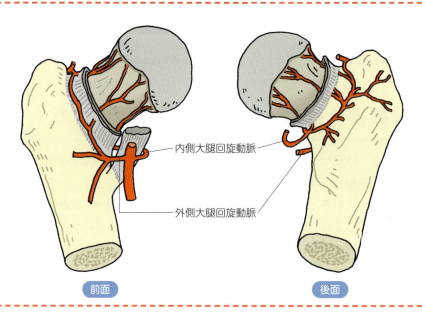

前面／後面

回旋動脈が損傷されると骨頭への血行不良が生じる

大腿骨転子部骨折
trochanteric fracture

1分間で コレだけは覚える コレだけシート

要するに

高齢女性の転倒など軽微な外傷で生じる、脚の付け根の骨折。ほとんどの場合に手術をする。関節外の骨折。

3つのポイント

特徴・症状
- 骨粗鬆症が背景
- 転倒で受傷
- 股関節痛、起立不能

治療
- ほとんどの場合に手術治療
- 骨接合術（折れ方に関係なく）
- 髄内釘（γネイル）、プレート（SHS）

予後・合併症
- 歩行能力低下、寝たきり
- 骨癒合は良好
- 下肢短縮、カットアウト

大腿骨近位部の解剖

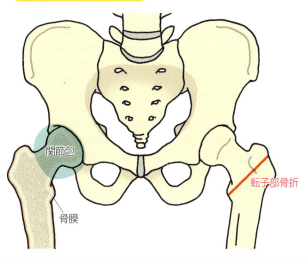
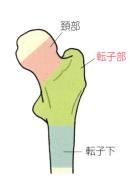

89

特徴・症状は？

- 脚の付け根（股関節）の骨折の1つ。
- 骨粗鬆症を背景とする脆弱性骨折の1つ。
- 高齢女性に好発（患者層は頚部骨折よりさらに高齢）。
- 股関節痛や起立不能がみられる。

> **高齢女性が転倒後に股関節が痛くて立てない**
> **⇒ ほとんどが股関節の骨折！**

- 股関節部の骨折には、大腿骨頚部骨折（→ p.82）と大腿骨転子部骨折の2つがある。
- 大腿骨転子部骨折は骨癒合しやすいので、骨接合術が第1選択となる。
- 骨折部で短縮変形が生じることが多い。

> **大腿骨転子部骨折は、骨がつきやすい！**

 エキスパートのつぶやき

なぜ転子部骨折は骨癒合しやすい？
- 関節は関節包という袋で覆われている。
- 大腿骨転子部骨折は、骨折線が関節の外（＝関節包の外側）にある。
- 関節包の外にある骨には骨膜がある。
- 骨膜は骨芽細胞などの骨を作る細胞でできた膜。
- 骨膜があるので骨はくっつきやすい。
- また、転子部周囲には血行のよい筋肉が多い。
- だから転子部骨折は骨癒合しやすい！

▶用語解説

骨粗鬆症：→ p.370

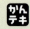 **脆弱性骨折**：骨粗鬆症が背景にあり"立った位置からの転倒"くらいの弱い外力で生じる骨折の総称。

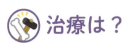 治療は？

> **折れ方に関係なく骨接合術を行う！**
> **（頚部骨折の手術選択とは異なる）**

骨接合術

髄内釘 （γネイルタイプ）	プレート （SHS：sliding hip screw）
・短い髄内釘と太いスクリュー（ラグ・スクリュー）で固定する ・固定力が高く、手術時間が短いので、現在は主流 ・2本打ちなど、いろいろな機種がある	・サイド・プレートと太いラグ・スクリューで固定する ・いろいろな機種がある ・治療成績は髄内釘と比べても遜色ないが、最近はあまり使われなくなってきている

2章 骨折

予後と合併症は？

- **歩行能力・移動能力の低下**が大問題！
  - 手術をしても、ケガする前と同じくらい歩けるようになる患者は半分くらい。
  - 最終的な歩行能力（機能予後）に影響するのは、受傷前の歩行能力、認知症、年齢の3つ。
- **寝たきり→ 全身合併症**！
  - 脆弱性骨折を起こす高齢者は、もとから体が弱っている人も多く、骨折を契機に**寝たきりになってしまうこともある**。
  - 寝たきりになると、肺炎、尿路感染、褥瘡などの合併症が問題となる。

> **入院中の死亡原因 No.1 は誤嚥性肺炎**

- **骨折の合併症**
  - 基本的に大腿骨転子部は骨癒合しやすい。
  - **整復位喪失**：できるだけ元どおりの解剖学的構造に骨片を戻して（整復）、金属インプラントで固定するが、骨片を保持しきれなくなると、骨折部がずれてしまう。
  - **カットアウト**：整復位喪失が進行していくと、やがて金属に骨が負けてしまい、金属が骨の外へ飛び出してしまう。こうなると手術は失敗で、やり直し、あるいはほかの手術方法への変更が必要となる。

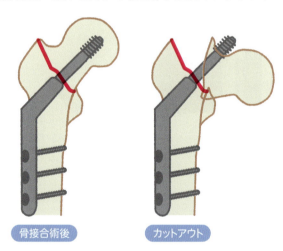
骨接合術後 / カットアウト

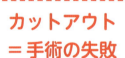
カットアウト＝手術の失敗

💬 エキスパートのつぶやき

❂早期荷重とカットアウトのジレンマ

　大腿骨近位部骨折（＝頚部骨折や転子部骨折）に対しての治療では、ケガをする前の歩行能力を獲得させることが最重要である。そのため、早期離床・早期荷重を行う必要がある。

　大腿骨転子部骨折では、折れ方にかかわらず骨接合術を行うが、骨折型が不安定な場合やうまく手術ができていない場合に早期荷重を行うと、カットアウトを生じやすくなる。このような場合には、荷重を早くさせたいができないというジレンマに陥る。

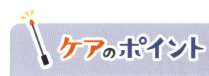

大腿骨近位部骨折の比較！

		頚部骨折	転子部骨折
背景		骨粗鬆症を背景とした脆弱性骨折	
好発		高齢女性 (すこし若い)	高齢女性 (さらに高齢)
受傷機転		転倒、オムツ交換時の骨折もある	
骨折部位		股関節の内側 (関節内骨折)	股関節の外側 (関節外骨折)
骨癒合		しにくい	しやすい
治療	保存治療	全身状態が悪い、本人・家族が手術を希望しない場合	
	骨接合術	転位が小さいときは適応 (スクリュー、ピンなど)	ほぼ全例に適応 (γネイル or SHS)
	人工骨頭置換術	適応あり	まれ (高度粉砕骨折、再手術)
合併症	骨頭壊死	よくある	まれ
	偽関節 骨癒合不全	よくある	少ない

人工関節周囲の骨折
peri-prosthetic fracture

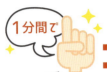

要するに

人工股関節全置換術（THA）や人工膝関節全置換術（TKA）を受けた患者で、人工関節の入った部分に起こる骨折。"ペリプロ"と略す整形外科医が多い。

3つのポイント

特徴	分類・診断	治療
● THAやTKA後の人工関節周囲の骨折	● THA後の場合 ⇒ Vancouver分類	● ステムのゆるみがある ⇒ 人工関節再置換術
● 近年、増加傾向	● 人工関節のゆるみは評価がむずかしい	● ステムのゆるみがない ⇒ 整復内固定術
● 手術の難易度が高い	● 転位小⇒骨接合術	● プレートとケーブルワイヤーで固定

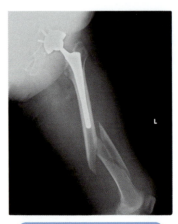

THA後の人工関節周囲骨折

人工関節周囲の骨折

特徴は？

- 人工股関節全置換術（THA）や人工膝関節全置換術（TKA）を受けた患者の**人工関節が入った部分に起こる骨折**。
- **インプラント周囲骨折**ともいう。
- 英語では peri-prosthetic fracture とよぶ。日本の整形外科医は「ペリプロ」と省略してよんでいる。
- 人工関節が妨げになって、スクリューが骨を貫通できず、固定が非常にむずかしい（とくにTHA後）。
- 人工関節手術の件数が増えたので、ペリプロ骨折も**増加傾向**。

分類・診断は？

- 治療方針を決定するために必要な、人工関節のゆるみの評価がむずかしい。
- **CT画像**での確認は必須。

○**Vancouver分類（THA後の場合）**
バンクーバー

| Type A | Type B₁ | Type B₂ | Type B₃ | Type C |

Duncan,CP. Fracture of the femur after hip replacement. Instr Course Lect. 44, 1995, 293-303.

Type B₂、B₃は再置換がよいといわれているが、根拠が弱い。また、ゆるみの評価はむずかしい。

95

2章 骨折

● Lewis and Rorabeck 分類（TKA 後の場合）

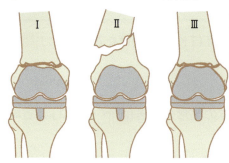

Type Ⅰ：転位なし
Type Ⅱ：転位あり、ゆるみなし
Type Ⅲ：転位あり、ゆるみあり

Rorabeck,CH. et al. Fractures of the femur, tibia, and patella after total knee arthroplasty : decision making and principles of management. Instr Course Lect. 47, 1998, 449-58.

● Su 分類（TKA 後の場合）

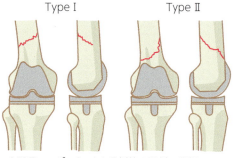
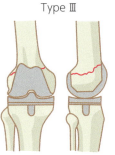

大腿骨コンポーネントと骨折線の関係で分類

Su,ET. et al. A proposed classification of supracondylar femur fractures above total knee arthroplasties. J Arthroplasty. 21(3), 2006, 405-8.

治療は？

● THA 後
- ステムのゆるみがある ⇒ 長いステムの人工関節で**人工股関節再置換術**。
- ステムのゆるみがない ⇒ プレートとケーブルワイヤーで**整復内固定**。

● TKA 後
- ほとんどが大腿骨側での骨折。
- ステムのゆるみがある ⇒ ステム付き人工関節で**人工膝関節再置換術**。
- ステムのゆるみがない ⇒ プレートで**整復内固定**。

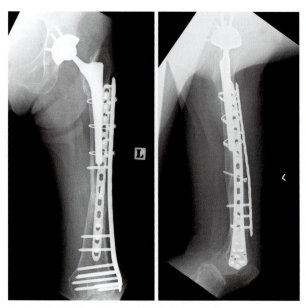

長いロッキングプレートとケーブルワイヤーで固定

▶ 用語解説

大腿骨コンポーネント：人工膝関節における大腿骨側のインプラント。

ステム：インプラントを大腿骨や脛骨の髄腔内に挿入する棒状の部分。

大腿骨骨幹部骨折
femoral shaft fracture

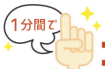

要するに

大腿骨の骨幹部（中央の細長い部分）の骨折。若・壮年者では、高エネルギー外傷で発生するので、合併損傷に注意。高齢者では、非定型骨折や悪性腫瘍の骨転移による病的骨折として派生することがある。

3つのポイント

特徴・症状
- 若・壮年者では高エネルギー外傷
- 多臓器損傷や骨盤・脊椎・長管骨骨折の合併あり
- 高齢者では非定型骨折、骨転移による病的骨折

分類
- 転子下骨折（小転子下縁から5cm）
- 骨幹部骨折（中央の細長い部分）
- 顆上骨折（膝関節に近い部分）

治療
- 原則として手術治療
- 多発外傷・多発骨折では初期治療で創外固定（DCO）
- 転子下・骨幹部⇒髄内釘 顆上部⇒逆行性髄内釘 or プレート

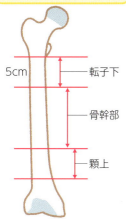

大腿骨骨幹部の分類

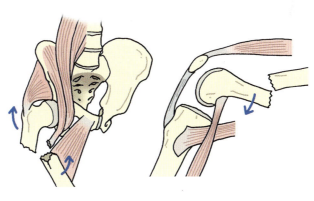

特徴的な骨片の転位方向（転子下骨折／顆上骨折）

2章 骨折

特徴は？

- 若・壮年者の**高エネルギー外傷**（交通事故や高所からの転落）と、高齢者の**非定型骨折**や**悪性腫瘍の骨転移による病的骨折**として発生。
- 年齢分布は2峰性。
- 高エネルギー外傷では、**多発外傷（多臓器損傷）**と**多発骨折（骨盤・脊椎・長管骨骨折）**の合併に注意。

>> 非定型骨折とは
① 高齢者の大腿骨転子下や骨幹部に生じる脆弱性骨折。
② 大腿骨内側にくちばし状のspike（骨の隆起）形成をともなった横骨折、あるいは短斜骨折が典型的。
③ 骨粗鬆症治療薬のビスホスホネート長期使用との関連も指摘されているが、確定的ではない。
④ 高齢者の大腿骨骨折好発部位の頚部や転子部ではない部位での骨折なので、"非定型"。

分類は？

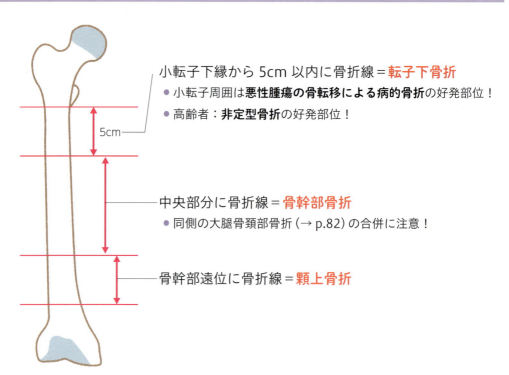

小転子下縁から5cm以内に骨折線＝**転子下骨折**
- 小転子周囲は**悪性腫瘍の骨転移による病的骨折**の好発部位！
- 高齢者：**非定型骨折**の好発部位！

中央部分に骨折線＝**骨幹部骨折**
- 同側の大腿骨頚部骨折（→p.82）の合併に注意！

骨幹部遠位に骨折線＝**顆上骨折**

▶用語解説
多発骨折：複数の箇所に発生した骨折。多発外傷とは意味が異なるので注意。
多発外傷：体を、頭部・頚部・胸部・腹部・骨盤・四肢などと区分した場合に、複数の身体区分に重度の損傷が及んだ状態をいう。AIS（Abbreviated Injury Scale）3以上が複数区分ある場合に「多発外傷」とよぶ。

治療法は？

- 原則として**手術治療**を行う。
- **多発外傷・多発骨折を合併している場合**⇒初期治療で**創外固定（DCO）**を行う。

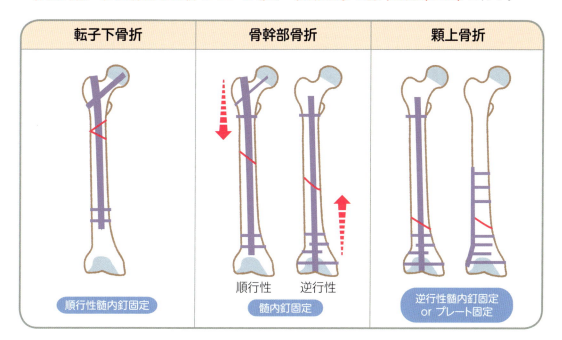

▶**用語解説**
DCO：→p.80
順行性髄内釘：大腿骨近位から遠位に向かって挿入する髄内釘固定術。
逆行性髄内釘：大腿骨遠位から近位に向かって挿入する髄内釘固定術。

大腿骨遠位部と脛骨プラトー骨折
distal femur fracture / tibial plateau fracture

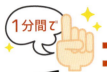

要するに

大腿骨遠位部骨折は大腿骨顆上骨折と大腿骨顆部骨折にわけられる。大腿骨顆部骨折、脛骨プラトー骨折（≒脛骨顆部骨折）は、膝関節を形成する2つの骨の関節内骨折。

3つのポイント

特徴
- 若・壮年者では高エネルギー損傷
- 顆部骨折＝関節内骨折
- 顆上骨折＝関節外骨折

分類
- AO/OTA 分類 type A は関節外骨折（大腿骨遠位部骨折／脛骨顆部骨折）
- AO/OTA 分類 type B、C は関節内骨折（大腿骨遠位部骨折／脛骨顆部骨折）
- Schatzker 分類 内側型と外側型（脛骨プラトー骨折）

治療
- 大腿骨遠位部骨折 ⇒ 原則として手術治療
- 大腿骨顆部骨折 ⇒ 髄内釘派とプレート派
- 脛骨プラトー骨折 ⇒ プレート固定が主流

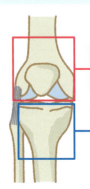

大腿骨遠位部骨折（大腿骨顆上骨折＋大腿骨顆部骨折）

脛骨顆部骨折（関節内骨折＝脛骨プラトー骨折）

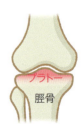

プラトー 脛骨

プラトーとは英語で「高原」の意味。脛骨の関節面が高地の平原のように見えることからそういわれている。

特徴は？

◎ 大腿骨遠位部骨折

- **若・壮年者の高エネルギー損傷**と、高齢者の低エネルギー損傷で発生。
- 遠位関節面から 9cm 程度の部分を含む骨折。
- **大腿骨顆部骨折**（関節内骨折）と**大腿骨顆上骨折**（関節外骨折）があり、両者が合併することもある。
- X 線画像（正・側 2 方向＋両斜位像）で診断できる。
- 現在は、CT 検査が必須。
- **ほとんどの症例で手術適応！**

◎ 脛骨プラトー骨折

- **外側プラトー単独骨折**が多く、70～80％程度。
- 前十字靱帯や側副靱帯損傷、半月損傷の合併が多い。
- **内側プラトー骨折は高エネルギー損傷**で発生し、**腓骨神経や膝窩動脈損傷の合併が多い**。
- X 線画像（正・側 2 方向＋両斜位像）で診断できる。
- 現在は、CT 検査が必須。
- 靱帯損傷や半月損傷の評価には MRI。

> **大腿骨遠位部骨折も脛骨プラトー骨折も
> 診断・治療計画に 3D を含めた CT が必須！**

COLUMN

同音の語に注意！

- 膝関節は "顆部"（かぶ）(condyle) で、足関節は "果部"（かぶ）(malleolus)。
- さらに、膝の顆部には "側" が付いて、足の果部には付かない。

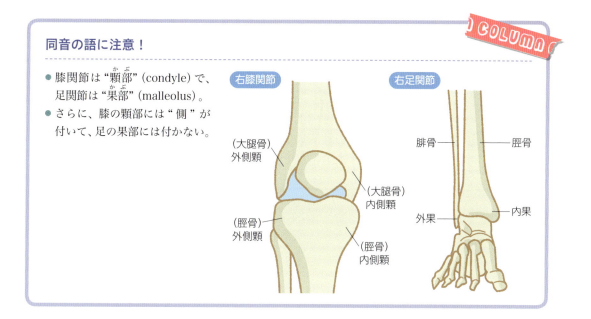

2章 骨折

 ## 分類は？

● 大腿骨遠位部骨折

AO/OTA分類	関節外＝顆上骨折	関節内＝顆部骨折	
	33A	33B 関節の一部は骨幹部と連続している	33C 骨幹部と連続している関節内骨片がない
	A1　A2　A3	B1　B2　B3	C1　C2　C3

● 脛骨顆部骨折

AO/OTA分類	関節外	関節内＝プラトー骨折	
	41A	41B 関節の一部は骨幹部と連続している	41C 骨幹部と連続している関節内骨片がない
	41-A1　41-A2　41-A3	41-B1　41-B2　41-B3	41-C1　41-C2　41-C3

▶用語解説

AO：スイスで創設された骨折治療に関する研究グループ。外傷治療の教育を国際的に行っている。

OTA：Orthopaedic Trauma Association。米国の整形外傷学会。

○ Schatzker 分類

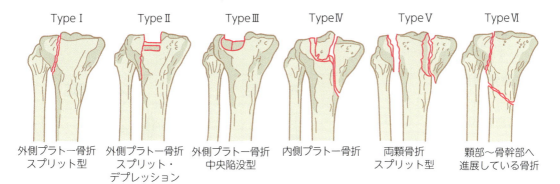

Schatzker,J. McBroom,R. Bruce,D. The tibial plateau fracture. The Toronto experience 1968-1975. Clin Orthop Relat Res. 138, 1979, 94-104.

>> 脛骨プラトー骨折の合併損傷
- 半月損傷、靱帯損傷〔十字靱帯（ACL や PCL）、側副靱帯（MCL や LCL）〕、総腓骨神経損傷、膝窩動脈損傷。

脛骨プラトー骨折には、合併損傷が多い！

治療は？

◉ 大腿骨遠位部骨折
- いずれの骨折も**原則として手術治療**を行う。

◉ 大腿骨顆部骨折
- **髄内釘固定派とプレート固定派**がいる。

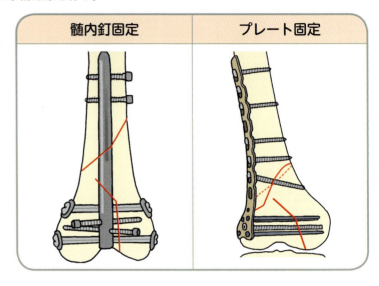

髄内釘固定 / プレート固定

◉ 脛骨プラトー骨折
- 転位がない、または転位が小さい骨折は保存治療。
- 手術すべき転位の程度についてははっきりしていない。
  ⇒外側プラトー骨折では、5mm以上の転位がある場合は手術適応。
- **スクリューとプレートによる固定が主流**。髄内釘固定を好む医師もいる。
- 一部の骨折型に対しては、関節鏡視下手術も行われている。
- 内側、外側、後方の3つのコラムに分けて治療戦略を立てるのが主流。

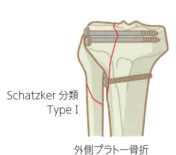
Schatzker分類
Type I
外側プラトー骨折
（スプリット型）
⇒スクリュー固定

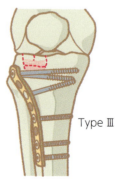
Type III
外側プラトー骨折
（関節陥入型）
⇒プレート固定＋骨移植

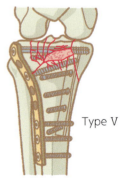
Type V
両顆骨折
⇒デュアルプレート＋骨移植

膝蓋骨骨折
しっ がい こつ こっ せつ

patella fracture

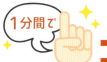

要するに
いわゆる膝のお皿の骨折。

3つのポイント

膝蓋骨とは
- 体内で最大の種子骨
- 上棘に四頭筋腱、下棘に膝蓋腱
- 膝伸展の滑車の役割（力学的効率を上げる）

診断・骨折型
- 膝関節3方向X線撮影（正面、側面、軸射像）
- 分裂膝蓋骨との鑑別が必要
- 横骨折、下棘・上棘骨折、粉砕骨折、縦骨折

治療
- 転位小さく、自動伸展可能 ⇒ 保存治療
- 転位あり ⇒ 手術治療
- テンション・バンド・ワイヤリング法

骨折型

表

裏（関節面）

横骨折

下棘 or 上棘骨折

粉砕骨折

縦骨折

手術適応⇒2mmを超える関節面の転位
　　　　⇒3mmを超える骨片の転位
　　　　⇒開放骨折

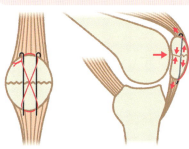

→：力のかかる方向

テンション・バンド・ワイヤリング法
まっすぐなワイヤーで骨片を固定してさらにソフトワイヤーを引っかけて巻き付けて骨折を固定する。

▶用語解説

種子骨：腱や筋肉の中に形成される骨。　　**分裂膝蓋骨**：膝蓋骨が2つ以上に分裂している疾患。

脛骨骨幹部骨折
tibial shaft fracture

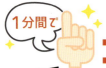

要するに
脛骨の骨幹部骨折。小児では原則として保存治療を行い、成人は転位のある脛骨骨幹部骨折では手術治療が一般的。

つのポイント

特徴
- 開放骨折が多い
- 腓骨骨折の合併が多い
- コンパートメント症候群に注意

分類
- 解剖学的部位
  （近位 1/3、中央 1/3、遠位 1/3）
- 記述的（横骨折、らせん骨折、斜骨折など）
- 骨折型
  （AO/OTA 包括分類）

治療
- 小児
  ⇒ギプス固定
- 成人
  ⇒髄内釘固定
- 開放骨折
  ⇒創外固定（DCO）から内固定

コンパートメント症候群

下腿は4つの筋膜に区分されたコンパートメントから成る。

⇒**コンパートメント症候群**になりやすい。

- 疼痛（初発）。
- 他動的伸張時痛（足関節を背屈させて疼痛を検査）。
- 区画に一致した感覚異常。
- 運動麻痺（遅発）。

浅腓骨神経領域なら外側コンパートメント

深腓骨神経領域なら深後方コンパートメント

⇒**早期に発見して筋膜切開を行う！**

脛骨骨幹部骨折

特徴は？

- 若・壮年者の高エネルギー外傷（交通事故や高所からの転落）で起こる。
- 軟部組織損傷を高率に合併する⇒**開放骨折が多い**。
- 脛骨骨幹部骨折時に、**腓骨骨折も合併しやすい**。
- 腓骨骨幹部骨折は、下腿外側からの直達外力での受傷が多い。
- **コンパートメント症候群**（→ p.424）を合併しやすい。

分類は？

○ 解剖学的部位

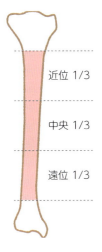

近位 1/3
中央 1/3
遠位 1/3

○ 記述的

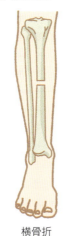 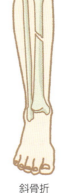 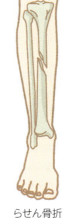 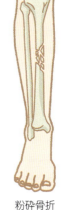 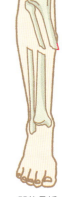

横骨折　斜骨折　らせん骨折　粉砕骨折　開放骨折

エキスパートのつぶやき

○ 骨折型
- 長管骨骨折（大腿骨や脛骨など）では、AO/OTA包括分類を用いることが多い。
- 骨幹部骨折は、ほとんどの場合に髄内釘固定を行う。したがって学術的な意味以外には、分類してもあまり意味がない。

単純骨折　楔状骨折　多骨片骨折

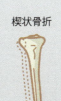 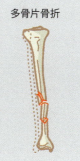

▶ 用語解説
長管骨：手足にある長く大きな骨のこと。

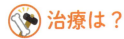 治療は？

- 小児は保存治療（ギプス固定⇒必ず膝上〜足部まで巻く！＝２関節固定）。
- 成人は手術治療（髄内釘固定）。

○ 成人の症例
- 開放骨折や軟部組織の腫脹が強い場合には、一時的に創外固定法を行い、髄内釘固定ができるまで待機する（DCO）。

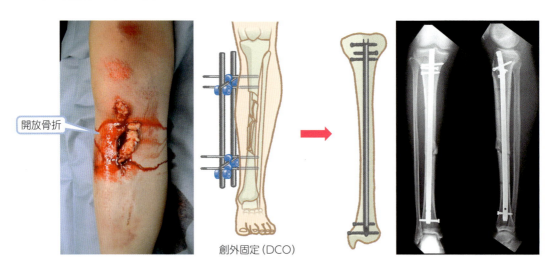

開放骨折

創外固定（DCO）

脛骨骨幹部骨折には髄内釘固定がゴールドスタンダード！

▶用語解説
DCO：→ p.80

足関節果部骨折
malleolar fracture

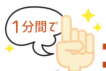

要するに
足関節に強い外力がはたらいて、外果、内果（または三角靱帯）、脛腓靱帯結合（syndesmosis：シンデスモーシス）が損傷を受ける骨折。

つのポイント

特徴	診断と骨折型	治療
● 足関節の疼痛、腫脹、皮下出血、変形	● X線撮影（正面、側面、+15°内旋正面：mortise view）	● 腓骨（外果）⇒プレート
● 外果・内果・後果の骨折がある	● Lauge-Hansen 分類（受傷肢位と外力の方向）	● 脛骨（内果・後果）⇒スクリュー
● 靱帯損傷を合併	● Weber 分類（腓骨の骨折部位）	● 脛腓間に不安定性あれば syndesmosis screw

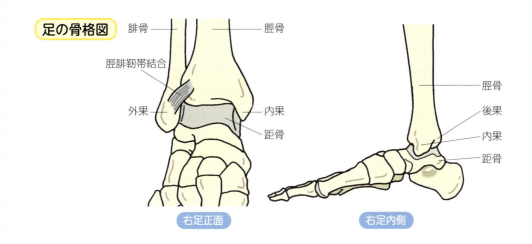

足の骨格図
右足正面 / 右足内側

特徴は？

- 足関節は脛骨、腓骨、距骨の3つの骨で構成される。
- 脛骨遠位関節面は、"脛骨天蓋(plafond プラフォンダ)"とよび、外果・内果と一緒になって、"距骨関節面(dome ドーム)"を受け入れる"ほぞ穴(mortise モータイス)"を形成する。
- ほぞ穴と靱帯機能によって足関節の機能は維持される。
- 足関節果部骨折はほぞ穴と靱帯機能の損傷で、治療はその再建である。
- 足関節果部骨折では疼痛、腫脹、皮下出血、変形がみられる。
- 足関節果部骨折には外果・内果・後果の骨折がある。
- 脛腓靱帯結合(syndesmosis シンデスモーシス)が損傷されることもある。

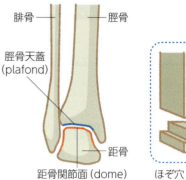
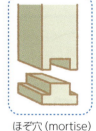

診断・骨折型は？

- X線画像（正面、側面、+15°内旋正面：mortise view）で診断する。

● Lauge-Hansen 分類
- 受傷肢位と外力の方向による分類。

● Weber 分類
- 腓骨骨折の高さによる分類。
- 腓骨骨折の位置がより近位になるほど、不安定性は強くなる。

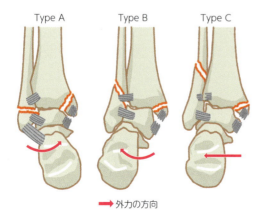

Type A	脛骨関節面の高さより遠位
Type B	syndesmosisレベルでの斜骨折やらせん骨折
Type C	syndesmosisより近位での骨折で、syndesmosisは断裂

Weber, BG. Die Verletzungen des oberen Sprunggelenkes (The injuries of the upper ankle). 2nd edition. Huber, 1972.

治療は？

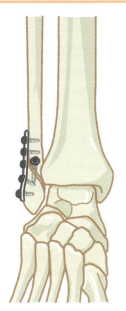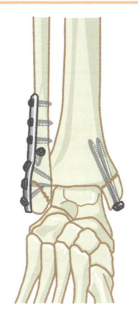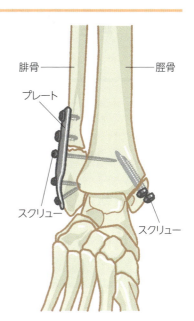

- 腓骨（外果）：プレート固定。
- 脛骨（内果・後果）：スクリューかワイヤーで固定。
  ⇒いずれも骨片が小さいときは、テンション・バンド・ワイヤリング。
- Syndesmosis screw（脛腓間スクリュー）：Hookテストか、外旋テストで脛腓間に不安定性があれば、脛腓間を固定。最近は、スクリューの代わりにタイトロープなどの靱帯固定具を用いることもある。

▶ 用語解説

Hookテスト：腓骨に単鋭鈎をかけて外に引っぱり脛腓間が開大するかどうかをイメージで確認する。

テンション・バンド・ワイヤリング：直線のワイヤーとソフトワイヤーを用いて骨折部を締結して固定する手術法。

外旋テスト：足関節を外旋させて脛腓間が開大するかどうかをイメージで確認する。

踵骨骨折
calcaneal fracture

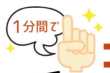

要するに
高所から転落した際、足底で着地して受傷する骨折。労災事故が多い。

3つのポイント

🦴 特　徴	🔍 画像診断・分類	🩺 治　療
● 足根骨でもっとも頻度が高い	● X線（足部の正面・側面＋踵骨軸射）	● ピン・スクリュー固定
● 高所からの転落で受傷	● 側面像でBöhler角、Gissane角	● プレート固定
● 10％で腰椎圧迫骨折を合併	● CTは必須	

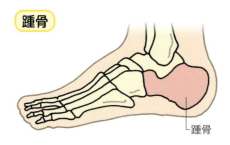

踵骨

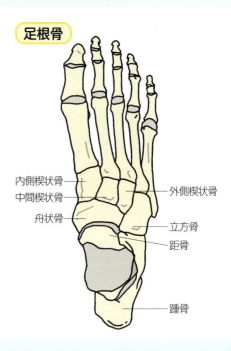

足根骨

踵骨骨折

特徴は？

- 足根骨（足の甲から踵の部分にある7個の骨）のなかでもっとも多い骨折。
- 高所からの転落で受傷する。
- 10％に腰椎圧迫骨折を合併、5～10％は両側受傷、30％に下腿骨の合併損傷あり。
- 水疱がよくできる。

画像診断・分類は？

- **Essex-Lopresti 分類**
  - 関節陥没型（joint depression type）
  - 舌状骨折型（tongue type）

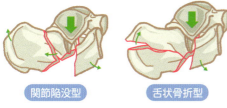

Essex-Lopresti, P. The mechanism reducyion technique and results in fracyires of the os calcis. Brit. J. Surg. 39, 1952, 395-419.

- 側面像で圧壊の程度の評価
  （Böhler角、Gissane角）

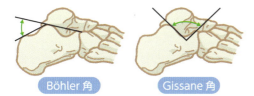

- **Sanders 分類**：CTの冠状断で分類
  - 距踵関節がいくつの骨に分かれているか
  - どこで分かれているか

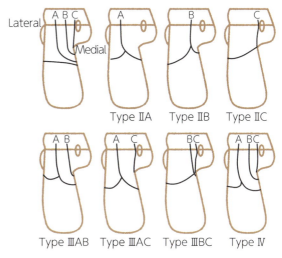

Sanders, R. et al. Operative treatment in 120 displaced intraarticular calcaneal fractures. Results using a prognostic computed tomography scan classification. Clin Orthop Relat Res. 290, 87-95, 1993.

> **CT検査による骨折の状態確認は必須！**

▶ 用語解説

足根骨：楔状骨（内側・中間・外側）、踵骨、舟状骨、立方骨、距骨。
腰椎圧迫骨折：腰椎の椎体が潰れるような形態の骨折。

2章 骨 折

治療は？

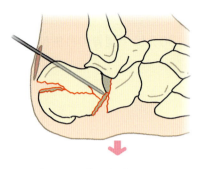

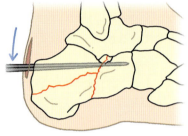

ワイヤー固定

tongue type ではワイヤーだけで
固定できることが多い。

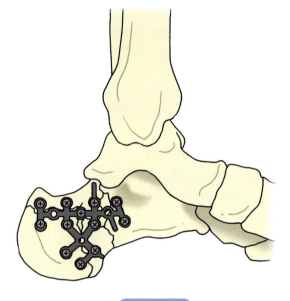

プレート固定

プレート固定するには踵骨外側を
大きく切開する必要がある。

> いずれも
> ① 距踵関節（距骨下関節）の整復
> ② Böhler 角の再建
> ③ 踵骨外側壁の膨隆をとる
> の 3 つが大切！

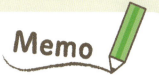

遷延癒合・偽関節（骨癒合不全）
delayed union/nonunion

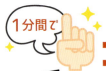

要するに
治癒期間を過ぎても骨癒合していない状態を遷延癒合、骨癒合が期待できない状態を偽関節（骨癒合不全）という。

遷延癒合・偽関節
- 長管骨骨折の5〜10％で遷延癒合や偽関節
- 原因⇒力学的問題と生物学的問題
- 手術によって治療（再固定術、自家海綿骨移植など）

特　徴

- 適切な治療を行えば、ほとんどの骨折は治癒（骨癒合）する。
- 骨折が治癒するまでの期間は、**骨の種類**（どの骨が折れたか）、**骨折部位**（どの部分が折れたか）、**骨折型**（どのような折れ方か）、**軟部組織損傷**（開放骨折か閉鎖骨折か、開放骨折のひどさ）の程度などでおおむね決まっている。

> **上腕骨骨幹部骨折なら3〜6カ月、大腿骨や脛骨の骨幹部骨折なら6〜9カ月程度**

- 年齢や併存症の有無によっても、治癒期間は異なる。
- 予想される治癒期間を過ぎても、骨癒合していない状態を遷延癒合という。

遷延癒合・偽関節（骨癒合不全）

- いくら待っても骨癒合が期待できない状態を偽関節（＝骨癒合不全）という。
- 長管骨骨折後の5〜10％が、遷延癒合や偽関節になるといわれている。

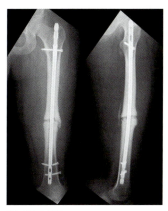

肥厚性偽関節
骨折部の周りには骨がよくできているが、骨折部が癒合していないタイプの偽関節。髄内釘の横止めスクリューに折損が生じている。

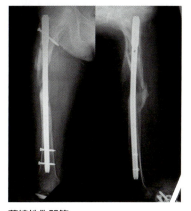

萎縮性偽関節
骨折部にほとんど骨が形成されていないタイプの偽関節。

治療

- 偽関節の原因は、**力学的問題**（＝固定力が不適切：強固すぎたり、弱すぎたり）と**生物学的問題**（＝局所血行不良、骨を作る細胞とそれが活躍できる足場の不在、シグナリング分子の不足）の2つ。
- **力学的問題** ⇒ 再固定術（固定をやり直す）で対応。
- **生物学的問題** ⇒ 自家海綿骨移植、粉砕術などで対応。

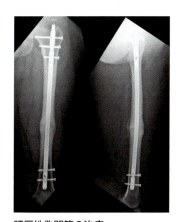

肥厚性偽関節の治療
太い髄内釘に交換（exchange nailing）して、固定をやり直すと骨癒合した。

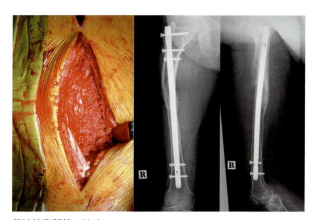

萎縮性偽関節の治療
固定をやり直すとともに、自家海綿骨移植を行い、骨癒合した。

感染性偽関節

infected nonunion

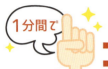

要するに
骨折部が感染して骨髄炎を発症し、偽関節となった状態。

感染性偽関節
● 治癒は困難
● 開放骨折で多い
● 治療⇒感染の鎮静化と骨の再建

特徴

- 骨折部が感染すると、骨折は治癒せず偽関節になる。
- **骨髄炎と偽関節が同時に生じている状態**になる⇒**感染性偽関節**という。
- **治癒はきわめて困難**。
- 感染に対するバリアの役割を果たす皮膚の損傷を受けている**開放骨折では、感染性偽関節になるリスクは高い**。
- 閉鎖骨折でも、感染することはまれではない。

治　療

- **感染の鎮静化**
  - 感染巣を外科的に切除して、血行のある組織のみを残す（＝デブリドマン）。
  - 仮固定を行う。
  - 抗菌薬の局所および全身投与を行う。
- **骨欠損の再建**
  - 骨移動術（＝ bone transport 法）：Ilizarov（イリザロフ）法（＝組織延長術）の1つ
  - Induced membrane technique：（Masquelet（マスカレ）法）

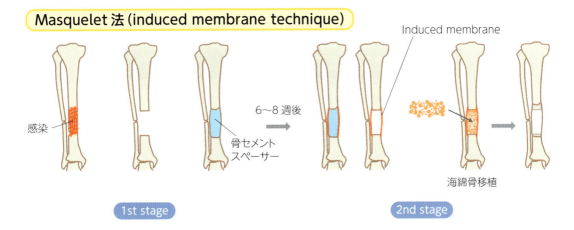

Masquelet法 (induced membrane technique)

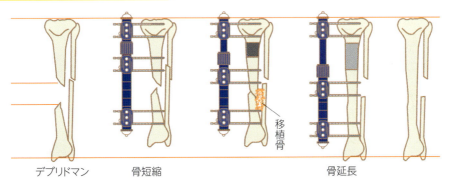

イリザロフ法 (bone transport)

変形癒合（変形治癒）
malunion

1分間で コレだけは覚える コレだけシート

骨折後、曲がったりねじれた状態で骨癒合した状態。

変形癒合（変形治癒）
- 大きな変形⇒機能障害あり
- 角状変形／側方転位／軸変形
- 手術によって治療（矯正骨切り術、イリザロフ法）

特徴

- **骨折が、曲がったりねじれた状態で癒合してしまった状態。**
- 許容範囲の変形なら問題ない。
- **大きな変形が残ると機能障害を呈する**ので、追加手術が必要になる。
- 変形には、**角状変形、側方転位、軸変形**がある。

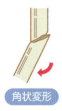
角状変形

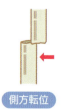
側方転位

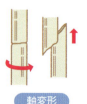
軸変形
（回旋・短縮）

角状変形	前額面	内反 外反
	矢状面	前方凸 後方凸
側方転位	前額面	内側 外側
	矢状面	前方 後方
軸変形	回旋	内旋 外旋
	長さ	短縮 延長

治　療

- 治療は、**矯正骨切り術**、**イリザロフ法**などを行う。

イリザロフ法

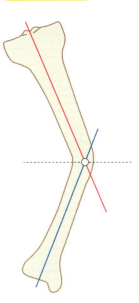
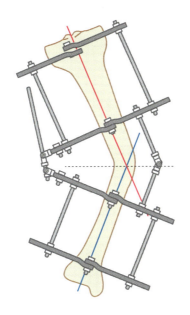
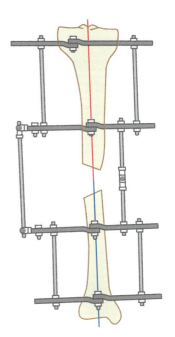

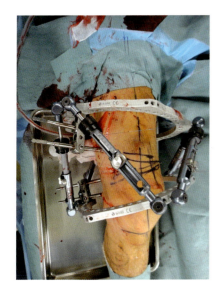

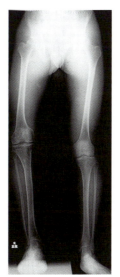
イリザロフ法の術前

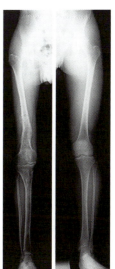
イリザロフ法の術後

脊椎・脊髄の解剖

脊椎の骨

- 脊椎を構成する椎骨は 7 個の頚椎（C1 〜 C7）、12 個の胸椎（Th1 〜 Th12）、5 個の腰椎（L1 〜 L5）、5 個の仙椎（S1 〜 S5）が癒合して 1 つになった仙骨、3 〜 5 個の尾椎（Co）が癒合して 1 つになった尾骨から成る。
- これらの椎骨が集まった状態を脊柱とよぶ。
- 脊柱は正面から見るとまっすぐだが、横から見ると二重の S 字カーブを描いている。
- 第 2 頚椎（C2）より下の第 5 腰椎（L5）までの椎骨は、前方の椎体と後方の椎弓から成り立つ。
- 椎弓前部を椎弓根といい、椎弓後方の椎弓板と椎体とを橋渡しするように存在している。

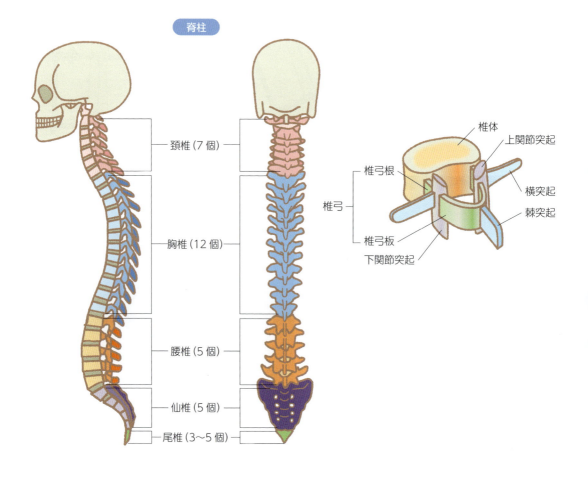

頚椎：cervical spine
胸椎：thoracic spine
腰椎：lumbar spine
仙椎：sacrum
尾椎：coccyx
脊柱：vertebral column
椎体：vertebral body
椎弓：vertebral arch
椎弓根：pedicle
椎弓板：lamina

脊椎・脊髄の解剖

脊椎の連結

- 椎骨同士の連結を補強する靭帯は5つある。
- 椎体同士は①前縦靭帯と②後縦靭帯で連結され、椎弓同士は③黄色靭帯、④棘間靭帯、⑤棘上靭帯で連結されている。
- 後縦靭帯と黄色靭帯は、椎体や椎弓とともに脊柱管を構成している。
- 椎体同士は椎間板という軟骨で連結され、椎弓同士は上位椎弓の下関節突起と下位椎弓の上関節突起で構成される椎間関節によって連結される。
- 椎間関節は左右1つずつあるため、前方の椎間板と合わせて3カ所で椎骨同士は連結されていることになる。

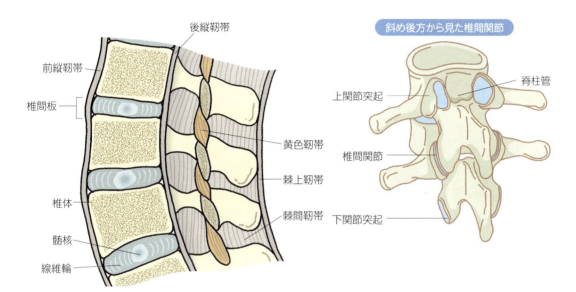

3章 脊椎

前縦靭帯：anterior longitudinal ligament
後縦靭帯：posterior longitudinal ligament
黄色靭帯：yellow ligament
棘間靭帯：interspinous ligament
棘上靭帯：supraspinous ligament

脊柱管：spinal canal
椎間板：intervertebral disc
下関節突起：inferior articular process
上関節突起：superior articular process
椎間関節：apophyseal joint

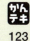

頚椎の骨

- 7個の頚椎のうち、第1頚椎（C1）と第2頚椎（C2）は特徴のある形態をしている。
- 第1頚椎は椎体がなくリング状の形態であるため**環椎**ともいう。
- 第2頚椎は**歯突起**とよばれる突起があり、環椎前弓との間で**正中環軸関節**を形成する。歯突起があることから第2頚椎は**軸椎**ともよばれる。

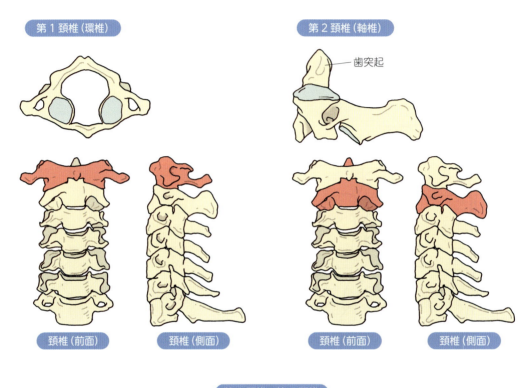

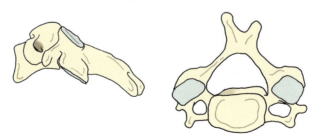

環椎：atlas
歯突起：dens

正中環軸関節：atlantodental joint
軸椎：axis

頚椎の血管

- 頚椎の特徴は**横突孔**があること。
- 横突孔内を**椎骨動脈**が走行する。
- 頚椎前方には**総頚動脈**がある。
- 総頚動脈は通常第4頚椎（C4）の高さで**内頚動脈**と**外頚動脈**に分かれる。

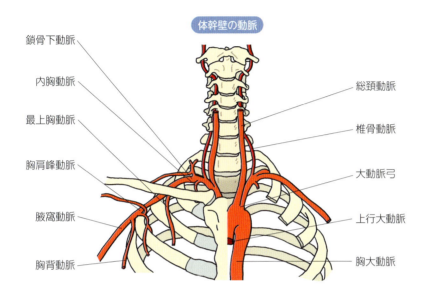

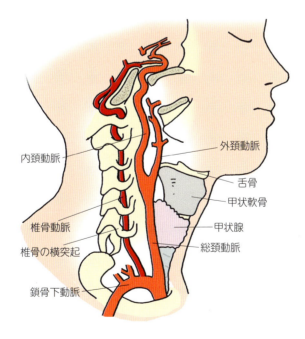

横突孔：transverse foramen
椎骨動脈：vertebral artery
総頚動脈：common carotid artery
内頚動脈：internal carotid artery
外頚動脈：external carotid artery

頚椎の筋肉

- 頚椎の前方に存在する筋肉のうち、頚椎前方進入の手術で現れるのは広頚筋、胸鎖乳突筋、肩甲舌骨筋、頚長筋。
- 後方進入の手術で現れる筋肉は、上位頚椎の展開と中下位頚椎の展開とでは異なる。
- どちらの進入でも**軸椎棘突起に付着する5つの筋肉をおさえよう。**
  ①大後頭直筋 ②下頭斜筋 ③頚半棘筋 ④頚棘筋 ⑤多裂筋
- 中下位頚椎では表層から僧帽筋、頭板状筋、頚半棘筋、多裂筋が現れる。

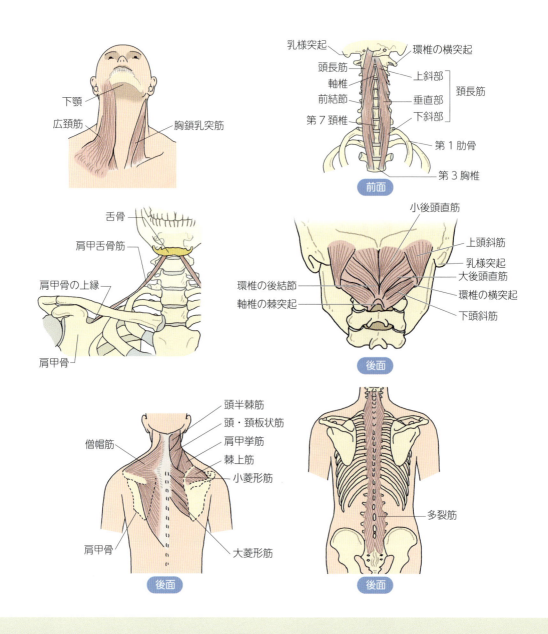

大後頭直筋：rectus capitis posterior major
下頭斜筋：obliquus capitis inferior
頚半棘筋：semispinalis cervicis
頚棘筋：spinalis cervicis
多裂筋：multifidus

胸椎の骨

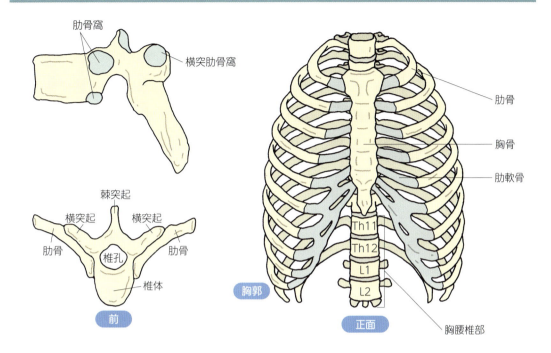

- 胸椎の特徴は、**肋骨窩**と**横突肋骨窩**で肋骨と関節を形成していること。
- 肋骨は**肋軟骨**を介して**胸骨**と連結して**胸郭**を構成する。
- 胸郭があるために胸椎の可動性は頚椎や腰椎と比べて小さいが、下位胸椎である第10～12胸椎（Th10～12）の可動性はほかの胸椎と比べて大きいことも特徴。

腰椎の骨

- 腰椎では、発生学的に肋骨の名残りである肋骨突起と胸椎横突起に相当する**乳頭突起**が特徴として挙げられる。
- 解剖学用語で腰椎に**横突起**という名称はないが、腰椎の肋骨突起を整形外科医は便宜上横突起とよんでいる。

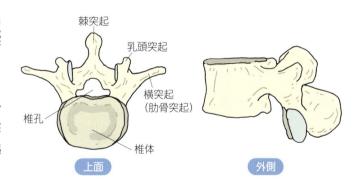

横突肋骨窩：transverse costal facet
肋軟骨：costal cartilage
胸骨：breast bone
胸郭：thorax

肋骨：rib
乳頭突起：mamillary process
横突起：transverse process

胸腰椎の血管

● 胸椎と腰椎の椎体前面には、大動脈から分岐した**分節動脈**がある。

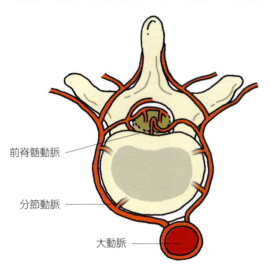

前脊髄動脈
分節動脈
大動脈

胸椎の筋肉

● 胸椎においては表面に、近位では**僧帽筋**があり、遠位では**広背筋**がある。
● その奥に正中から外側に向かって**多裂筋**、**脊柱起立筋**（**棘筋**、**最長筋**、**腸肋筋**）がある。
● 胸椎側方には浅層に広背筋が、深層に**肋間筋**がある。

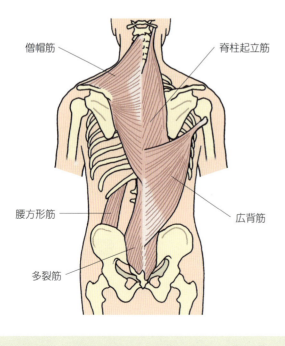

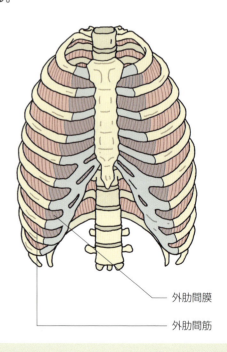

僧帽筋：trapezius
広背筋：latissimus dorsi
脊柱起立筋：erector spinae
棘筋：spinalis
腸肋筋：iliocostalis

腰椎の筋肉

- 腰椎においては表面に広背筋筋膜があり、その奥に正中から外側に向かって**多裂筋**、**脊柱起立筋**、**棘筋**、**最長筋**、**腸肋筋**、**腰方形筋**がある。
- 腰椎椎体の横には**大腰筋**がある。
- 腰椎の側方には**外腹斜筋**、**内腹斜筋**、**腹横筋**がある。
- 腹横筋の直下に腹膜があり、これをよけることによって後腹膜腔および大腰筋が現れる。
- さらに大腰筋を線維方向に分けると腰椎椎体が現れる。

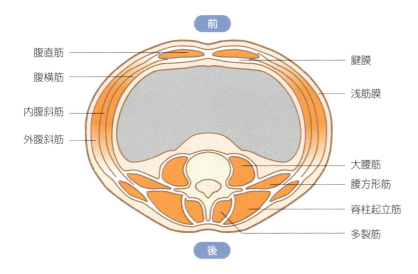

腰方形筋：quadratus lumborum
大腰筋：psoas major
外腹斜筋：external oblique
内腹斜筋：internal oblique
腹横筋：transversus abdominis

脊髄

- 脊髄は延髄からつながる神経細胞の集まり。
- **脊髄は頚椎および胸椎の脊柱管内を通り、第1腰椎と第2腰椎間付近で終了**する。
- そこから先は脊髄から枝分かれした**馬尾神経**となる。
- 脊髄および馬尾神経は**軟膜、くも膜、硬膜**に覆われている。
- 脊髄や馬尾神経から、神経根がそれぞれの椎骨の高さで1つずつ出てくる。
- 神経根は椎骨同士でつくられる椎間孔から、脊柱管の外へ出る。
- 脊髄や馬尾は神経。
- 神経の機能は感覚器からの感覚を脳に伝えることと、脳からの運動の指令を運動器に伝えること。
- 脊髄の各髄節は、特定の皮膚領域の感覚を支配している。このような脊髄神経による皮膚の分節的支配様式を**皮膚分節（デルマトーム）**という。

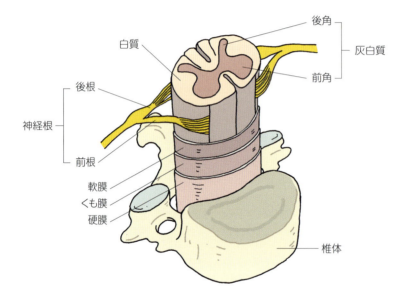

馬尾神経：cauda equina
軟膜：leptomeninx
くも膜：arachnoid
硬膜：pachymeninx
デルマトーム：dermatome

脊椎・脊髄の解剖

デルマトーム

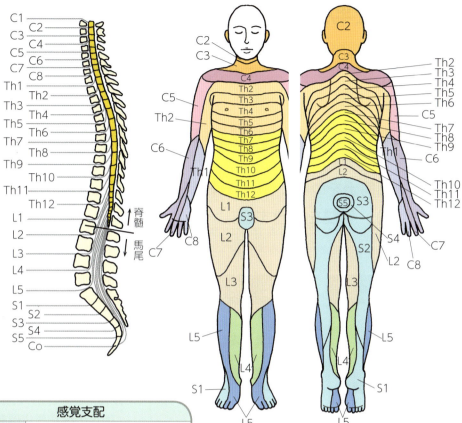

感覚支配	
C2	後頭部上部
C3	後頭部下部
C4	肩甲骨肩峰
C5	肘外側
C6	前腕外側〜母指・示指
C7	中指
C8	小指〜前腕内側
Th1	上腕内側
Th4	乳頭
Th6	胸骨剣状突起
Th10	臍
L1	鼡径部
L2	大腿前面
L3	膝
L4	脛骨内果
L5	下腿外側〜足背内側
S1	足背外側〜足底
S2	膝窩部〜大腿後面
S3	坐骨部
S4	肛門

運動	
C5	肘を曲げる（肘屈曲）
C6	手首を反らす（手関節背屈）
C7	肘を伸ばす（肘伸展）
C8	手をグーする（手指屈曲）
Th1	手をパーする（手指外転）
L2	膝をお腹につける（股関節屈曲）
L3	膝を伸ばす（膝伸展）
L4	足首を立てる（足関節背屈）
L5	足の親指を反らす（母趾背屈）
S1	足首を伸ばす（足関節底屈）

3章 脊椎

後縦靭帯骨化症
ossification of posterior longitudinal ligament：OPLL

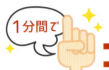

コレだけは覚えるコレだけシート

要するに

脊椎の椎体後面同士をつなぐ靭帯（後縦靭帯）が肥厚し、骨のように硬くなって（骨化）、脊髄を圧迫する。

3つのポイント

特徴・症状
- 頚椎・胸椎に多い
- 遺伝子が関与
- 上下肢の感覚・運動障害

治療
- 軽症
  ⇒ 装具・薬物療法
- 脊髄症が進行
  ⇒ 手術
- 手術
  ⇒ 前方法 or 後方法

予後・合併症
- 軽微な転倒
  ⇒ 脊髄麻痺
- 術後の改善率
  ⇒ 40〜50%
- 術後の症状悪化例あり

正常頚椎の矢状断

脊髄
椎体
C1
C2
C3
C4
C5
C6
C7
黄色靭帯
後縦靭帯

後縦靭帯骨化症

C1
C2
C3
C4
C5
C6
C7
後縦靭帯骨化
圧迫を受けている脊髄

後縦靱帯骨化症

 特徴・症状は？

- 後縦靱帯の骨化は、**頚椎と胸椎に多い。**
- 靱帯骨化の原因は不明だが、**遺伝子の関与**が有力視されている。
- 頚椎の場合、初発症状は頚部の痛みや手指のしびれ。
- 症状が進行すると、**手指巧緻運動障害と歩行障害**が起こる。
- 進行性の脊髄症で**日常生活に支障があれば手術**を行う。

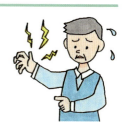

○ 画像診断

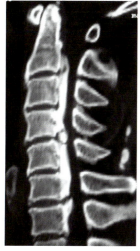

C2〜C7まで
OPLLあり。

CT

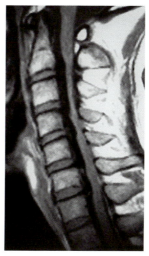

OPLLによって脊髄
が圧迫されている。

MRI

3章 脊椎

- **後縦靱帯骨化症はCT検査で判明**
- **脊髄症（脊髄圧迫症状）があればMRI検査を行う**

🗨 エキスパートのつぶやき

❂ 後縦靱帯骨化症の単純X線分類と症状

　後縦靱帯骨化の単純X線写真は、①連続型、②分節型、③混合型、④その他に分類される。
　連続型よりも分節型や混合型のほうが頚椎の可動性が大きくなるため、脊髄圧迫が強くなり、重症になる場合が多い。

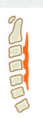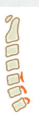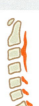

連続型　分節型　混合型　その他

▶ 用語解説

脊髄症：加齢による脊椎の変性によって、脊髄が圧迫されてさまざまな障害が生じる（→p.136）。

手指巧緻運動障害：箸が使いにくい、ボタンを留めにくいなどの手指の障害。

133

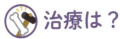 治療は？

- **軽症であれば、まず保存治療**を行う。
- 脊髄症（脊髄が圧迫されて生じる症状）によって日常生活に支障のある場合は、手術を考える。
- 骨化の範囲が狭い場合は前方除圧固定術、広い場合は後方除圧術が選択される。
- 骨化巣がK-line（C2とC7レベルの脊柱管中央を結ぶ線）を超える場合は、後方除圧術の治療成績が不良のため、前方除圧固定術が選択される。

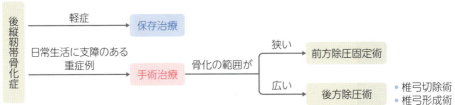

保存治療	手術治療	
・軽症例の場合	・日常生活に支障をきたす重症例の場合	
・装具療法 ・薬物療法	前方法（前方除圧固定術） C5〜C6前方固定術を行った。	後方法（後方除圧術） C2〜C6まで椎弓形成術を行った。
・頸椎⇒局所の安静を図るために装具療法が行われる。 ・胸椎⇒有効性がないので装具療法は行わない。 ・頸部や背部の痛み、上下肢の痛みやしびれに対して薬物療法を行う。	・**前方から椎体を掘削して、骨化巣を摘出**する。 ・掘削した椎体に腸骨、あるいは腓骨を移植する。	・脊柱管前方にある骨化部位はそのままにして、脊椎の後方部分を削ることで**脊髄を後方へ移動**させる。 ・後方部分を温存しない**椎弓切除術**と、脊柱の支持性を保つように後方部分を温存する**椎弓形成術**とがある。 ・後方法では、除圧に固定を加えることがある。

▶用語解説
骨化巣：骨化がみられる一塊。

予後と合併症は？

- 軽症であっても**転倒で脊髄麻痺**を生じることがある。
- 軽症であっても1年に1度は、単純X線検査を行う。
- 手術後の**改善率は頚椎で50%、胸椎で40%**。
- 手術後の脊髄麻痺の**悪化率は頚椎で4%、胸椎で10%**。
- 手術後5年を境に、徐々に神経症状が再悪化する傾向がある。
- 手術後、骨化の進展は後方法の70%で認められる。

手術後も一定率は悪化する症例がある

○ 前方法の合併症

骨癒合不全・偽関節	頚椎において広範囲の固定であるほど、移植した骨がつきにくくなる。
第5頚髄麻痺（C5麻痺）	頚椎手術後、腕が挙がらなくなる。原因は不明。大多数は自然回復する。
髄液漏	骨化した靭帯が硬膜と癒着していたり、硬膜そのものが骨化していると、術中に硬膜を損傷し、術後に創部から髄液が漏れ出る。
咽頭・喉頭浮腫	長時間の前方法手術で生じる。いったん呼吸困難を生じると再挿管はむずかしいため、手術終了後、気管内挿管チューブを抜管しないで病棟へ帰室することもある。

○ 後方法の合併症

軸性疼痛	頚椎手術後、上半身を起こすと頚部の強い痛みが生じる。原因は不明。術中の頚部後方筋肉の損傷が原因と考えられている。
第5頚髄麻痺（C5麻痺）	頚椎手術後、腕が挙がらなくなる。原因は不明。大多数は自然回復する。
脊柱の後弯化	とくに胸椎では、後方法の手術を行っただけで、後弯化によって脊髄麻痺が悪化することがある。

💬 エキスパートのつぶやき

◆前方法か、後方法か

　どちらの術式を行っても、治療成績には大差ないとの報告がある。ただ、骨化した後縦靭帯が脊髄を前方から圧迫していることから、手術は前方法が理にかなっているといえる。しかし前方法で十分な脊髄の除圧を行うことは、頚椎・胸椎とも技術的に難易度が高く、骨化した靭帯を切除しようとしてかえって脊髄麻痺を悪化させる危険性がある。術者の好みもあるが、最近は後方法が好まれる傾向にある。ただし胸椎においては、後方除圧術単独でも脊髄麻痺が生じる可能性があり、金属を用いた内固定を併用する後方除圧固定術が近年よく行われている。

▶ 用語解説
偽関節：骨折後、時間が経っても骨がついていない状態。

頚椎症性脊髄症 / 神経根症
cervical spondylotic myelopathy/radiculopathy

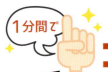

要するに

頚椎症（加齢による頚椎の変性）によって脊髄（頚髄）が圧迫されると頚椎症性脊髄症、神経根が圧迫されると頚椎症性神経根症とよばれる。

3つのポイント

特徴・症状
- 頚椎症
  ⇒ 頚部痛と可動域制限
- 脊髄症
  ⇒ 上下肢の痙性麻痺
- 神経根症
  ⇒ 一側上肢の疼痛

治療
- 頚椎症
  ⇒ 薬物療法
- 脊髄症
  ⇒ 進行すると手術
- 神経根症
  ⇒ まずは装具・薬物療法

予後・合併症
- 軽症の脊髄症
  ⇒ 手術予後良好
- 高齢者・重度の脊髄症
  ⇒ 予後不良
- 神経根症
  ⇒ 予後良好

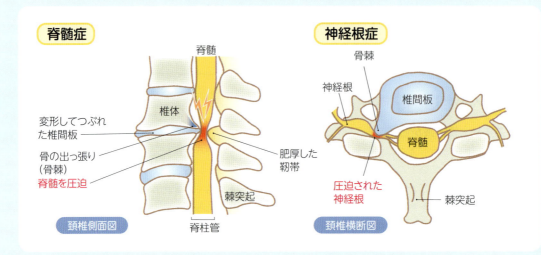

	頚椎症	脊髄症	神経根症
症状	頚部痛と可動域制限	上下肢の痙性麻痺	一側上肢の疼痛
治療	薬物療法	進行すれば手術	まず薬物・装具療法
予後		軽症⇒手術予後良好 高齢者・重度⇒予後不良	予後良好

頚椎症性脊髄症の特徴・症状は？

- 頚椎椎間板の変性から、頚椎症が生じる。
- 頚椎症によって、頚部脊柱管が狭窄し、脊髄症が生じる（静的因子）。
- 静的因子に加えて、頚部の伸展によって症状が増悪する（動的因子）。
- **頚部の痛み**と**手指のしびれ**、**手指の巧緻運動障害**、**歩行障害**が起こる（**上下肢の痙性麻痺**）。
- **膀胱直腸障害**を生じることもある。

脊髄症のMRI

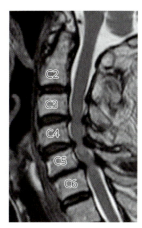

T2強調画像（矢状断）
C3/4、4/5、5/6レベルで
頚髄の圧迫を認める。

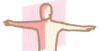

脊髄症の画像診断はMRIで行う

▶用語解説

動的因子：動くことで生じる原因。
静的因子：変性によって生じる原因。
膀胱直腸障害：頻尿、残尿感、便秘など、膀胱直腸の機能障害。

痙性麻痺：筋肉の緊張が強くなり手足や関節が思うように動かせなくなる運動障害。

3章 脊椎

頚椎症性神経根症の特徴・症状は？

- 頚椎症によって頚椎の椎間孔の狭窄が生じ、神経根が圧迫される（静的因子）。
- 頚部の伸展でさらに椎間孔が狭くなり、より神経根が圧迫される（動的因子）。
- **頚部の痛みと上肢への放散痛。**
- **障害された神経根に一致した上肢の感覚・運動障害（一側上肢の疼痛）。**

※上肢の近位部筋萎縮（C5・6髄節の筋）が顕著で、感覚障害がない、もしくは軽微な頚椎症を Keegan（キーガン）型頚椎症（→ p.147）という。

●画像診断

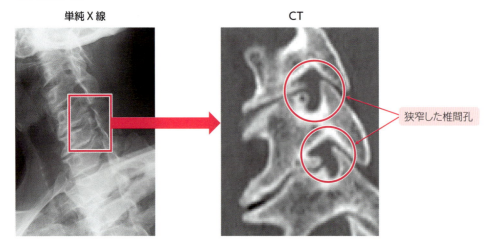

単純X線　　CT　　狭窄した椎間孔

画像診断は頚椎斜位単純X線とCTで行う

> エキスパートのつぶやき
>
> ● Spurling（スパーリング）テストと Jackson（ジャクソン）テスト
>
> ともに頚椎症性神経根症に対する疼痛誘発試験である。Spurlingテストは頚部を患側に傾けながら伸展させて、上肢の疼痛を誘発する。Jacksonテストは頭部押し下げテストといって、頚部を伸展させながら頭部を押し下げて上肢の疼痛を誘発する方法と、肩引き下げテストといって、頚部を健側に傾けた状態で患側の肩を押し下げて疼痛を誘発する方法がある。
>
> 上述のように、Jacksonテストについては異なる2つの方法が同じ名称で呼ばれるのでまぎらわしい。そのためSpurlingテストを覚えておくだけでもよい。

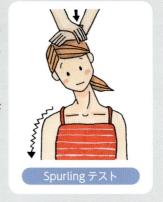

Spurlingテスト

▶用語解説
放散痛：疾患の原因部位と離れた部位に現れる痛み。

頚椎症性脊髄症 / 神経根症

頚椎症性脊髄症の治療は？

- **軽症であれば、まず保存治療**を行う。
- **重症の場合は保存治療だと予後が悪い**ため、手術を行うことも多くなる。
- 脊髄圧迫の範囲が狭い場合は前方除圧固定術が、広い場合は後方除圧術が選択される。

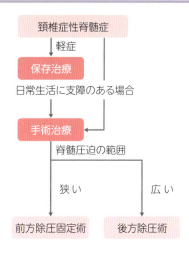

保存治療	手術治療	
・軽症例の場合	・日常生活に支障をきたす重症例の場合	
・装具療法  フィラデルフィアカラー ・薬物療法 非ステロイド性抗炎症薬（NSAIDs） 筋弛緩薬 プレガバリン（リリカ®など） 弱オピオイド（トラマール®など） 抗うつ薬（サインバルタ®など）	前方法（前方固定術） 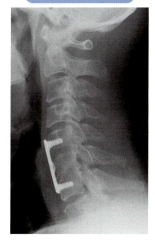 C5椎体全摘しC4～6前方固定を行った。	後方法（後方除圧術） 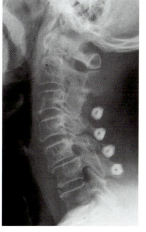 C3～6椎弓形成術を行った。
・頚部の痛みや手指のしびれに対して、装具療法や薬物療法を行う。	・**前方から椎間板や椎体を掘削し、除圧**する。 ・掘削した部位に腸骨、あるいは腓骨を移植する。	・脊椎の後方部分を削ることで、**脊髄を後方へ移動**させる。 ・後方部分を温存しない**椎弓切除術**と、脊柱の支持性を保つように後方部分を温存する**椎弓形成術**がある。 ・後方法では除圧に固定を加えることがある。

3章 脊椎

頸椎症性神経根症の治療は？

- **軽症であれば、まず保存治療**を行う。
- **ほとんどの場合は保存治療によって軽快**するため、手術を行うことは少ない。
- 日常生活に支障のある場合は、手術を考える。

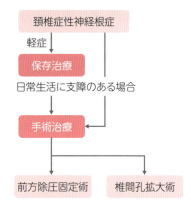

保存治療	手術治療	
・軽症例の場合	・日常生活に支障をきたす重症例の場合	
・装具療法  フィラデルフィアカラー ・薬物療法 非ステロイド性抗炎症薬（NSAIDs） 筋弛緩薬 プレガバリン（リリカ®など） 弱オピオイド（トラマール®など） 抗うつ薬（サインバルタ®など）	前方法（前方除圧固定術） 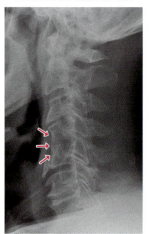 C4〜5前方固定術を行った。	後方法（椎間孔拡大術） 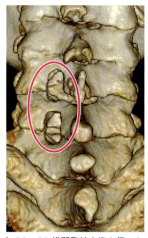 左C6・C7椎間孔拡大術を行った。
・頸部の痛みや上肢の痛み、しびれに対して、装具療法や薬物療法を行う。	・前方から椎間板や椎体終板を掘削する。 ・掘削した部位に腸骨、あるいは腓骨を移植する。	・後方から椎間関節の内側部分を切除することで、神経根を除圧する。
	・かつては前方除圧固定術が選択されていたが、最近は椎間孔拡大術も行われている。	

▶用語解説

椎体終板：脊椎の椎体と椎間板に挟まれている軟骨。
腸骨：骨盤最大の骨。
腓骨：下腿外側の骨。

頚椎症性脊髄症／神経根症

 ## 頚椎症性脊髄症の予後と合併症は？

- 軽症の症例⇒保存治療と手術治療の短期成績に差はみられない。
- 重症の症例⇒手術例は改善するが、保存治療例では悪化する。
- 罹病期間や術前の重症度、MRIの髄内輝度変化の有無は予後に影響する。
- 前方法の長期成績に影響する因子⇒隣接椎間障害がある。
- 後方法の長期成績に影響する因子⇒頚椎後弯の進行がある。

手術後の長期成績は安定

●前方法の合併症（後縦靱帯骨化症、→ p.135と同じ）

骨癒合不全・偽関節	頚椎において広範囲の固定であるほど、移植した骨が付きにくくなる。
第5頚髄麻痺（C5麻痺）	頚椎手術後、腕が挙がらなくなる。原因は不明だが、大多数は自然回復する。
髄液漏	骨化した靱帯が硬膜と癒着していたり、硬膜そのものが骨化していると、術中に硬膜を損傷し、術後に創部から髄液が漏れ出る。
咽頭・喉頭浮腫	長時間の前方法手術で生じる。いったん呼吸困難を生じると再挿管はむずかしいため、手術終了後、気管内挿管チューブを抜管しないで病棟へ帰室することもある。
固定隣接椎間障害	固定椎間の上下で椎間板変性が生じ、その部位に再び脊髄圧迫を生じること。

●後方法の合併症（後縦靱帯骨化症と同じ）

軸性疼痛	頚椎手術後、上半身を起こすと頚部の強い痛みが生じる。原因は不明。術中の頚部後方筋肉の損傷が原因と考えられている。
第5頚髄麻痺（C5麻痺）	頚椎手術後、腕が挙がらなくなる。原因は不明。大多数は自然回復する。
脊柱の後弯化	長期経過例では、頚椎の後弯化によって症状が悪化することがある。

> **エキスパートのつぶやき**
>
> **●どのタイミングで手術を行うのか**
>
> 日本整形外科学会頚髄症治療成績判定基準（JOAスコア）で、17点満点中13点以上を軽症とし、8点以下を重症とすると、軽症では保存治療を選択し、重症では手術治療を選択することが多い。問題となるのは9点以上12点以下の場合であるが、患者と医師との間でインフォームドコンセントが成り立てば、手術治療を選択することが多い。したがって12点以下の症例では、手術治療を積極的に考慮する。

▶用語解説

頚椎後弯：頚椎が後弯（後ろに向かって曲がっている）していること。

3章 脊椎

頚椎症性神経根症の予後と合併症は？

- ほとんどの症例は保存治療で症状が軽快する。
- 手術の治療成績も良好である。

> **ほとんどの神経根症は保存治療で3カ月以内に症状が軽快**

○前方法の合併症（後縦靱帯骨化症、→p.135と同じ）

骨癒合不全・偽関節	頚椎において広範囲の固定であるほど、移植した骨が付きにくくなる。
第5頚髄麻痺（C5麻痺）	頚椎手術後、腕が挙がらなくなる。原因は不明だが、大多数は自然回復する。
髄液漏	骨化した靱帯が硬膜と癒着していたり、硬膜そのものが骨化していると、術中に硬膜を損傷し、術後に創部から髄液が漏れ出る。
咽頭・喉頭浮腫	長時間の前方法手術で生じる。いったん呼吸困難を生じると再挿管はむずかしいため、手術終了後、気管内挿管チューブを抜管しないで病棟へ帰室することもある。
固定隣接椎間障害	固定椎間の上下で椎間板変性が生じ、その部位に再び脊髄圧迫を生じること。

○後方法の合併症（後縦靱帯骨化症と同じ）

軸性疼痛	頚椎手術後、上半身を起こすと頚部の強い痛みが生じる。原因は不明。術中の頚部後方筋肉の損傷が原因と考えられている。
第5頚髄麻痺（C5麻痺）	頚椎手術後、腕が挙がらなくなる。原因は不明。大多数は自然回復する。
脊柱の後弯化	長期経過例では、頚椎の後弯化によって症状が悪化することがある。

> **エキスパートのつぶやき**
>
> **❂頚椎症性神経根症はなぜ保存治療で軽快するのか**
> 　頚椎症性神経根症の症状は、神経根の炎症に由来するものである。そのため頚椎椎間孔の狭窄が存在していても、神経根に炎症がなければ痛みは起きない。したがって、必ずしも手術治療を必要とするものではない。

ケアのポイント　ドレーン挿入中の観察項目

○ ドレーン挿入中の異常の早期発見に努める

観察項目① チューブの先端が皮膚の外に出ていないか？

> **なぜみる?** チューブが抜けてしまっている

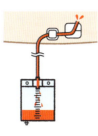

観察項目② バッグが壊れていないか？

> **なぜみる?** バッグが壊れていると陰圧がかからない

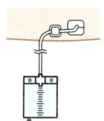

観察項目③ チューブが折れ曲がったりしていないか？

> **なぜみる?** チューブが閉塞する可能性がある

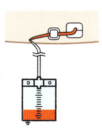

観察項目④ チューブの固定が外れていないか？

> **なぜみる?** チューブが抜ける可能性あり

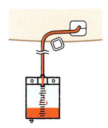

観察項目⑤ ドレーン接続部は外れていないか？

> **なぜみる?** 外れた接続部から血液が漏れ、シーツや床を汚す

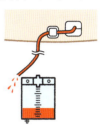

観察項目⑥ ドレーンは閉塞していないか？

> **なぜみる?** 閉塞していないのに出血量が少ない場合、手術部位で血腫を形成している可能性がある

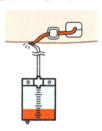

観察項目⑦ ドレーンの排液量は？

> **なぜみる?** 過度の排液量であれば術後貧血に注意する

> **なぜみる?** 排液量が少なければ血腫形成の可能性を考慮する

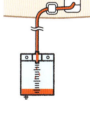

観察項目⑧ ドレーンの排液の性状はどのようなものか？

> **なぜみる?** 血性でなく漿液性であれば髄液漏を疑う

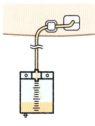

3章 脊椎

斜頸 (しゃけい)
torticollis

1分間で コレだけは覚える コレだけシート

要するに
頭部が一側へ傾き、同時に傾いた側と反対方向に回旋する。

3つのポイント

特徴・症状	治療	予後・合併症
● 頭部・顔面が傾いた側と反対に回旋 ● 先天性と後天性がある ● 先天性筋性斜頸がもっとも多い	● 1歳までは経過観察 ● 1歳を過ぎても自然治癒しない場合⇒手術 ● 手術は3歳までに	● 先天性筋性斜頸⇒多くは自然治癒 ● 痙性斜頸⇒難治性 ● 環軸椎回旋位固定との鑑別

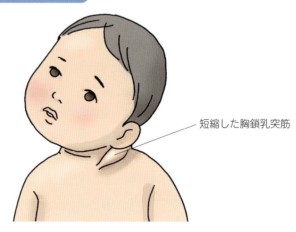

頭部・顔面が傾いた側と反対に回旋する

短縮した胸鎖乳突筋

斜頸

 ## 特徴・症状は？

- 頭部が一側へ傾き、同時に傾いた側と反対方向に回旋する位置異常。
- **先天性**と**後天性**に分類される。
- **先天性筋性斜頸がもっとも多い**。
- 5〜6歳の年長児の斜頸では、必ず**環軸椎回旋位固定**を念頭に置く。

斜頸の分類

先天性	後天性
・筋性斜頸 ・骨性斜頸	・炎症性斜頸 ・痙性斜頸 ・眼性斜頸 ・環軸椎回旋位固定

 ## 先天性筋性斜頸の治療は？

- 自然治癒の可能性があるので、**1歳までは経過観察**とする。
- **1歳を過ぎても自然治癒しない場合は、手術治療**を行う。
- 顔面の非対称が残らないよう、**3歳までに手術**を行う。
- 手術⇒胸鎖乳突筋の切離術が行われる。

予後・合併症は？

- 経過観察例・手術治療例ともに、**先天性筋性斜頸の予後は良好**である。
- **痙性斜頸**⇒ボツリヌス毒素注入などの治療法があるが、**難治性**である。

○ 環軸椎回旋位固定との鑑別
- 10歳くらいまでの小児に起きる後天性の斜頸。
- 病態は環軸関節の亜脱臼。
- 上気道感染や外傷を誘因として生じるが、誘因がはっきりしないこともある。
- 亜脱臼の評価にはCTが有用。
- 薬物療法や頸椎牽引で治癒することが多いが、halo vest（ハローベスト）や手術治療を必要とする症例もある。

▶用語解説

先天性筋性斜頸：生まれつき胸鎖乳突筋が短縮して、首が傾いた状態。

痙性斜頸：頸部の筋が不随意に収縮し頭部が左右いずれかに捻じれる。

環軸椎回旋位固定：環軸関節が亜脱臼し、首が傾いた状態。

頚椎椎間板ヘルニア
cervical disc herniation：CDH

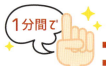

要するに

頚椎椎間板の加齢による変性や衝撃によって、椎間板から脱出した髄核が、脊髄や神経根を圧迫し、痛みが生じる。

3つのポイント

特徴・症状
- 椎間板から髄核が脱出
- 中下位頚椎に好発
- Spurling テストが陽性

治療
- まずは保存治療
- 保存治療無効や進行する脊髄症 ⇒ 手術
- 手術は前方固定術

予後
- 神経根症 ⇒ 予後は良好
- 脊髄症 ⇒ 早期手術の予後は良好
- 前方固定術後 ⇒ 隣接椎間障害の可能性

頚椎椎間板ヘルニア

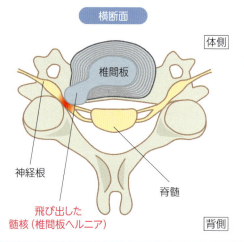

横断面／神経根／飛び出した髄核（椎間板ヘルニア）／椎間板／脊髄／体側／背側

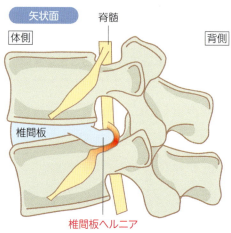

矢状面／脊髄／椎間板／椎間板ヘルニア／体側／背側

頚椎椎間板ヘルニア

特徴・症状は？

- **椎間板を構成する線維輪の亀裂から髄核が脱出し、脊髄・神経根を圧迫する。**
- **30〜50歳代**に好発。
- **中下位頚椎**に好発。
- 圧迫される場所が脊髄か神経根かによって症状が変わる。
- 脊髄症の場合⇒上下肢痙性麻痺が生じる。
- 神経根症の場合⇒一側上肢の疼痛と感覚・運動障害が生じる。
- **Spurling テスト**（→ p.138）**が陽性**となる。
（スパーリング）

> **上肢のしびれは頚椎疾患以外でも起こり得る**
> ⇩
> **鑑別が重要**

○上肢のしびれをきたす代表的な疾患

頚椎疾患	末梢神経疾患	内科疾患
・頚椎症性脊髄症	・手根管症候群	・糖尿病
・頚椎症性神経根症	・肘部管症候群	・アルコール性
・頚椎椎間板ヘルニア	・胸郭出口症候群	・ビタミンB欠乏
		・薬剤の副作用

エキスパートのつぶやき

○Keegan 型頚椎症（キーガン）
　感覚障害が軽微で、上肢の運動障害や筋萎縮が著明な例を Keegan 型頚椎症とよぶ。病態として頚部神経根の障害、ないしは頚髄前角の障害による症状と考えられる。原因として多いのは頚椎症だが、頚椎椎間板ヘルニアでも生じることがある。

▶用語解説
線維輪：髄核を包み込むように存在し、椎間板を構成する。
頚髄前角：頚髄の灰白質の前方部分。

3章 脊椎

治療は？

- 感覚障害や運動障害といった神経根障害や脊髄症がない⇒**まず保存治療**を行う。
- 保存治療は少なくとも6～8週間続ける。
- 多くの症例では、保存治療によって発症後約3カ月で痛みは軽減する。
- **進行性の神経根障害**や**脊髄症**⇒**手術治療**の適応。
- **保存治療で疼痛が軽減しない場合**や**疼痛を繰り返す場合**⇒**手術治療**を考慮する。

	保存治療	手術治療（頚椎**前方固定術**）
治療の概要	・日常生活指導 　頚部伸展を避ける 　装具を装着する ・薬物療法 　非ステロイド性抗炎症薬（NSAIDs） 　筋弛緩薬 　プレガバリン（リリカ®など） 　弱オピオイド（トラマール®など） 　抗うつ薬（サインバルタ®など） ・ブロック療法 　硬膜外ブロック 　神経根ブロック ・牽引療法 　入院でのグリソン牽引	術前MRI／術後単純X線像 C5～6椎間板ヘルニアを認める。／椎間板組織を除去後、椎体間ケージを挿入した。
適応	・初回発症例 ・症状が疼痛のみで上肢の感覚・運動障害のない場合	・上肢の感覚・運動障害や脊髄症がある場合 ・3カ月の保存治療無効例 ・患者が治療期間の短縮を望んだ場合

▶用語解説

ブロック療法：局所麻酔薬やステロイドを注射することで、鎮痛を図る方法。

グリソン牽引：頚部を頭側方向に引っ張る介達牽引。

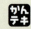

頚椎椎間板ヘルニア

 ## 予後・合併症は？

- **神経根症**がある症例⇒多くは保存治療によって発症後3カ月で疼痛は軽快する。（**予後は良好**）
- **脊髄症**がある症例⇒早期に手術を行うことで後遺障害を少なくできる。（**早期手術の予後は良好**）
- 前方固定術の短期成績は良いが、長期的には**隣接椎間障害**によるヘルニアの再発の可能性がある。

> 神経根症は、保存治療を試みてから手術適応を考える

● 前方固定術の合併症

神経根・硬膜損傷	暗く狭い視野で手術操作を行うことを回避して防ぐ。
食道損傷	不適切な開創器の装着や、プレート固定後に生じる可能性あり。
血腫による脊髄の圧迫	上下肢麻痺を生じる。
咽頭・喉頭浮腫による気道閉塞	手術が長時間にわたった場合に生じることがある。
感　染	プレートやケージなどの人工物を使用した場合はとくに注意する。
骨癒合不全	移植した骨が生着しない。
採骨部痛	痛みに加えて、外側大腿皮神経領域の感覚障害を認めることもある。
反回神経麻痺	術中、開創器で神経を牽引することで生じる。嗄声(させい)や誤嚥を生じる。
第5頚髄麻痺（C5麻痺）	術後の肩関節の挙上困難。
隣接椎間障害	固定上位ないし下位の椎間で、椎間板ヘルニアが再発する可能性がある。

エキスパートのつぶやき

❖後方からの頚椎椎間板摘出術

　頚椎椎間板ヘルニアの手術術式として頚椎前方固定術が広く用いられているが、後方からの小開窓で椎間板ヘルニアを摘出する術式もある。外側に位置する比較的小さいヘルニアに対して、顕微鏡視下に行われる。前方固定術にともなう合併症の多くを回避できる優れた術式であるが、適応症例が限られることと、神経根周囲の静脈叢(じょうみゃくそう)からの出血をコントロールしながらヘルニアを摘出するのには熟練を要することが難点である。

3章 脊椎

149

腰椎椎間板ヘルニア
lumbar disc herniation：LDH

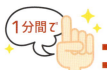

要するに

腰椎椎間板の加齢による変性や衝撃によって、椎間板から脱出した髄核が、神経根や脊髄・馬尾神経を圧迫し、痛みが生じる。

3つのポイント

特徴・症状
- 椎間板から髄核が脱出
- 下位腰椎に好発
- SLRテストが陽性

治療
- まずは保存治療
- 保存治療無効 ⇒ 手術
- 馬尾症状や進行する運動障害 ⇒ すぐ手術

予後・合併症
- 自然縮小・消退する場合がある
- 10年経過後、障害が残るのは10%
- 手術後の再発率は4〜15%

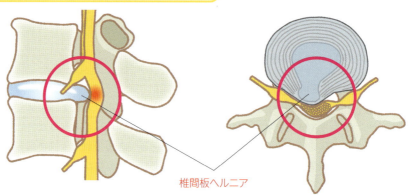

腰椎椎間板ヘルニアによる神経根の圧迫

椎間板ヘルニア

腰椎椎間板ヘルニア

特徴・症状は？

- **椎間板を構成する線維輪の亀裂から髄核が脱出**して、神経根や脊髄・馬尾神経を圧迫する。
- **20～40歳代**に好発。
- 下位腰椎に好発。
- 一側下肢の疼痛と感覚・運動障害が生じる。
- **脊髄障害**⇒痙性麻痺
- **神経根障害**⇒殿部の片側および下肢の疼痛
- **馬尾障害**⇒膀胱直腸障害
- **SLRテスト（下肢伸展挙上テスト）が陽性**となる。

> MRI診断は3方向から行う
> ⇒とくに発見されにくく見過ごされやすい
> 椎間孔周辺のヘルニアに注意！

	矢状断	冠状断	横断
脊柱管内ヘルニア			
椎間孔周辺のヘルニア			

▶ 用語解説

SLRテスト：straight leg raising test．下肢を持ち上げたときに下肢後面に痛みが起こり股関節の屈曲角度に制限が出るかをみる試験。

脊柱管内ヘルニア：脊柱管内に突出するヘルニア。ヘルニアの大部分はこのタイプである。

3章 脊椎

治療は？

- 感覚障害や運動障害といった神経根障害や馬尾障害がなければ、**まず保存治療**を行う。
- 保存治療は6～8週間続ける。
- 多くの症例では保存治療によって、発症後約3カ月で痛みは軽減する。
- **進行性の神経根障害**や**馬尾障害⇒手術治療**の適応。
- **保存治療で疼痛が軽減しない場合**や**疼痛を繰り返す場合⇒手術治療**を考慮する。
- ヘルニアの再発例では、椎間板摘出に加えて脊椎固定術を併用することがある。

	保存治療	手術治療（椎間板摘出術）
治療の概用	・薬物療法 　非ステロイド性抗炎症薬 　（NSAIDs） 　筋弛緩薬 　プレガバリン（リリカ®など） 　弱オピオイド（トラマール®など） 　抗うつ薬（サインバルタ®など） ・ブロック療法 　硬膜外ブロック 　神経根ブロック	神経ヘラで神経根を保護しながら髄核を摘出する。
適応	・初回発症例 ・下肢の感覚・運動障害のない場合	・下肢の感覚・運動障害、膀胱直腸障害がある場合 ・3カ月の保存治療無効例 ・患者が治療期間の短縮を望んだ場合

エキスパートのつぶやき

脱出形態からみた椎間板ヘルニアの分類

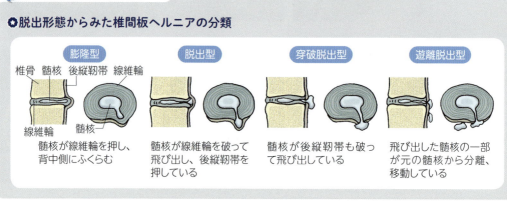

腰椎椎間板ヘルニア

予後・合併症は？

- 多くの症例では保存治療によって、発症後3カ月で疼痛は軽快する。
- 手術治療のほうが短期成績は良いが、長期成績では保存治療と変わらない。
- 脱出した髄核が、治療なしに**自然縮小・消退する場合がある**。
- 発症後10年経過して**障害が残るのは10%**。
- 馬尾障害は発症後48時間以内に手術を行わないと、重篤な後遺障害を残す可能性が高い。
- 手術後の**再発率は4〜15%**。

> 脱出型では、経過中にヘルニアが自然消失することがある

●椎間板摘出術の合併症

神経根損傷	椎間板ヘルニアと神経根の癒着を剥離せずにヘルニアを摘出しようとした場合や、神経根を乱暴に圧排してヘルニアを摘出した際に生じる。
硬膜損傷	内視鏡下手術で術野が狭い場合、黄色靭帯を切除するときに生じる。
術後血腫による神経根の圧迫	手術後も硬膜外静脈叢からの出血が続くことで生じた血腫が、神経根を圧迫して疼痛や麻痺を生じる。
感染	細菌感染によって椎間板炎を生じた場合、強い腰痛と脊柱不撓性を生じる。

 エキスパートのつぶやき

●椎間板内注入療法
　椎間板内に生理食塩水や局所麻酔薬を注入したり、椎間板組織を化学的に分解させる酵素を注入する治療法。かつてタンパク質分解酵素の1つであるキモパパインの注入が行われていたが、重篤な副作用を生じる有害事象のため、現在では行われていない。しかし2018年にコンドリアーゼという酵素による椎間板内注入療法が認可され、一部の施設で治療が開始されている。今後、治療成績が期待されている。

▶用語解説

脊柱不撓性：脊椎をなめらかに動かすことができずにぎこちない動きになること。

3章 脊椎

腰部脊柱管狭窄症
lumbar spinal canal stenosis：LSCS

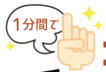

要するに

腰椎の加齢による変性によって脊柱管や椎間孔内外が狭窄し、馬尾神経や神経根が圧迫され、症状をひき起こす。

3つのポイント

特徴・症状
- 50歳以上に発症
- 馬尾型と神経根型
- 間欠跛行

治療
- 初期治療は保存治療
- 保存治療無効 ⇒ 手術
- 除圧術と固定術

予後・合併症
- 神経根型 ⇒ 保存治療によく反応
- 馬尾症状は手術後も残存することあり
- 手術後も再狭窄の可能性あり

病態

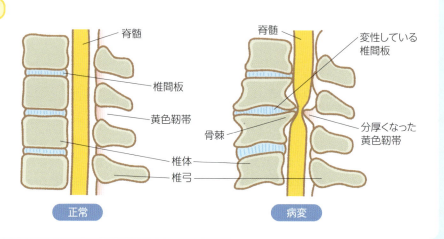

腰部脊柱管狭窄症

 ## 特徴・症状は？

- 50歳以上で好発する。
- 脊柱管の狭窄によって**馬尾が圧迫されるもの**⇒**馬尾型**。
- 脊柱管の狭窄によって**神経根が圧迫されるもの**⇒**神経根型**。
- 腰椎の加齢による変性によって、脊柱管や椎間孔内外の狭窄が生じる。

> - **馬尾型**⇒両下肢・会陰部のしびれ感や灼熱感、膀胱直腸障害をきたす。
> - **神経根型**⇒殿部の片側および下肢の疼痛が特徴。

- もっとも特徴的な症状は、長時間の歩行で下肢の痛みやしびれ感が生じる間欠跛行。
- 単純X線およびCTで腰椎の変性を、MRIで硬膜管や椎間孔の狭窄を確認する。

●MRI（矢状断像、横断像、冠状断像）

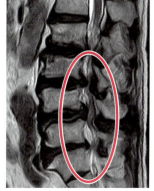
矢状断像（硬膜管の観察）

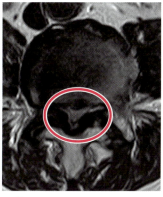
横断像（硬膜管の観察）

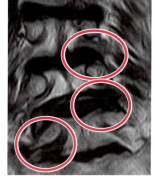
冠状断像（椎間孔の観察）

> **MRI診断は3方向から行う**
> **⇒とくに椎間孔内外（椎間孔周辺）の狭窄を見逃さないこと**

エキスパートのつぶやき

●腰部脊柱管狭窄症と鑑別を要するASO

　下肢の血行障害である閉塞性動脈硬化症（ASO：arteriosclerosis obliterans）は中年以降に発症し、腰部脊柱管狭窄症と同様に間欠跛行を主訴とする。両者の鑑別として、自転車をこぐことで下肢疼痛が生じる場合はASOと考えられ、生じない場合は腰部脊柱管狭窄症と考えられる。また左右上下肢の血圧を測定し、ABI（ankle brachial pressure index：足関節上腕血圧比）を計測することで、下肢血行障害の程度を評価することができる。間欠跛行を生じる2大疾患として両者の鑑別は重要であるが、実際には両者が合併して発症することもある。

▶**用語解説**

間欠跛行：歩いてしばらくすると下肢に痛みが生じるが、休憩すると痛みが和らぐ状態。
馬尾症状：馬尾が障害されて生じる神経症状。

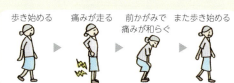
歩き始める　痛みが走る　前かがみで痛みが和らぐ　また歩き始める

3章 脊椎

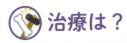
治療は？

- 間欠跛行距離 500m 以上の**軽症であれば、まず保存治療**を行う。
- 保存治療は最低 3 カ月間行うことを推奨する。
- 間欠跛行距離 100m 未満の**重症であれば、早期に手術治療**を考慮する。
- **神経根型は保存治療、馬尾型は手術治療を選択することが多い。**
- 保存治療で軽快しない場合は、手術治療を行う。

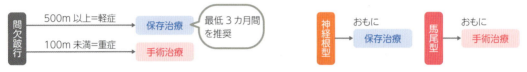

保存治療	手術治療	
・薬物療法 **プロスタグランジン製剤** （PGE$_1$） 非ステロイド性抗炎症薬 （NSAIDs） アセトアミノフェン（カロナール®など） プレガバリン（リリカ®など） 弱オピオイド（トラマール®など） 抗うつ薬（サインバルタ®など） ・理学療法 装具 温熱療法 骨盤牽引 ・ブロック療法 硬膜外ブロック 選択的神経根ブロック	除圧術（椎弓切除術） 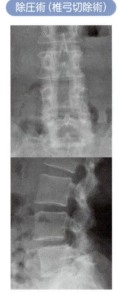	除圧固定術 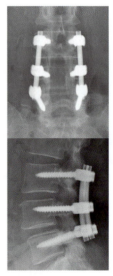
	・後方から椎弓を掘削し、肥厚した黄色靭帯および椎間関節の一部を切除して硬膜管と神経根を露出する。	・椎弓切除術に加えて椎間関節や椎間板腔に骨を移植し、さらに椎弓根スクリューを用いた内固定を行う。
・間欠跛行に対して、馬尾神経の血流改善作用を目的としてPGE$_1$製剤が用いられる。 ・腰下肢疼痛に対しては従来NSAIDsが広く用いられてきたが、胃腸障害や腎障害などの副作用から、高齢者への使用を控える傾向にある。	・手術は内視鏡を用いた除圧術や、経皮的なスクリュー挿入といった**低侵襲化**が図られている。	

▶用語解説

プロスタグランジン製剤（PGE$_1$）：血管拡張作用によって神経の血流を増加させることで、腰部脊柱管狭窄症の改善が期待される薬。

予後と合併症は？

- 約30〜40％は保存治療で改善し、3〜4年で10〜15％が悪化する。
- 重症の場合、保存治療よりも除圧術が優れる。
- **下肢痛を主訴とする神経根型**⇒**保存治療の反応が良く、改善**しやすい。
- **馬尾型における下肢しびれ感**⇒**手術後も馬尾症状が残存**することが多い。
- 狭窄の強い例では保存治療より手術治療が有効である。
- 手術後も再狭窄の可能性あり。

> 馬尾症状である両足底部のしびれ感は術後も残ることが多い

予後不良因子	予後良好因子
・抑うつ　・心血管疾患　・側弯の存在 ・高齢	・術前の歩行能力が良い　・健全な精神 ・中心性狭窄

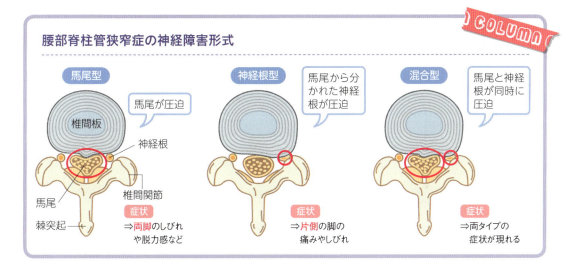

腰部脊柱管狭窄症の神経障害形式

エキスパートのつぶやき

◎除圧術か、除圧＋固定術か
　腰椎に不安定性のない場合の除圧術単独の治療成績は安定している。しかし腰椎のすべりといった不安定性や、側弯などのアライメント異常がある場合は、除圧術単独での治療成績が劣るため固定術を併用することが多く、治療成績も、除圧術単独に比べて良い。

3章 脊椎

ケアのポイント　　腰椎の除圧術（椎弓切除術）

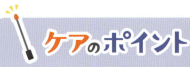
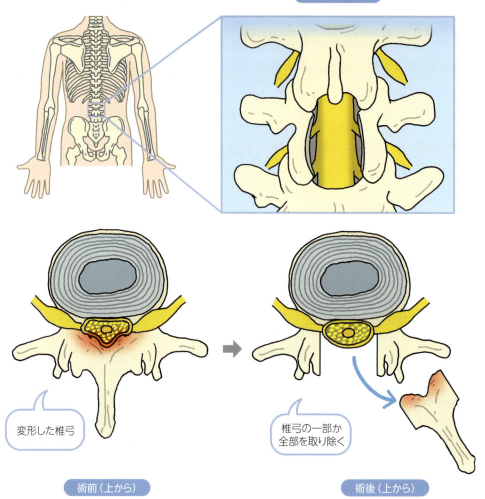

椎弓切除術

- 後方から脊柱管が狭窄した部分の椎弓と黄色靭帯を切除して除圧する手術。
- 骨に付着する筋肉を剥離して椎弓を露出し、ドリルなどを用いて椎弓を切除する。
- 後方手術は前方手術と比較して合併症が少なく、また比較的医師が手技に慣れているというメリットがある。
- 腹臥位による手術であり、術中に圧が集中したり皮膚が擦れたりすることがあるため、術後は全身の皮膚状態の観察が必要。

ケアのポイント　　腰椎の固定術

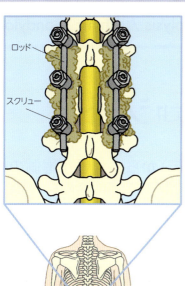

腰椎の固定術①
（後側方固定術）

腰椎後側方固定術（Posterolateral Lumbar Fusion；PLF）

- 腰椎椎弓・椎間関節・横突起基部に骨移植を行って腰椎を固定する手術。
- 腰椎に軽度のすべりや不安定があり、かつ椎間板変性の著しくない症例が適応となることが多い。
- 通常は椎弓切除術を行った後に行う。
- ほとんどの場合、椎弓根スクリューを併用する。
- 椎体間固定術（PLIF）と比べて椎間板摘出という操作がないため、神経損傷、過度の出血といった合併症は少ないが、骨癒合率が低くなるという短所がある。

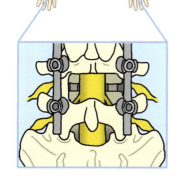

腰椎の固定術②
（後方椎体間固定術）

腰椎後方椎体間固定術（Posterior Lumbar Interbody Fusion；PLIF）

- 後方から腰椎椎間板を摘出した後に、その椎間板腔に骨移植を行って腰椎を固定する手術。
- 腰椎に中等度以上のすべりや不安定性があるか、または椎間板変性の著しい症例が適応となることが多い。
- 後側方固定術（PLF）と同様に椎弓根スクリューを併用する。
- 椎間板腔の高さを保つために、ケージとよばれるものを椎間板腔に挿入することが多い。
- 神経損傷や過度の出血といった合併症の危険性はあるが、骨癒合率が高いという長所がある。

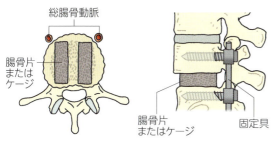

分離症 / 分離すべり症
spondylolysis / isthmic spondylolisthesis

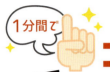

要するに

関節突起間部が疲労骨折した状態（**分離症**）から、椎骨が尾側の椎骨に対して、前方または後方へすべる**分離すべり症**と、加齢による変性によってすべる**変性すべり症**がある。多くは前方へすべる。

3つのポイント

特徴・症状
- 分離すべり症
  ⇒ 中高生アスリートに多い
- 変性すべり症
  ⇒ 中高年女性に多い
- 分離すべり症 ⇒ L5
- 変性すべり症 ⇒ L4
- 腰痛と下肢神経症状

治療
- まずは保存治療
- 装具・薬物療法が無効
  ⇒ 手術
- 手術は大きく分けて3種類

予後・合併症
- 分離すべり症はスポーツ復帰を目指す
- 軽症例における保存治療の予後は良好
- 手術治療の予後も良好

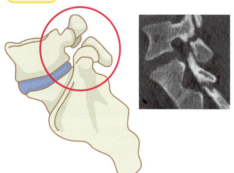

分離症

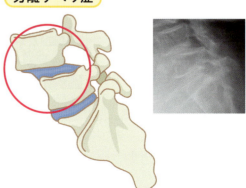

分離すべり症

特徴・症状は？

- 分離症⇒**関節突起間部の疲労骨折**を生じている。
- 分離/分離すべり症は、中高生のアスリートの**第5腰椎（L5）**に多くみられる。
- 分離/変性すべり症は、1つの椎体が尾側の椎体に対して、前方または後方へすべる状態。
- 変性すべり症⇒**椎間板や椎間関節の加齢による変性**によって生じる。
  中高年女性の**第4腰椎（L4）**に多くみられる。
- 腰痛に加えて、下肢痛や下肢筋力・感覚の低下、膀胱直腸障害がみられることがある。

> **腰痛に加えて下肢神経症状をともなうこともある！**

● 分離症、分離すべり症、変性すべり症のまとめ

	分離症	分離すべり症	変性すべり症
腰痛	あり	あり	あり
神経根症状	症例による	あり	あり
馬尾症状	なし	なし	あり

エキスパートのつぶやき

◎ MRIでは狭窄に注目

MRIを読影する際、分離すべり症では椎間孔狭窄、変性すべり症では脊柱管（硬膜管）狭窄の有無に注目する。

分離すべり症
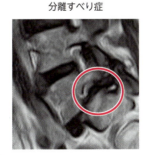

変性すべり症
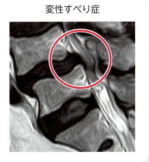

3章 脊椎

 治療は？

- 軽症であれば、**まずは保存治療**を行う。
- 装具・薬物療法が無効の場合は手術治療を行う。
- 中高生のすべりをともなわない分離症の急性期は、数カ月の外固定によって骨癒合が得られることがある。
- アスリートの分離症／分離すべり症の手術は、スポーツへの復帰時期を考慮して行う。

手術治療は大きく3つに分けられる

保存治療	手術治療		
・腰痛のみの軽症例	・下肢症状をともなう重症例		
装具療法 ダーメンコルセットに代表される軟性コルセット **薬物療法** 非ステロイド性抗炎症薬 (NSAIDs) アセトアミノフェン（カロナール®など） プレガバリン（リリカ®など） 弱オピオイド（トラマール®など）	分離部修復術 （スクリュー）	後方除圧術 （椎弓切除術） （椎弓切除）	後方除圧固定術 （後方経路腰椎椎体間固定術） （ケージ）
・アスリートのすべりをともなわない分離症の急性期 ⇒学校体育を含めたすべてのスポーツ活動を3カ月禁止。その期間コルセットを装着する。	・アスリートの**すべりをともなわない分離症**に適応。 ・分離部の瘢痕線維組織を郭清後、骨移植を行う。 ・骨移植後、ワイヤーやスクリュー＋フックなどで内固定を行う。	・腰痛がそれほど強くなく、下肢症状のなかでも**馬尾症状の強い症例**がよい適応。 ・椎弓切除術を行うが、術後の不安定性を危惧して、椎弓部分切除術（開窓術）を行うこともある。	**不安定性をともなうすべり症**や**椎間孔狭窄をともなうすべり症**がよい適応。 ・椎間板腔にケージを挿入して椎間板高を上げることで、椎間孔の狭窄を解消する。
		・変性すべり症の手術術式においては、除圧術単独か固定術併用か意見が分かれる。	

▶用語解説

 郭清：病変部の周囲の組織もまとめて取り除くこと。

分離症 / 分離すべり症

予後と合併症は？

- すべりをともなわない分離症の急性期⇒コルセットによって骨癒合を期待できる。
- 変性すべり症の長期経過観察では、約30％にすべりの進行を認める。
- 症状の重症度とすべりの程度は、必ずしも相関しない。
- 分離すべり症では、スポーツ復帰を目指す。
- 分離すべり症の手術⇒後方経路腰椎椎体間固定術（PLIF）の治療成績が良い。
- 変性すべり症の手術⇒固定術併用が除圧術単独より術後成績は優る。
- 手術治療の予後は良好。

> 画像所見と症状の重症度は一致しないことがある
> ⇒画像所見だけで治療方針を決定しない！

●分離部修復術の合併症

骨癒合不全	不安定性をともなわない病期に行うことが重要。
内固定材料の折損	ワイヤーを用いた場合に折損を生じることがある。
感　染	若年のアスリートの手術では非常にまれ。

●後方除圧術（椎弓切除術）の合併症

すべりの進行	椎弓切除の範囲が広すぎると術後に椎弓の骨折を生じることがあり、その結果すべりが進行することがある。また椎弓骨折を生じていなくても、自然経過で術後にすべりが進行することがある。
除圧不足	すべりの進行を危惧するあまり、除圧不足になることがある。
再狭窄	切除椎弓の骨新生やすべりの進行により再狭窄を生じる。

●後方除圧固定術（後方経路腰椎椎体間固定術）の合併症

神経損傷	内固定材料の不適切な位置への挿入や過度の整復操作で生じる。
感　染	内科的合併症をもつ高齢者の手術では、感染を生じる可能性が高くなる。
骨癒合不全	広範囲の固定であるほど、移植した骨が付きにくくなる。
隣接椎間障害	固定椎間の上下で椎間板変性が生じ、その部位に再び狭窄を生じること。

 エキスパートのつぶやき

●分離症の早期診断と保存治療

　分離症は早期に治療を開始した場合、骨癒合する可能性が高い。しかし分離症のごく初期の段階では単純X線画像やCTにて分離部が描出されないため、診断が困難となることがある。早期診断にはMRI脂肪抑制像や骨シンチグラフィーが有用である。早期に診断された場合、保存治療が選択される。コルセットを装着し、学校体育を含めたすべてのスポーツ活動を約3カ月禁止することで骨癒合が得られる。しかしほかのスポーツ障害同様、スポーツ活動を厳格に禁止することは実際には困難であり、早期分離症の治療をむずかしくしている。

脊椎損傷
spinal injury

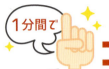

要するに
脊椎に外力が加わって、椎体に骨折や脱臼が生じる疾患。脊髄や馬尾神経・神経根を圧迫して上下肢神経症状を起こすことがある。

3つのポイント

特徴・症状
- 原因
  - 若年者
    ⇒ 高エネルギー外傷
  - 高齢者
    ⇒ 軽微な外力
- 頚椎・胸腰椎移行部に好発
- 上下肢神経症状をともなうこともある

治療
- 整復・固定が基本
- 保存治療
  ⇒ 装具または牽引
- 不安定脊椎
  ⇒ インストゥルメンテーション手術

予後・合併症
- 大部分が変形治癒
- 骨折が治癒しても痛みが残存することがある
- 脊髄損傷のない場合
  ⇒ 機能的予後は良好

さまざまな脊椎損傷
1)を参考に作成

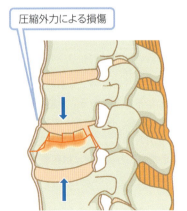

圧縮外力による損傷

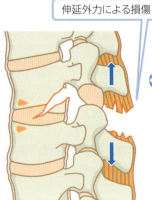

伸延外力による損傷

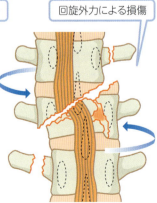

回旋外力による損傷

脊椎損傷

特徴・症状は？

- 交通事故、労働災害、スポーツ外傷、自殺目的の飛び降りなどが原因となる。
- 50歳以下の男性では交通事故などの**高エネルギー外傷**が、50歳以降の女性では**転倒などの軽微な外力による受傷**が多い。
- **頚椎・胸腰椎移行部に好発**。
- もっとも頻度の高い骨粗鬆症性椎体骨折（→ p.170）では、発生時期や受傷のきっかけが不明な場合がある。
- 骨片が神経を圧迫して**上下肢の感覚・運動障害**を生じることがある。
- 問診、全身および脊柱の視診・触診、神経学的検査を行った後、画像検査を行う。
- 脊椎骨折の**10〜20％に脊髄損傷を合併**する。

同一症例における3種類の画像所見

第2腰椎（L2）骨折だけでなく、MRIで第11胸椎（Th11）の圧迫骨折が判明した。

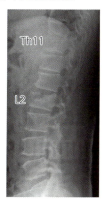

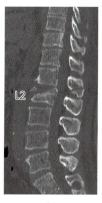
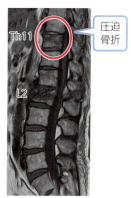

単純X線画像　　CT　　MRI

単純X線とCTで大部分の骨折は診断可能だが、MRIで初めて判明する骨折もある

エキスパートのつぶやき

安定型か不安定型か

脊椎損傷が安定型か不安定型であるかは、治療方針の決定に重要である。とりわけ不安定型では、不適切な治療によって新たに脊髄損傷を生じる可能性があるため注意を要する。

不安定型の診断にはX線動態撮影が有用だが、安易な動態撮影は脊髄や馬尾神経障害を引き起こす可能性がある。そのため、動態撮影を行う場合は必ず医師が立ち会い、神経症状が生じないか観察しながら検査を行う。

▶用語解説

高エネルギー外傷：強い外力による外傷。
安定型：骨折の転位がわずかで、ぐらぐらしていない。
不安定型：骨折の転位が大きく、ぐらぐらしている。

3章 脊椎

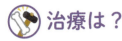 治療は？

- **骨折の整復**と**固定**が治療の基本的な考え方

頸椎損傷		胸腰椎損傷	
保存治療	手術治療	保存治療	手術治療
頭蓋直達牽引による整復 装具 ・ハローベスト リング／ピン／バー／ベスト ・頸胸椎装具	固定術（前方）	反張位整復ギプス固定 装具	固定術

- 頸椎脱臼例⇒頭蓋直達牽引を行い、意識下に整復を試みることがある。無理な整復は脊髄損傷を生じる可能性がある。
- 整復後はハローベストを装着する。
- ハローベストで安定化した骨折や、整復の必要のない**安定型の骨折**⇒装具を装着して活動させる。
- **不安定型の骨折**⇒**インストゥルメンテーション手術**を行う。
- 手術⇒前方からの固定、後方からの固定、前方後方両方からの固定といった方法がある。
- 手術ではインストゥルメント（脊椎内固定具）を用いる。

- **神経症状のない安定型の骨折**⇒保存治療が選択される。
- **保存治療**⇒従来は反張位でのギプス固定後、装具療法に切り替えることが多かったが、最近は最初から装具療法を行うことが多い。
- **不安定型**⇒**インストゥルメンテーション手術**（頸椎同様）。
- 手術後も装具を装着し、なるべくインストゥルメントに負荷をかけないようにする。
- 若年者の場合、骨癒合が得られしだい、インストゥルメントを抜去する。

▶用語解説

インストゥルメンテーション手術：脊椎内固定具を用いた手術。

反張位：体幹をできるだけ反らせた状態。

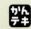

予後と合併症は？

- 保存治療・手術治療ともに**変形治癒が多い**。
- 変形治癒にともなう**残存症状としては、受傷部位の疼痛および脊柱後弯変形**がある。
- 脊髄・神経損傷を合併せずに骨癒合が得られた場合は、**日常生活にひどく支障をきたすことは少ない**。

脊椎損傷の合併症

- **変形治癒にともなう脊柱変形**
  ⇒通常、後弯変形を認める。

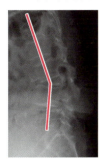

- **骨癒合不全・偽関節・骨壊死**
  ⇒骨粗鬆症性椎体骨折で認めることが多い。

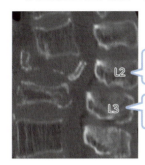

第2腰椎（L2）の椎体は骨壊死

第3腰椎（L3）の椎体は骨癒合不全による偽関節

- **遅発性神経（脊髄）障害**
  ⇒破裂骨折において変形治癒した後に、脊柱管内に突出した骨片によって脊髄や馬尾神経・神経根が圧迫され、下肢の感覚運動障害が生じる。

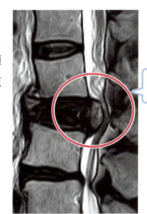

脊柱管内に突出した骨片

エキスパートのつぶやき

❖脊椎外傷治療では手術治療を過信しない

脊椎内固定手術（インストゥルメンテーション手術）の発達によって、不安定脊椎外傷の治療は飛躍的に発展した。手術によって骨折部位を強固に固定することで離床を早めることが可能となり、治療成績も向上した。しかし、インストゥルメントを過信して手術後外固定を行わず、インストゥルメントのゆるみや折損を生じた例がある。手術はあくまでも治療の一手段であって、手術による固定性に疑問があれば、外固定を追加するなどの追加処置が必要となる。

3章 脊椎

研修医レベル！ ココまで知ってたら、

代表的な頚椎損傷

● 上位頚椎

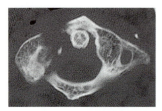

環椎骨折（外側塊骨折）

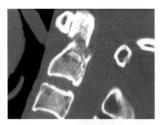

軸椎歯突起骨折

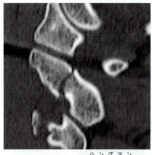

軸椎関節突起間骨折（Hangman 骨折）

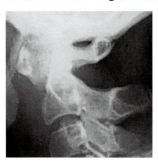

環軸関節脱臼

● 中下位頚椎

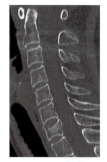

椎体楔状圧迫骨折

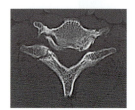

椎弓骨折

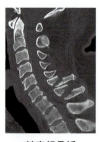

棘突起骨折

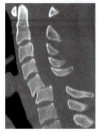

前方脱臼骨折

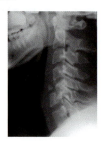

後方脱臼骨折

Three column theory と代表的な胸腰椎損傷

　脊椎損傷では、脊椎を前方支柱、中央支柱、後方支柱の3つに分ける three column theory という考え方がある。One column 損傷は安定しており、three columns 損傷がもっとも不安定とされる。なかでも、中央支柱の損傷は重要で、神経症状や不安定性と密接な関係がある。

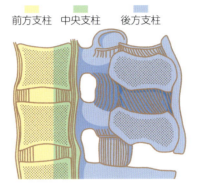

Denis,F. The three column spine and its significance in the classification of acute thoracolumbar spinal injuries. Spine (Phila Pa 1976). 8(8), 1983, 817-31.

○ 胸腰椎

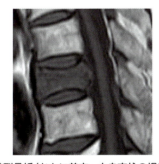

破裂骨折（おもに前方・中央支柱の損傷）

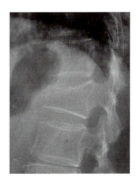

圧迫骨折（前方支柱の損傷）

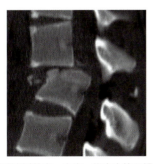

脱臼骨折（前方・中央・後方支柱の損傷）

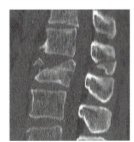

Chance 骨折（中央・後方支柱の損傷）

骨粗鬆症性椎体骨折
osteoporotic vertebral fracture

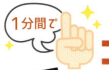

要するに

骨粗鬆症の高齢者に、軽微な外力で生じる椎体骨折。胸腰椎移行部に好発し、押しつぶされた椎体によって、後から脊髄神経損傷を生じることがある。

3つのポイント

特徴・症状
- 骨粗鬆症の高齢者に軽微な外力で発症
- 胸腰椎移行部に好発
- 下肢神経症状をともなうこともある

治療
- 骨粗鬆症に対する薬物療法は必須
- 保存治療
  ⇒ 装具療法、薬物療法
- 手術
  ⇒ 椎体形成術または後方固定術

予後・合併症
- 他椎にわたる骨折の連鎖
- 変形治癒にともなう疼痛と脊柱後弯変形の残存
- 脊柱後弯変形にともなう内科的症状

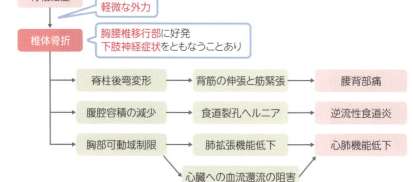

特徴・症状

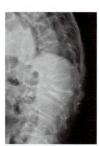

胸腰椎移行部側面
単純X線像で骨折による椎体の圧潰と脊柱後弯変形を認める。

骨粗鬆症性椎体骨折

治療は？

保存治療	手術治療	
・軽症例の場合	・腰背部の疼痛が強い場合	・不安定脊椎や脊髄麻痺がある場合

保存治療
- 装具療法
  - 体幹硬性装具（フレームコルセット）を装着する
- 薬物療法
  〈痛みに対して〉
  　アセトアミノフェン
  　非ステロイド性抗炎症薬（NSAIDs）
  　筋弛緩薬
- 痛みには対症療法として、薬物を投与する。
  〈骨粗鬆症に対して〉
  　ビスホスホネート製剤
  　抗RANKL抗体薬（デノスマブ）
  　副甲状腺ホルモン製剤（テリパラチド）
- 骨粗鬆症に対する薬物療法を必ず行う。

椎体形成術
- 骨折した椎体内にバルーンを入れて膨らませ、圧潰した椎体を整復する
- バルーン
- 空洞
- 整復後に椎体内に生じたすきまに骨セメントを注入する
- 骨セメント

後方固定術
- 後方からインストゥルメントをあて、アライメントを整え固定する

予後・合併症は？

- 1カ所で椎体骨折を生じた後すぐに、**別の箇所の椎体骨折**が生じることがある。
- **変形治癒にともなう残存症状**としては、受傷部位の**疼痛**および**脊柱後弯変形**がある。
- **脊柱後弯変形にともなう内科的症状**として、逆流性食道炎、心肺機能低下による動悸・息切れがある。

▶用語解説

脊柱後弯変形：いわゆる腰が曲がった状態。
逆流性食道炎：胃から、胃液を含んだ食べ物や胃液そのものが食道に逆流する疾患。
骨粗鬆症：→ p.370

脊髄損傷
せきずいそんしょう

spinal cord injury：SCI

1分間で コレだけは覚える コレだけシート

要するに
脊柱管内の神経要素である脊髄が損傷され、四肢や体幹の感覚・運動障害、自律神経の障害が生じる。

3つのポイント

特徴・症状
- 高齢者
  ⇒非骨傷性脊髄損傷が多い
- 上肢や下肢の感覚・運動障害
- 自律神経も障害される

治療
- 早期からのリハビリテーション
- 脊椎損傷をともなう場合
  ⇒手術
- 呼吸・循環・尿路・消化器の管理

予後・合併症
- 現時点で脊髄再生は不可能
- 損傷高位・部位で機能的予後が決まる
- 合併症の予防と治療によって余命改善

脊髄損傷のシェーマ

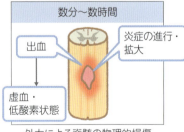

外力による脊髄の物理的損傷
（一次損傷）
↓
出血、虚血、低酸素状態
↓
炎症の進行・拡大

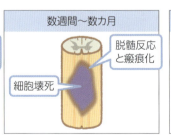

壊死した神経細胞を取り囲むように瘢痕を形成する。

脱髄反応によって神経線維の電気伝導速度が著しく遅くなる。

壊死した神経細胞が吸収されて空洞を形成する。

（病気がみえる vol.11 運動器・整形外科, 2017, 252 より転載）

脊髄損傷

特徴・症状は？

- 患者年齢層は21～25歳と56～60歳にピークがある（**二峰性**）。
- 原因⇒交通事故、高所からの転落、スポーツ外傷といった**高エネルギー外傷**と、**高齢者における転倒**がある。
- 骨傷（脊椎の骨折や脱臼）をともなう場合とそうでない場合があり、**高齢者では非骨傷性脊髄損傷**（→p.178）が多い。
- **頚髄損傷⇒上下肢の感覚・運動障害**が生じる。
- **胸髄・腰髄損傷⇒下肢の感覚・運動障害**が生じる。
- 受傷直後、損傷高位以下のすべての脊髄反射が消失する（**脊髄ショック**）。受傷後約24～72時間続く。この時期は弛緩性麻痺である。
- 受傷直後の脊髄ショックの後に、損傷高位や部位に応じた感覚・運動障害が生じる。
- **自律神経も障害される**ことによって、徐脈や血圧低下、排尿障害が生じる。

脊髄ショックからの離脱後に、完全麻痺か不全麻痺か評価する

- 球海綿体反射や肛門反射が出現すると痙性麻痺となるため、脊髄ショックから離脱したと判断する。
- 脊髄ショックから離脱した時期に、肛門周囲の感覚麻痺や肛門括約筋の筋収縮がみられない場合は、**完全麻痺**と評価する。
- 反対に、肛門周囲の感覚ありや肛門括約筋の随意収縮がみられる場合は sacral sparing（仙髄領域の回避）とよばれ、**不全麻痺**と評価する。

> 💬 **エキスパートのつぶやき**
>
> ◎損傷脊髄のMRI所見
>
>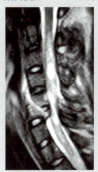
>
> | | T1強調 | T2強調 |
> |---|---|---|
> | 受傷後24～72時間 | 髄内の変化が認められない場合が多い | 高信号域（浮腫）低信号域（出血） |
> | 受傷後1～3カ月 | 低信号域（細胞壊死） | 高信号域縮小（浮腫の縮小） |
>
> 急性期におけるT2強調画像での髄内低信号域は髄内出血を示しており、予後不良である。
> C6脱臼骨折による頚髄損傷。T2強調画像で広範囲の髄内高信号域を認める。

▶**用語解説**
損傷高位：損傷した脊髄のレベル。
完全麻痺：まったく動かすことのできない状態。
不全麻痺：すこしは動かせる状態。
随意収縮：自分の意のままに筋肉を収縮すること。

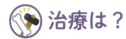

治療は？

- 高エネルギー外傷ではほかの臓器の重大損傷を合併している可能性があるため、合わせて評価、治療する。
- **脊椎損傷をともなう場合**は**手術治療**を選択する。
- 炎症による脊髄の二次障害の抑制目的で、脊椎固定やステロイド大量療法が行われる（ただしステロイド大量療法は有効性に疑問がある）。
- 損傷した脊髄が再生する可能性は少ないため、残存機能の維持・強化に努める。
- 合併症防止の観点から、受傷後できるだけ**早期にリハビリテーション**を開始する。
- **呼吸・循環・尿路・消化器の管理**に注意。

整形外科治療／内科治療	内容
脊椎固定	・装具、手術
脊髄保護の薬物療法	・ステロイド大量療法（有効性に疑問あり）
循環器	・徐脈、血圧低下に対して硫酸アトロピン、ドパミン投与
呼吸器	・酸素投与、気管内挿管・気管切開
消化器	・麻痺性イレウスに対して絶飲食、胃管の挿入
泌尿器	・排尿障害に対して間欠的導尿や尿道カテーテル留置

ケア・リハビリテーション

- 関節拘縮の予防⇒関節可動域訓練
- 褥瘡の予防⇒体位変換、マットレス
- 呼吸器合併症の予防⇒肺理学療法、呼吸筋の強化、排痰の指導
- 基本動作訓練⇒寝返り、起き上がり、プッシュアップ、座位保持、車椅子乗車
- 日常生活動作訓練⇒食事、更衣、排泄
- 精神的サポート

エキスパートのつぶやき

⚙脊髄損傷の再生治療

　脊髄は一度損傷すると修復・再生することはないと考えられてきた。近年になり脊髄損傷に対する再生治療の実験報告が多く報告されている。そしていくつかの再生治療について、臨床試験が開始または開始直前となっている。再生治療として骨髄間葉系幹細胞の経静脈的移植、幹細胞増殖因子の髄腔内投与、顆粒球コロニー刺激因子の点滴静注などが挙げられるが、現在もっとも注目されているのは人工多能性幹細胞（iPS細胞）から神経の基になる細胞を作り、それを損傷部位に移植する治療法である。

▶用語解説

麻痺性イレウス：腸管運動の障害によるイレウス（腸管が塞がれた状態）。

予後・合併症は？

- **現時点で脊髄再生は不可能。**
- 脊髄損傷の代表的重症度評価として Frankel（フランケル）分類がある。
- Frankel 分類とともに、損傷高位と横断的損傷部位から予後を予測する。
- 合併症があると予後に影響するが、**平均余命は健常者の85％に達する。**
- 合併症の予防と治療によって、余命改善に至る。

> 脊髄損傷の重症度は個々の症例によって異なるため、予後の予測は容易ではない！

Frankel 分類

(A) 感覚、運動ともに完全麻痺
(B) 感覚はある程度温存されているが、運動は完全麻痺
(C) 運動機能はあるが、実際には役に立たない
(D) 有用な運動機能が温存されており、補助歩行ないし独歩が可能である
(E) 感覚、運動ともに正常である。異常反射が残っていてもよい

○ 脊髄損傷の合併症

徐脈・低血圧	脊髄損傷にともない副交感神経優位となると、徐脈や血管拡張を生じる。
自律神経過反射	麻痺域への刺激によって誘発される交感神経系の反応。
深部静脈血栓症（DVT）	下肢麻痺にともない生じる。
肺炎・無気肺	呼吸障害による痰の喀出障害や換気障害にともない生じる。
麻痺性イレウス	絶飲食や胃管の挿入で対応する。
胃・十二指腸潰瘍	痛みを感じないことがあり、診断が遅れることがある。貧血・便潜血に注意。
尿路感染症・尿路結石	排尿障害に対する長期間の尿道カテーテル留置によって生じる。
褥瘡	仙骨部、大腿骨大転子部、足関節外果部、踵部、後頭部に好発する。
疼痛	感覚が消失した麻痺域に認める幻肢痛や神経障害性疼痛は難治性である。
関節拘縮	早期から関節可動域訓練を行う。
痙縮	脊髄反射弓によって引き起こされる筋肉の痙性。
異所性骨化	受傷後約3カ月で生じる。膝、股、肘関節に好発する。
骨萎縮	軽微な外力で骨折することがある。
外傷後脊髄空洞症	神経障害が再悪化する原因となる。

3章 脊椎

ケアのポイント 損傷高位からみた脊髄損傷の観察ポイント

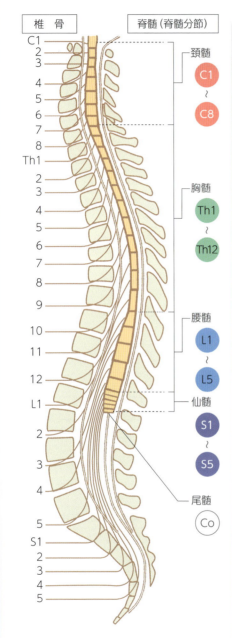

脊髄損傷高位	残存する運動機能	観察ポイント
C1～C3	・顔面の筋や舌を動かす	・全介助 ・人工呼吸器での呼吸管理
C4	・横隔膜を動かす	・全介助 ・リクライニング式電動車椅子
C5	・肩関節の屈曲・外転 ・肘関節の屈曲	・自助具での食事 ・電動車椅子
C6	・手関節の背屈（伸展）	・寝返り、起座、更衣動作 ・手動式車椅子への移乗・駆動
C7	・肘関節の伸展 ・手関節の掌屈（屈曲）	・プッシュアップ ・車椅子、便器、自動車への移乗
C8～Th1	・指の屈曲・外転	・手指巧緻運動を要する ・日常生活動作 ・手動式車椅子
Th2～Th6	・呼吸に必要な肋間筋を動かす	・咳嗽・排痰 ・座位保持・耐性向上 ・手動式車椅子
Th7～Th12	・体幹の支持	・車椅子 ・訓練用長下肢装具
L1～L3	・股関節の屈曲 ・膝関節の伸展	・長下肢装具で歩行
L4	・足関節の背屈	・短下肢装具で歩行
L5	・足趾の背屈	・短下肢装具で歩行
S1	・足関節・足趾の底屈	・短下肢装具で歩行

脊髄横断面での損傷部位による脊髄損傷の分類

○ 横断型脊髄損傷

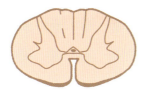

（障害髄節以下の）
- 完全運動麻痺
- 完全感覚脱出
- 膀胱直腸障害

○ 中心性脊髄損傷

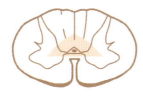

（下肢と比べて）
- 上肢に強い運動麻痺

○ 脊髄半側損傷（ブラウン-セカール症候群）

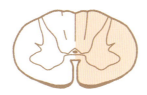

- 障害側と同側の運動麻痺と深部感覚障害
- 障害側と反対側の温痛覚障害

○ 前部脊髄損傷

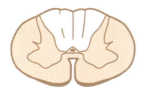

- 温痛覚障害
- 運動麻痺
- 膀胱直腸障害
※深部感覚、識別感覚は保たれる

○ 後部脊髄損傷

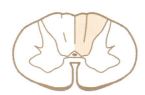

- 深部感覚、識別感覚障害

非骨傷性中心性頚髄損傷
central cervical cord injury without bone injury

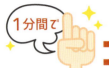

要するに

頚部脊柱管の狭窄がある高齢者が、転倒などの軽微な外力によって頚髄損傷を生じ、上下肢の麻痺を生じる。通常、頚椎の骨折や脱臼といった骨傷は認めない。

3つのポイント

特徴・症状
- 超高齢社会 ⇒ 患者数が増加
- 転倒などの軽微な外力で発症
- 運動麻痺は下肢よりも上肢に強い

治療
- 保存治療を選択
- 装具による安静保持
- 早期からのリハビリテーション

予後・合併症
- 下肢の麻痺は徐々に回復
- 受傷時歩行不能でも歩行可能になることがある
- 上肢、とくに手指の麻痺回復は不良

非骨傷性中心性頚髄損傷のMRI

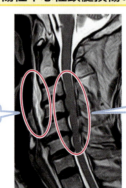

頚椎椎体前面の出血 ／ 頚部脊柱管の狭窄

非骨傷性中心性頚髄損傷

 ## 特徴・症状は？

- **超高齢社会によって患者数は増加**している。
- 60歳以降で、頚椎症や頚椎後縦靭帯骨化症などによる**頚部脊柱管狭窄のある人が発症しやすい**。
- **転倒などの軽微な外力**で、頚部が伸展強制を受けることで発症する。
- **下肢よりも上肢の麻痺が強い**。
- 頚椎の単純X線画像で**骨折や脱臼はない**。
- 頚椎のMRIでは、脊柱管の狭窄に加えて、椎体前面の出血像がある。

> 高齢者の転倒による上下肢麻痺
> ⇒頚部脊柱管狭窄があれば
> 非骨傷性中心性頚髄損傷の可能性が高い

 ## 治療は？

- 手術治療と保存治療の臨床成績に差はないため、**保存治療を選択**する。
- **脊椎固定装具による安静保持**が推奨される。
- 装具を装着した状態で、できるだけ**早期**に**リハビリ**を開始する。
- リハビリとして関節可動域維持訓練、筋力増強訓練、歩行訓練、日常生活動作訓練を行う。

 ## 予後・合併症は？

- **下肢の麻痺は徐々に回復**する。
- 受傷時に歩行不能であっても、**歩行可能になることがある**。
- 上肢とくに**手指の麻痺の回復は不良**。
- 残存する脊柱管狭窄に対して、手術治療を行うかどうかは意見が分かれる。

脊柱側弯症
scoliosis

1分間でコレだけは覚えるコレだけシート

要するに
冠状面でみたときに、脊柱が側方（左 or 右）へ弯曲した状態。

3つのポイント

特徴・症状	治療	予後・合併症
● 思春期の特発性側弯症がもっとも多い	● 重度または進行性の場合 ⇒ 治療対象	● 重度側弯症 ⇒ 心肺機能障害あり
● 診断 ⇒ 視診／単純X線	● Cobb角 20～45° ⇒ 装具療法	● 装具療法 ⇒ 側弯の進行を抑える
● 骨年齢を評価して進行を予測	● Cobb角 45～50°以上／半年で5～10°以上進行 ⇒ 手術治療	● 手術治療 ⇒ 側弯を矯正・固定する

視診で見るべきポイント

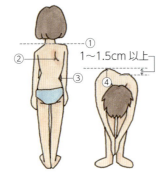

① 肩の高さが左右で異なる
② 肩甲骨が突出する
③ ウエストラインが左右非対称
④ 肋骨隆起（rib hump）

1～1.5cm 以上

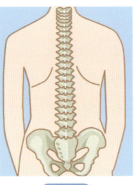
正常

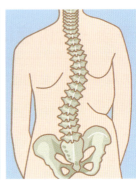
脊柱側弯症

脊柱側弯症

特徴・症状は？

- 思春期の特発性側弯症がもっとも多い。
- 視診にはいくつかのチェック項目がある（→ p.180）。
- 単純X線画像では、Cobb角（コブ）を測定することで側弯の程度を評価する。
- 腸骨稜の骨端核から骨年齢を評価し、側弯の進行を予測する指標とする。

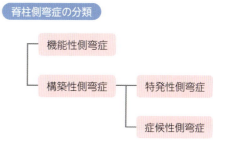

脊柱側弯症の分類
- 機能性側弯症
- 構築性側弯症
  - 特発性側弯症
  - 症候性側弯症

> 単純X線画像でCobb角を計測し、側弯の程度を評価

○ Cobb角
- 側弯の程度を評価する指標。
- 側弯カーブでもっとも椎体の傾斜している頭側の椎体（上位終椎）の上縁と、尾側の椎体（下位終椎）の下縁とで成す角のこと。

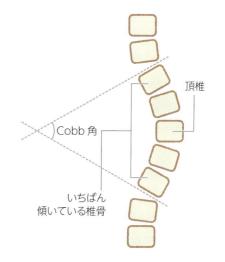

頂椎
Cobb角
いちばん傾いている椎骨

エキスパートのつぶやき

○ 骨年齢と側弯症進行の予測

暦年齢とともに、骨年齢の評価も重要である。骨年齢は骨格の成長を予測する指標となるものであり、Risser（リッサー）が提唱した腸骨骨端核の骨化の6段階評価（リッサーサイン）が頻用される。数字が小さいほど骨年齢が若く、脊柱側弯症が進行しやすい。またリッサーサインは装具療法を停止するための有用な指標となる。

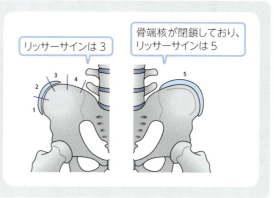

リッサーサインは3　　骨端核が閉鎖しており、リッサーサインは5

▶用語解説
腸骨稜：腸骨の上縁部分。上向きの弧を描く。
骨端核：小児の骨端軟骨の中心にできる骨。大人になるにつれ軟骨が骨になる。
頂椎：カーブの頂点になっている椎体。

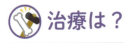 治療は？

- Cobb 角 20°未満の特発性側弯症 ⇒ 経過観察。
- Cobb 角 20〜45° ⇒ 装具療法。
- 装具療法ではアンダーアーム型装具が主流。1日22〜23時間、骨成長が終了するまで装着する。
- Cobb 角 45〜50°以上の側弯または半年で5〜10°以上の進行例 ⇒ 手術を行う。
- 手術は後方固定術が多いが、前方固定や前方後方固定を行うこともある。

	保存治療 （装具療法）	手術治療 〔インストゥルメント （脊椎内固定具）を使用した固定術〕
適応	・Cobb 角 20〜45°	・Cobb 角 45〜50°以上 　または半年で5〜10°以上の進行例
治療	・アンダーアーム型装具 　ボストン型 ・ミルウォーキー型装具	・後方固定術が多いが、前方固定や前方後方固定を行うこともある。
注意点	・頂椎が第6胸椎（Th6）以上では、アンダーアーム型装具での矯正は困難。 ・装具作製後1カ月で来院させ、装着状況をチェックする。その後は3〜4カ月に1度単純X線を撮影する。 ・装具療法を終了する条件として、リッサーサインが4以上、Cobb 角が5°以上進行していない、年間1cm以上身長の伸びがないことなどが挙げられる。	・術中の大量出血に備えるため、手術前に自己血貯血を行う。 ・術中は脊髄モニタリングを行い、脊髄損傷の防止に努める。 ・変形の矯正・保持のために、内固定材料（インプラント）の使用は必須。 ・手術部位の骨癒合が最終目標であり、そのために十分なディコルティケーション（皮質むき手術）と骨移植を行う。

予後と合併症は？

- 年齢が低く、Cobb角が大きいほど、側弯が進行する割合が高くなる。
- 成人以降の側弯は、脊椎症変化にともないゆるやかに進行する。
- **重度の側弯症は心肺機能障害（呼吸機能の低下）**を生じる。
- **装具療法は側弯の進行予防に効果**はあるが、弯曲の改善は期待できない。
- **手術治療では側弯を矯正・固定**する。
- 手術治療後は脊柱の可動性が減少し、非固定部位の腰椎椎間板変性を生じる可能性がある。

●装具療法のケアポイント

側弯の進行	定期的にX線検査を行いながら、装具の適合性・装着状況をチェックする。
皮膚障害・疼痛	装具が当たる部位の、褥瘡や疼痛の軽減に努める。
心理的苦痛	治療開始前に、装具療法による心理的負担の可能性を患者と家族に説明する。
ドロップアウト（治療からの脱落）	装具療法にともなう身体的・心理的苦痛に耐えられず、自己判断で治療をやめてしまう。

●手術治療の合併症

脊髄麻痺	術中の脊髄損傷で生じる。 脊髄モニタリングを行い、無理な矯正は行わないようにする。
感染	早期に診断し、創部の洗浄および抗菌薬投与を行う。
偽関節	ロッドの折損にともない、痛みや矯正の効果が失われる。

 エキスパートのつぶやき

●成人脊柱変形の治療

　近年、脊椎矢状面アライメントの研究が進み、成人脊柱変形の手術治療がトピックスとなっている。成人脊柱変形の場合は小児の側弯症と異なり、脊柱後弯・体幹の前傾による腰背部の疼痛が問題となる。脊柱後弯の原因は骨盤の後傾とそれにともなう腰椎前弯の減少である。手術でこれらの矯正が行われ、良好な治療成績例が報告される一方で、難易度の高い手術であるため、合併症が生じる割合も高い。

▶用語解説
アライメント：脊椎の配列。

3章 脊椎

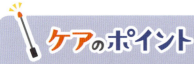

頚椎装具装着中の注意点

装具を装着して生活するうえでの不便な点に対応する！

不便な点	原因	対応方法
食事の不都合	・もともとの手指巧緻運動障害に加え、下を向いて食べることができない	・スプーンやフォークの柄を太くして食べやすくする
疼痛	・頚部が固定されていることによる項部筋肉の凝りや痛み ・装具が当たることによる皮膚擦過創	・装具装着中も頚部筋肉や肩甲帯の筋力増強運動を行う 等尺性運動　肩すぼめ運動 ・装具の当たる部位の皮膚観察
皮膚の不快感	・汗で皮膚が蒸れる ・食事のときに顎と装具の間に食べ物がこぼれる	・装具の当たる部位の皮膚観察 ・装具にカバーをかけて清潔な状態を保つ タオル

ケアのポイント

腰椎装具装着中の注意点

装具を装着して生活するうえでの不便な点に対応する！

不便な点	原　因	対応方法
トイレのあと陰部を清潔に保ちにくい	・体幹を前傾することが制限される	・温水洗浄機能付きトイレの使用
疼　痛	・装具が当たることで痛みを生じる	・装具の装着具合を頻回にチェックし、装具が不適合であると判断した場合は医師や業者に連絡する
皮膚の不快感	・汗で皮膚が蒸れる	・皮膚を清潔に保つ ・汗疹（あせも）に対しては軟膏を塗布する

3章 脊椎

3章 脊椎

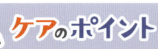

頚椎術後のベッド上での肢位

仰臥位・側臥位ともに頚部が中間位になるようにする

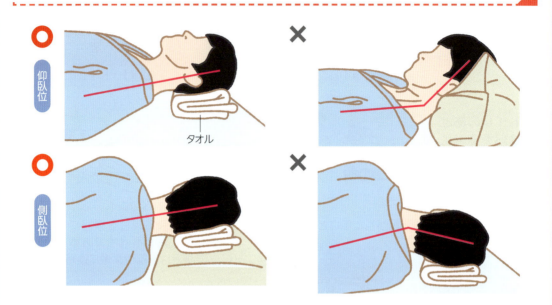

ベッドから起き上がるときは側臥位になってから起きる

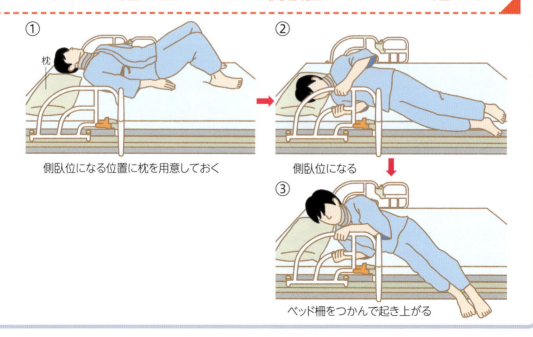

① 側臥位になる位置に枕を用意しておく
② 側臥位になる
③ ベッド柵をつかんで起き上がる

ケアのポイント　腰椎術後のベッド上での肢位

> 仰臥位で上体を起こすときに足も軽度挙上することで体がずり落ちることを防ぐ！

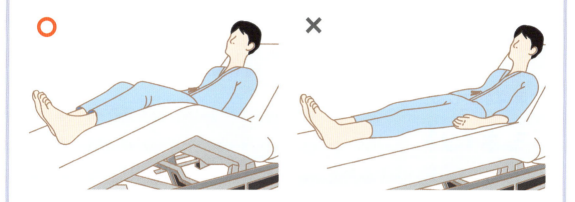

> ベッドから起き上がるときは腰部を捻らないように側臥位となってから起きる

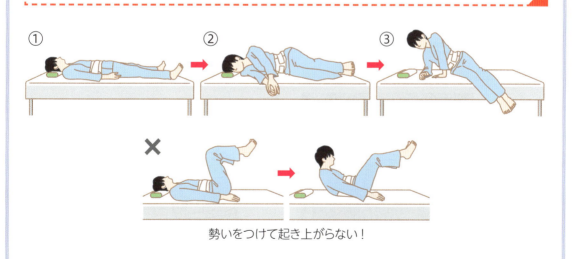

勢いをつけて起き上がらない！

術後硬膜外血腫
postoperative epidural hematoma

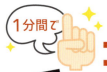

要するに

脊椎手術後に生じた血腫によって、脊髄や馬尾神経が圧迫され、疼痛や麻痺が生じる。

3つのポイント

予防法	観察ポイント	発生時の対応
● 術前に抗凝固薬を中止しておく	● 鎮痛薬の効かない耐え難い疼痛	● 通常、画像検査は不要
● 術中の入念な止血	● 進行性の上肢や下肢の麻痺	● 疑わしい場合は迷わず再手術
● ドレーンチューブの留置	● ドレーン抜去後も生じる可能性あり	● 複数本のドレーンチューブ留置

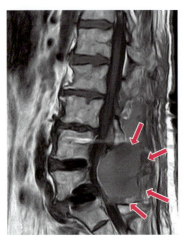
硬膜外血腫

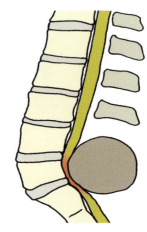
シェーマ

術後硬膜外血腫

 ## 予防法は？

- 術前の血液凝固検査に異常がないかを確認する。
- 患者が**抗凝固薬**を服用している場合は、術前・術後の一定期間**中止する**。
- **術中は、術野の入念な止血**を心がける。
- 電気凝固による止血と、止血薬を用いた止血を併用する。
- 手術終了時、術野に**ドレーンチューブ**を**留置**する。

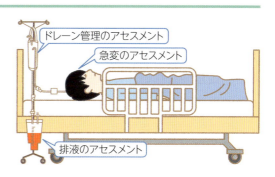

> 術中に電気凝固と止血薬を組み合わせて、入念な止血を行う

○術中止血に使用する機器と薬剤

電気凝固	・電気メス ・双極凝固止血器（バイポーラーコアギュレーター）
止血薬	・コラーゲン使用吸収性局所止血材（アビテン®、インテグラン®） ・ヒトトロンビン含有ゼラチン使用吸収性局所止血材（フロシール®） ・デンプン由来吸収性局所止血材（バード アリスタAH®） ・トロンビン製剤 ・血漿製剤由来液状フィブリン糊止血剤（ベリプラスト®Ｐ コンビセット、ボルヒール®）

3章 脊椎

💬 エキスパートのつぶやき

❀術前に抗凝固薬を休薬する

患者の高齢化にともない、心房細動などの不整脈や狭心症といった循環器内科疾患を有する患者や、脳梗塞を有する患者の脊椎手術を行う機会が増加している。このような患者は、治療目的で抗凝固薬を服用していることがある。抗凝固薬は術中の出血や術後の血腫形成に悪影響を及ぼすため、術前に休薬する必要がある。薬の種類によって期間は異なるが、最長2週間の休薬を必要とする薬もあり、注意が必要である。

3章 脊椎

観察ポイントは？

- **術後数時間で発症する急性型**と、**術後数日〜1週間で発症する亜急性型**がある。
- 手術直後と比べて**痛みやしびれが進行する**場合は、**必ず本症を念頭に置く**。
- **鎮痛薬が効かない痛み**（急性型では激痛）。
- 決められた時間ごとにドレーンバッグ内の排液量を測定する。
- 時間ごとの排液量が極端に減少した場合は、チューブの閉塞を考える。
- チューブが閉塞している場合は、ローラーペンチでチューブをミルキングしてみる。

> **本症が疑われる場合は、夜中でも担当医に連絡する！**

●急性型と亜急性型

	急性型	亜急性型
特徴	・術後数時間で発症 ・手術創や上下肢の進行性の激痛（しばしば**鎮痛薬は無効**） ・痛みとともに、上下肢のしびれや運動麻痺を生じる	・術後数日〜1週間で発症 ・急性型と比べて創部の痛みは軽いことが多いが、**鎮痛薬の効果は少ない** ・痛みとともに、手術直後にはみられなかった上下肢の痛み・しびれ、運動障害を生じる
症状	・**耐えられない痛みと急速に進行する麻痺**	・**比較的緩徐に進行する痛みと麻痺**
観察ポイント	・症状が進行性であるにもかかわらず、①ドレーンバッグ内の排液量がほとんど増加していない、②創部を覆うガーゼへの出血が著しい、のいずれかがあれば本症を強く疑う ・わずかな体位の変化にともない、症状が軽減したり増悪したりする場合も本症を強く疑う	・ドレーンチューブを抜去した後に生じることがあるので、抜去後の痛みや神経症状の変化に注意する

▶用語解説

ミルキング：ドレーンやチューブの詰まりを防ぐために、チューブをしごくこと。

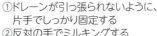
①ドレーンが引っ張られないように、片手でしっかり固定する
②反対の手でミルキングする

強くミルキングしすぎると、ドレーンが切断される危険があるため注意する

発生時の対応は？

●画像検査

急性型	検査不要（臨床症状から診断可能であり、治療を急ぐため）
亜急性型	MRI検査を行う（血腫の程度を確認する）

●保存治療
- **亜急性型で、痛みが軽度、上下肢の麻痺がない軽症の場合にのみ適応。**
- **経過観察**：何も処置をせず、時間とともに痛みが軽快するのを待つ。
- しかし、脊髄や馬尾神経の不可逆変化が生じた場合は後遺障害が残るので、**漫然と保存治療を行わない。**

> **術後血腫を疑った場合は、
> 保存治療にこだわることなく再手術を考える**

●手術治療（再手術）

輸血の準備	血液凝固能が低下している場合は、血小板成分輸血や新鮮凍結血漿を準備する。
低血圧麻酔にしない	術中に出血部位を確認しやすいよう、通常の血圧で麻酔を行う。
血腫の除去	血腫を吸引し、生理食塩水で洗浄する。硬膜に付着した血餅(けっぺい)はていねいに除去する。
出血源の確認と止血	・椎弓からの骨髄性出血⇒骨ろう (bone wax) で止血。 ・硬膜外静脈叢からの出血⇒双極凝固止血器か止血材で止血。 ・傍脊柱筋からの出血⇒開創器をゆるめた状態で双極凝固止血器で止血。
ドレーンチューブの留置	1本ではなく**複数本のドレーンチューブを留置**する。

> **再手術後、ドレーンチューブは1日排液量＜30mLに
> なるまで留置する**

🔵 エキスパートのつぶやき

●超音波（エコー）を用いた術後血腫の診断
　術後血腫の画像診断に単純X線画像やCTは無効。MRIが有用だが、検査に時間がかかることや激烈な痛みのある場合は、体動のために鮮明な画像が得られにくいという問題点がある。超音波は短時間で体表から術後血腫および除圧された硬膜管の状態を把握することが可能であり、近年その診断に用いられている。ただし頸椎後方手術後では、血腫と硬膜管に介在物（椎弓スペーサーなど）が存在していないことが必要条件であり、腰椎後方手術後では、体表から遠い（深い）部位に硬膜管が存在している場合、超音波が届きにくいといった問題点もある。

▶用語解説
血餅：血液が凝固してできる、もち状のかたまり。
不可逆変化：元に戻らない変化。

C5 麻痺(まひ)

C5 palsy

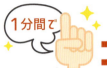

要するに

頚椎手術後、C5領域で生じる麻痺。肩関節の外転や肘関節の屈曲力低下がみられる。

3つのポイント

病態・予防法
- C5領域で生じる麻痺
- 前方および後方手術ともに脊髄を過度に移動しない
- 術中脊髄モニタリング

観察ポイント
- 手術直後よりも手術後数日で生じることが多い
- C5領域の強い痛み
- 肩関節外転と肘関節屈曲力の低下

発生時の対応
- 経過観察で回復する可能性あり
- リハビリテーション
- 症例によっては手術 ⇒ 椎間孔の追加除圧

C5 神経根の運動・感覚支配

運動	感覚
・三角筋（肩関節外転） ・上腕二頭筋（肘関節屈曲）	・上肢近位外側

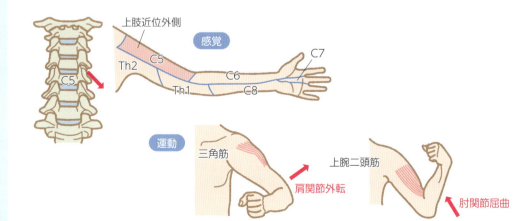

病態・予防法は？

●病態
- **頚椎手術後に、C5 領域（三角筋、上腕二頭筋、上肢近位外側）で生じる麻痺。**
- **肩関節の外転や肘関節の屈曲力低下**などが生じる。
- 正確な病態は不明。
- 後方手術だけでなく前方手術でも生じることから、除圧操作による過度の脊髄移動にともなう C5 神経根の過牽引または、折れ曲がりによって生じる可能性が提唱されている。

> **C5 麻痺の病態は神経根障害説が有力**

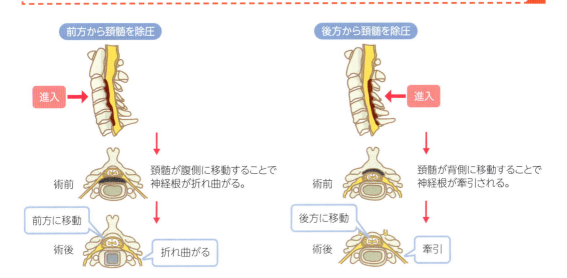

●予防法
- 前方・後方手術ともに、**脊髄を過度に移動しない**。
- 椎弓形成術では過度の椎弓拡大をさける。
- 前方除圧固定術では、できるだけ椎体亜全摘をさける。
- **術中脊髄モニタリング**を行いながら、手術操作を行う。
- 術前から C5 麻痺が懸念される症例では、脊髄の除圧とともに**椎間孔除圧術を追加**する。

💬 エキスパートのつぶやき

✚ 脊髄障害説
　C5 麻痺の病態として、「除圧にともなう脊髄の移動による神経根の障害」という説が有力である一方で、「急激な除圧にともなう脊髄の障害による」という説がある。除圧によって虚血脊髄に再潅流という現象を生じ、放出されたサイトカインが脊髄前角細胞を障害するという理論である。

▶ 用語解説

亜全摘：一部を残し、全摘すること。
脊髄モニタリング：脊椎・脊髄手術中に神経の状態を観察できるシステム。

3章 脊椎

観察ポイントは？

観察ポイント	特　徴
・術後いつから発症したか？	・**手術直後よりも術後数日〜2週間までの発症**が多い。
・頚部〜上肢近位外側の痛みはあるか？	・**C5領域の先行する強い痛み**に続き、運動麻痺を生じることがある。
・上肢近位外側の感覚障害はあるか？	・C5領域の感覚障害はある場合とない場合がある。
・上肢のどの部位に筋力低下があるか？	・筋力低下は**肩関節外転**と**肘関節屈曲**にみられる。 ・そのほかの上肢筋力は正常。

- 上半身を起こしたときに、軸性疼痛（頚部の痛み）だけでなく、上肢の痛みにも注意する。
- 肘関節の伸展や手関節・手指関節の筋力が保たれていることも確認する。

▶用語解説

軸性疼痛：頚椎術後の合併症。激しい頚部痛、頭痛、肩こりが特徴。

C5 麻痺

 ## 発生時の対応は？

● リハビリテーション
- 時間の経過とともに筋力が回復してくることが多いので、三角筋・上腕二頭筋の筋収縮訓練と、関節拘縮予防のための肩関節・肘関節可動域訓練を行う。

> **70%が半年以内に回復するため、麻痺が生じても通常は経過観察を行う！**

● 手術治療
- **椎間孔拡大術**の追加：画像所見で椎間孔狭窄が明らかな場合に椎間孔拡大術が行われることがある。

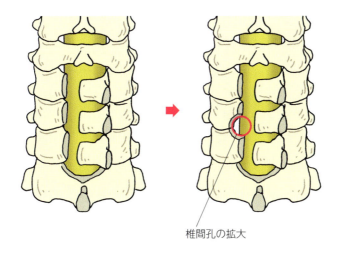

椎間孔の拡大

💬 エキスパートのつぶやき

● 麻痺や回復の程度はさまざま

ひとくちにC5麻痺といっても麻痺の程度はさまざまである。
70%が半年以内に回復するが、回復の程度もさまざま。麻痺発症時のMMTが3以上ある場合はおおむね予後良好であるが、2以下の場合には筋力低下が残存することがある。したがってC5麻痺を生じた場合は安易に楽観的な予後説明をするべきではない。

▶ 用語解説
MMT：manual muscle testing；徒手筋力検査。

髄液漏
ずいえきろう

cerebrospinal fluid leakage / liquorrhea

1分間で コレだけは覚える コレだけシート

要するに

硬膜切開縫合後や硬膜裂創によって、術後、創部から髄液の漏出が続く状態。

3つのポイント

🌱 予防法	🔍 観察ポイント	👊 発生時の対応
● 密な硬膜縫合	● ドレーンバッグ内の排液の色	● 自然治癒するまで待機
● フィブリン糊などで硬膜縫合部を補強する	● 創部のガーゼが濡れていないか	● 経皮的くも膜下ドレナージ
● ドレーンバッグを陰圧にしない	● 頭痛・発熱がないか	● 再手術で硬膜を修復する

髄液漏とは？

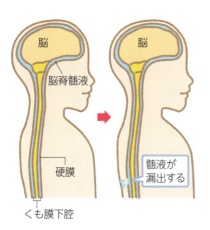

- 脳脊髄液（髄液）は1日約500mL産生され、約150mLが脳室からくも膜下腔へ循環していく。

- 硬膜切開縫合を必要とする脊髄腫瘍の手術や、ほかの組織との強い癒着のある硬膜の除圧操作中に硬膜裂創を生じた後、術後創部から脳脊髄液の漏出が続く状態を**髄液漏**とよぶ。

髄液漏

 ## 予防法は？

- **硬膜縫合は密に行う**（5-0 または 6-0 のポリプロピレン糸を用いる）。
- 硬膜欠損が大きい場合は、筋膜片や人工硬膜を用いて硬膜を修復する。
- **硬膜縫合部をフィブリン糊などの止血材で覆って補強**する。
- 術後血腫予防のためのドレーンは、**陰圧での持続吸引をせずに自然落下排液**とする。

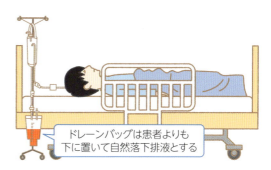

ドレーンバッグは患者よりも下に置いて自然落下排液とする

> **術中のていねいな硬膜修復が、術後の髄液漏を防止する！**

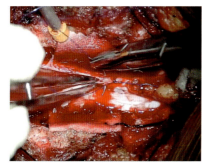

脊髄腫瘍摘出後の硬膜縫合
5-0 または 6-0 のポリプロピレン糸を用いて密に縫合していく。

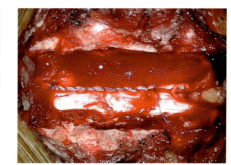

硬膜縫合終了

> **髄液漏は術後発生時の対処よりも術中の予防が重要。**

エキスパートのつぶやき

● 髄液漏の予防

硬膜縫合に際してポリプロピレン糸を用いるのは、針刺入部における髄液流出の可能性をできるかぎり減らす意図がある。硬膜の欠損が大きい場合は、一次縫合をしようとすると硬膜に過度の緊張が加わるため、髄液漏を生じる可能性がある。したがって、筋膜片やゴアテックス®などの人工硬膜での修復を行う。硬膜修復後はフィブリン糊などの止血材で覆うことで、さらに髄液漏の予防を図る。

ドレーンは、術野に過度の出血がなければ入れず、血腫で髄液の流出を抑えこむという選択肢もある。またドレーンに陰圧がかかると髄液の流出を助長する恐れがあるため、ドレーンバッグを患者よりも下に置き自然落下排液とする。

▶ 用語解説

一次縫合：対象箇所に対して縫合による処置だけを行うこと。

3章 脊椎

観察ポイントは？

観察ポイント	根　拠
・ドレーンからの排液の量と色（性状）に異常はないか？	・術後数日経過しても **100mL/日を超える排液量**あり ・**血液**から**無色透明な液**に排液の色（性状）が変化 　⇒髄液漏を疑う 血性の排液　　　　漿液性の排液
・創部のガーゼが濡れていないか？	・ドレーン抜去後、ガーゼが濡れているという患者からの訴えで気づくことが多い
・**頭痛**や**発熱**はないか？	・髄液漏が持続すると、細菌性髄膜炎や頭蓋内出血を生じる可能性がある

発生時の対応は？

- **まずは自然治癒するまで待機**する。
  - **体位の調節**：髄液漏を生じている部位が、くも膜下腔よりも上にくるように（創部が上にくるように）体位を調節する。
    ⇒後方手術後に発生した髄液漏では、腹臥位での臥床を行う。
  - **抗菌薬の投与**

> **自然治癒には約1カ月を要する**

- 自然治癒しない場合は、**経皮的くも膜下ドレナージ**を行うことで髄液漏を停止させるか、**再手術によって硬膜を修復**する。

経皮的くも膜下ドレナージ
- 腰椎部棘突起間から、硬膜外穿刺針をくも膜下腔に穿刺しカテーテルを留置する。
- 1日の排液量は300mL前後を目標とする。
- チューブ留置期間は1週間以内を原則とする。
- 低髄圧による頭痛・悪心に対しては、補液を行う。
- 通常、ドレナージ施行翌日から創部の髄液漏は停止する。

再手術による硬膜修復
- 髄液の流出している硬膜損傷部を確認する。
- 硬膜損傷部が確認できないときは、術野にイソジン®液のような色素を散布することで髄液流出部位を確認する。
- 一次縫合可能な硬膜損傷は5-0または6-0のポリプロピレン糸で縫合する。
- 一次縫合ができない硬膜損傷は筋膜または人工硬膜を硬膜に縫合するか、または生体吸収性シートを当ててフィブリン糊で固定する。

> **再手術によって硬膜を修復する！**

エキスパートのつぶやき

✿髄液漏と頭蓋内出血
　髄液漏による重大な合併症は髄膜炎と頭蓋内出血である。細菌性髄膜炎は発熱や項部硬直といった症状から容易に推察できるが、頭蓋内出血については見落としがち。
　髄液漏にともなう頭蓋内出血として頻度が高いのは、小脳出血と硬膜下血腫である。

▶**用語解説**
項部硬直：頚部が固くなり前屈できないなどの状態。

肩関節の解剖

> **肩関節の特徴**
> ⇒上腕骨・肩甲骨・鎖骨から構成され、
> 人体で最大の可動域をもつ関節

体表からの肩関節 / 骨の解剖

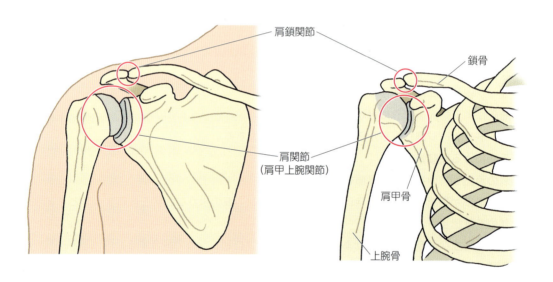

- 肩関節は体表から見ると1つの関節のようだが、実際には2つの関節（肩関節・肩鎖関節）が存在する。

エキスパートのつぶやき

一般的に肩関節とは肩甲骨と上腕骨をつなぐ肩甲上腕関節のことであり、**狭義の肩関節**である。広義には肩甲上腕関節、肩鎖関節を含めた2つの関節の複合関節であり、混乱しやすい。

英略語・単語

上腕骨：humerus
肩甲骨：scapula
鎖骨：clavicle
肩関節：shoulder joint
肩甲上腕関節：scapulohumeral joint
肩鎖関節：acromioclavicular joint

肩関節の解剖

肩関節前面（浅層筋）

- 肩関節前面の浅層は三角筋と大胸筋で覆われている。

肩関節後面（浅層筋）

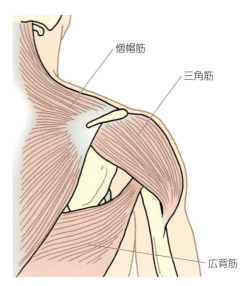

- 肩関節後面の浅層は三角筋と僧帽筋で覆われている。

肩関節前面（深層筋）

肩関節後面（深層筋）

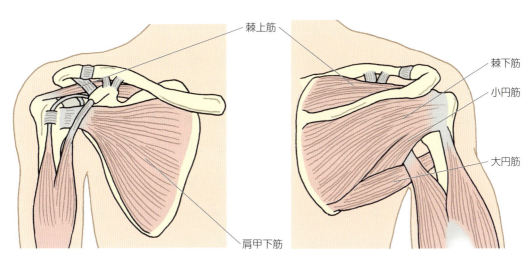

- 肩関節前面の深層は棘上筋、肩甲下筋で覆われている。

- 肩関節後面の深層は棘下筋、小円筋で覆われている。

英略語・単語

三角筋：deltoid muscle
大胸筋：pectoralis major muscle
僧帽筋：trapezius muscle
棘上筋：supraspinatus muscle
肩甲下筋：subscapularis muscle
棘下筋：infraspinatus muscle
小円筋：teres minor muscle

血管・神経

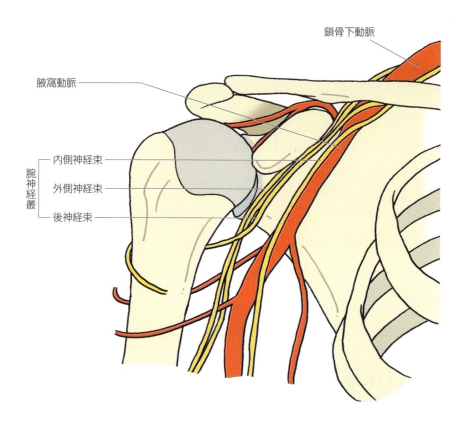

◯ 動 脈
- 鎖骨下動脈はさまざまな動脈を分岐しながら、肩周辺では腋窩動脈となる。

◯ 神 経
- 脊髄神経のうち、鎖骨、上腕、手などに分岐する神経叢を腕神経叢とよぶ。
- 3つの神経束（内側神経束、外側神経束、後神経束）から構成され、肩関節や上肢へと神経が枝分かれする。

英略語・単語
鎖骨下動脈：subclavian artery
腋窩動脈：axillary artery
腕神経叢：brachial plexus
外側神経束：lateral nerve bundle
内側神経束：inner nerve bundle
後神経束：posterior nerve bundle

肩関節の動きの表現方法

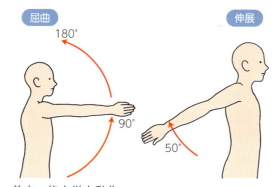
● 前方、後方挙上動作

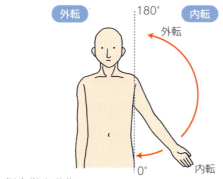
● 側方挙上動作

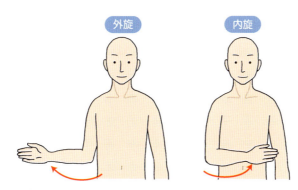
● 肘90°屈曲にて肘の開閉動作

🗨 エキスパートのつぶやき

肩関節脱臼とは一般的に狭義の肩関節（肩甲上腕関節）の脱臼のことをいう。
肩鎖関節脱臼や胸鎖関節脱臼を肩関節脱臼とよぶことはない。

英略語・単語

屈曲：flexion
伸展：extension
外転：abduction
内転：adduction

外旋：external rotation
内旋：internal rotation

肩関節周囲炎
adhesive capsulitis / frozen shoulder / periarthritis scapulohumeralis

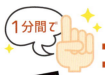

要するに

原因不明の肩関節痛と可動域制限を認める状態。肩関節拘縮、凍結肩、五十肩などともよばれ、自然治癒が多い。

3つのポイント

特徴・症状
- 運動時痛（挙がらない）、安静時痛（夜間痛）
- 可動域制限（固まって動かない）
- 症状によって3病期に分類（炎症期・拘縮期・回復期）

診断
- 画像所見は異常なし
- 鑑別診断が重要
- X線、MRIなどを用いて異常がないことを証明（除外診断）

治療
- 炎症期 ⇒ 安静、鎮痛薬の内服
- 拘縮期 ⇒ 可動域訓練（ストレッチ体操が中心）
- 回復期 ⇒ 可動域訓練（筋力増強も）

肩関節周囲炎とは？

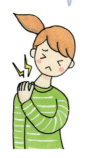

原因はないが、肩が痛い！動かない！

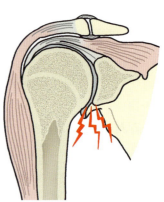

骨や腱の異常はない。

肩関節周囲炎

特徴・症状は？

- **明らかな原因がなく発症**する場合が多い。
- 症状は**痛み**と**可動域制限**。
- 痛みには**運動痛（挙がらない）**と**安静痛（夜間痛）**がある。
- **3つの病期**があり、病期によって症状や治療が異なる（症状の持続期間はばらばら）。

問診が大切！

① 原因はあるか？（**発生原因の有無**）
② 痛みは強くなっているか？ 夜間に痛みが強くなるか？
　（**痛みの変化**）
③ "バンザイ"ができるか？（**可動域の変化**）

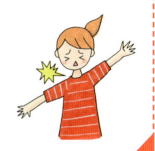

● 3つの病期の特徴と治療

| ①炎症期➡外傷など明らかな原因がなく運動痛が出現、急性増悪 |

 安静にして鎮痛薬を内服する

| ②拘縮期➡痛みは落ち着いたが、肩が固まって日常生活に困る |

 ストレッチ体操による可動域回復

| ③回復期➡放置していると拘縮が1年くらいで自然と治る |

　　　筋力回復を目指したリハビリ指導

- 以上の3期に分類できる経過をたどる。
- 関節の癒着が原因で、**骨や腱の異常はない**。
- ただしX線やMRIで骨や腱に異常がないことを確認する必要がある。

エキスパートのつぶやき

◎関節周囲炎か腱板断裂か？
　関節周囲炎と腱板断裂の鑑別は、問診や触診では困難なため、MRIによる腱断裂の有無によって確定診断となる。

拘縮：軟部組織の収縮、あるいは短縮によって関節の可動域が減少した状態。
腱板断裂：→ p.210

4章　肩関節

診断は？

> 鑑別診断（除外診断）
> ⇩
> 画像で異常所見がないことを証明しなければならない

●単純X線像による診断

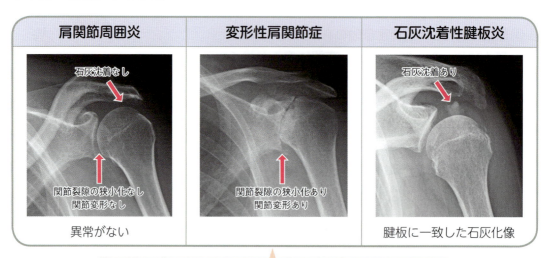

肩関節の変形、腱板周囲の石灰化像の所見があれば、除外診断できる。

● MRIによる診断

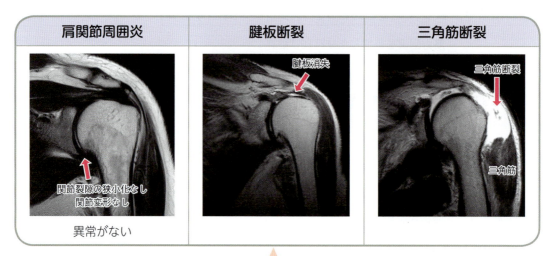

腱板断裂、三角筋断裂などの所見があれば、除外診断できる。

変形性肩関節症：→ p.219
石灰沈着性腱板炎：→ p.218
関節裂隙：関節の画像上で骨と骨の間に見られる隙間。

肩関節周囲炎

治療は？

① 炎症期
- 炎症期は炎症にともなった痛み（運動痛や夜間痛）が著しい。
- **鎮痛薬の内服**に加えて、痛みの軽減のために**姿勢の改善**や**就眠時の安静姿位（ポジショニング）**が重要。

≫ 姿勢の改善指導
- 痛みのため、猫背になっていることが多い。
- 猫背では肩周囲の筋緊張にともなった血流循環障害を引き起こす。

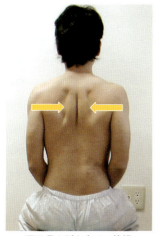
肩甲骨を引き寄せる体操
（肩甲骨周囲筋の運動）

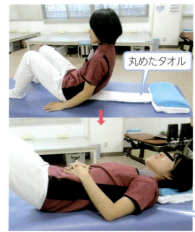
脊柱に沿ってタオルを入れる
（背中全体のストレッチ）

≫ 就眠時の安静肢位（ポジショニング）の指導
- 肩伸展位（肘が下がる）では、就眠時に痛みを訴えることがある。
- 肘の下にタオルを入れることで、疼痛緩和が期待できる。

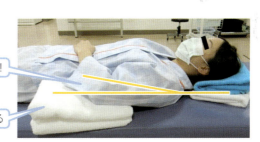

肩伸展：後方挙上。
肩屈曲：前方挙上。

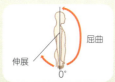

②拘縮期

- 拘縮期は炎症と拘縮があり、痛みも強い。
- 痛みのない範囲での**ストレッチ体操**(**可動域訓練**)を中心にリハビリを行う。

≫ ストレッチ体操（可動域訓練）

他動運動	自動介助運動
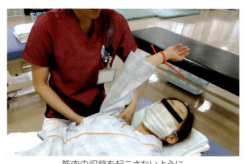 筋肉の収縮を起こさないように 理学療法士が可動域訓練を行う方法	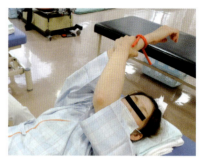 健側の手を使って補助的に 可動域訓練を行う方法

- 痛みを無視したリハビリは、炎症の再燃につながるため無理をしないように説明する。
- 理学療法士と一緒に他動運動から開始し、反対の手を使った自動介助運動へと進める。

③回復期

- 回復期は拘縮がおもな症状で痛みは軽減しているので、**自動運動**を含めた積極的な**可動域訓練**を行う。

≫ 自動運動

- 自動介助運動から自動運動へ、背臥位での運動から立位（または座位）の運動へと段階的に移行させていく。
- 拘縮が残存していたり、筋力が低下していると、肩甲骨が上方へ偏位（位置異常）するため、自動挙上が困難となる。

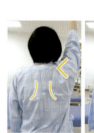 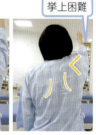

挙上困難

肩甲骨左右差なし　　右肩甲骨の上方偏位

💬 エキスパートのつぶやき

❊ 肩関節周囲炎（五十肩）は自然に治りますか？

　3つの病期に関して明確な区分はなく、無理なリハビリを行うと炎症が長期化してしまうこともある。他動運動→自動介助運動→自動運動と段階的に行うためにも、医師や理学療法士が病態について患者に十分な説明を行い、注意深く経過観察することが重要。

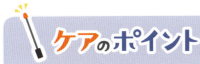

ケアのポイント　　日常生活動作の指導

- 日常生活動作（頭を洗う、体を洗う、物を干すなどの動作）で必要とする肩の運動は屈曲動作で、肩が拘縮して動きが悪いと日常生活に支障をきたす。
- おおむね90°の屈曲動作が可能になると日常生活が行いやすくなるので、肩関節疾患の手術後の患者も含め、屈曲90°を得ることが目安となる。

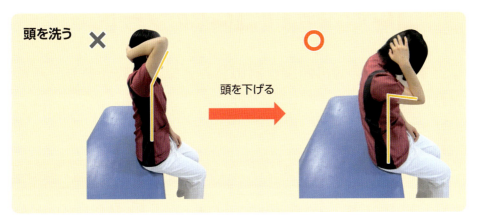

通常は140°程度の屈曲動作が必要だが、頭を下げることで、洗髪動作は90°の屈曲動作で可能となる。

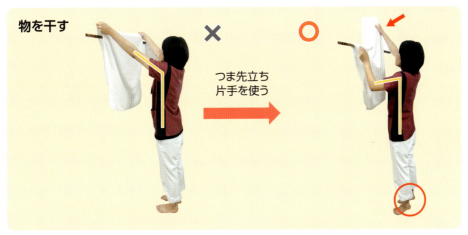

通常は140°程度の屈曲動作が必要だが、つま先立ちや片手を使うことで90°程度の屈曲動作で可能となる。

腱板断裂
けんばんだんれつ

rotator cuff tear

1分間でコレだけは覚えるコレだけシート

要するに

肩を挙上するための腱の断裂。肩の痛みと挙上困難があり、手術しないと断裂は大きくなる。

3つのポイント

特徴・症状・診断
- 腱板 ⇒ 4つの腱の総称
  肩甲下筋腱・棘上筋腱・棘下筋腱・小円筋腱
- 棘上筋腱の断裂が多い
- 肩の痛み、挙上困難

治療
- 痛みのコントロール
  ⇒ 注射、内服、湿布
- 断裂小
  ⇒ 鏡視下腱板縫合術
- 断裂大（縫合困難）
  ⇒ 人工関節置換術

予後
- 縫合しないと断裂は進行
- 術後の疼痛管理
  ⇒ CRPSに注意
- 再断裂の可能性あり

腱板（4つの腱）

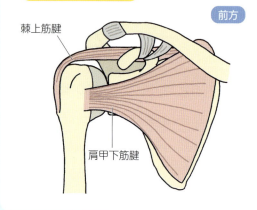

前方：棘上筋腱、肩甲下筋腱

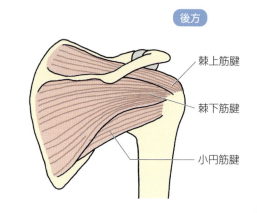

後方：棘上筋腱、棘下筋腱、小円筋腱

腱板断裂

特徴・症状・診断は？

- 腱板断裂は**棘上筋腱に多い**。
- 転倒などの外傷、加齢による変性で起こる。
- 症状は**肩の痛みと挙上困難**。
- 断裂した腱は放置すると進行する。
- **小さい断裂は鏡視下腱板縫合術**が可能。
- 進行すると縫合困難なので、**人工関節置換術**を選択することもある。

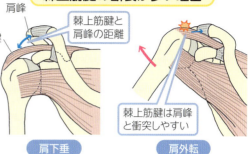

棘上筋腱の断裂が多い理由

肩外転動作 → 棘上筋腱が肩峰と衝突 → 断裂

> 肩が痛くて挙がらない ⇒ 腱板断裂の可能性高い！
> 腱板はX線には写らないため、MRIで確認！

単純X線画像	MRI【正常腱板】	MRI【腱板断裂】
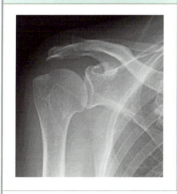	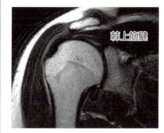	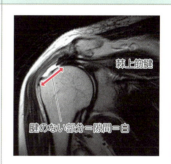

- **診断ポイント！**
  断裂した腱は短縮し、腱のない部分に隙間ができる（↔）。MRIでは隙間が白く写る。

💬 エキスパートのつぶやき

⚙ 腱板断裂の一般的な分類
- 小断裂（1cm以下）
- 中断裂（1〜3cm）
- 大断裂（3〜5cm）
- 広範囲断裂（5cm以上）

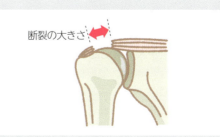

腱板：肩甲下筋腱、棘上筋腱、棘下筋腱、小円筋腱の4本の腱の総称。

肩外転：側方挙上。

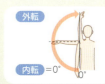

治療は？

> 腱板断裂の痛みは注射や内服で緩和
> ⇒断裂した腱は、縫合しなければ治らない

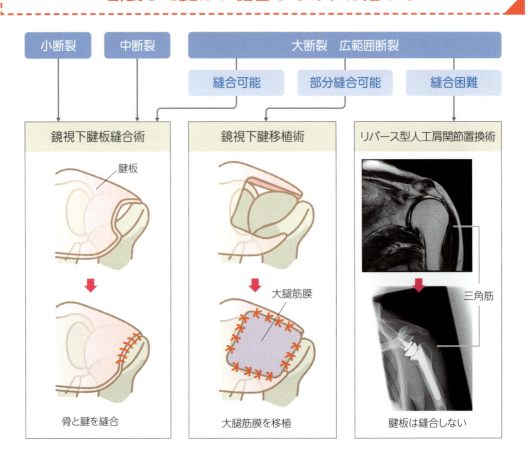

🗨 エキスパートのつぶやき

◎ 腱板縫合術か人工肩関節置換術か？

縫合困難な症例では、腱板縫合をあきらめて人工肩関節置換術を行う。リバース型人工肩関節では三角筋の力で肩を挙げることから、術後早期から肩挙上が可能となっている。欠点は、侵襲が大きく、感染、人工関節のゆるみなどの合併症が多いことである。小断裂のうちに、回復が早くて侵襲も少ない関節鏡による腱板縫合術で終わりたいのが医師の本音。

大腿筋膜：大腿筋を包む筋膜。
鏡視下腱板縫合術：関節鏡を用いて行う腱板縫合術。骨と腱を縫合する。
鏡視下腱移植術：関節鏡を用いて行う腱移植術。おもに大腿筋膜が移植される。
リバース型人工肩関節置換術：→ p.223

腱板断裂

 ## 予後は？

○ 断裂を放置すると……
- **徐々に断裂は大きくなり**、力が入りにくくなる。
- 最終的に縫合困難な状態になると人工関節置換術を行わなければならない。

> **小さい断裂は術後の再断裂が少なく、筋力の回復も早い！**

○ 術後管理
- **疼痛管理**：点滴、鎮痛薬の投与。
  痛みを放置すると筋肉が過緊張となり、血流障害、手の腫れ、しびれ、浮腫が生じる（CRPS）。
- **三角巾や装具固定**：肩の安定性を保つ固定法。
  術後固定肢位不良による不快感、痛み、手の腫れ、しびれ、浮腫が生じる（CRPS）。

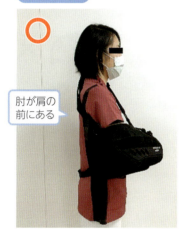
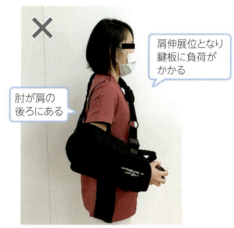

術後固定肢位 ○ 肘が肩の前にある ／ × 肘が肩の後ろにある：肩伸展位となり腱板に負荷がかかる

○ 術後筋力回復
- **術後3カ月** ⇒ 術前の70〜80%まで回復。
- **術後6カ月** ⇒ 術前の80%以上に回復。重い物を持ち上げる動作は、術後6カ月以降に行うように指導する。

○ 複合性局所疼痛症候群（complex regional pain syndrome：CRPS、→ p.410）。
- 骨折、捻挫、打撲などの外傷をきっかけとして生じる、慢性的な痛みと浮腫、皮膚温の異常、発汗異常などの症状をともなう難治性の慢性疼痛症候群。腱板縫合術後に痛みを放置したり、肩の不良な固定方法によって発生する。予後不良で、痛みが残存しやすい。早期の手指運動で防止する。

肩伸展：後方挙上。

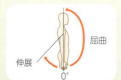

4章　肩関節

ケアのポイント　術後の三角巾や装具のチェックポイント

三角巾や装具を装着しているときも、外しているときも姿勢が大事！

三角巾固定期間中
姿勢の変化=筋肉の緊張の変化。

姿勢が悪いとあちこち痛む！

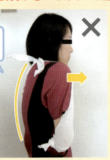
背中が丸くなって肩が前に出る ✗

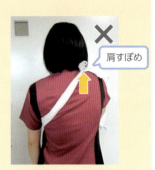
肩すぼめ ✗

姿勢のチェックをしましょう！
①背中が丸くなっていないか？
②肩が前に出ていないか？
③肩すぼめをしていないか？

三角巾除去後

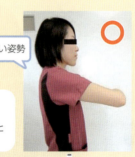
良い姿勢 ○

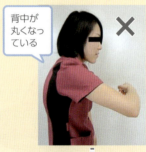
背中が丸くなっている ✗

①肩の屈曲動作開始！
②伸展・外転動作に注意！
（背中が丸くなると、棘上筋腱と肩峰が衝突し、痛みが発生！）

下垂位
↓
外転位

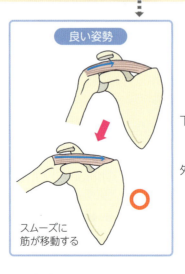
良い姿勢
スムーズに筋が移動する ○

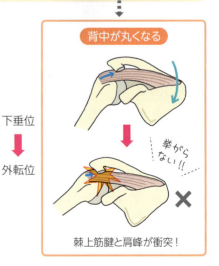
背中が丸くなる
挙がらない!!
棘上筋腱と肩峰が衝突！ ✗

背柱側弯症は肩挙上制限を誘発!!

背柱側弯症の患者では、胸椎の変形にともなった肩甲骨の上方外転が起こる。この状態で肩を挙上すると、痛みをともなって肩挙上制限が出現する。

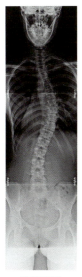
胸椎変形

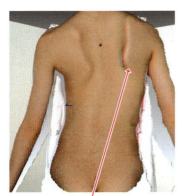
肩甲骨の上方外転

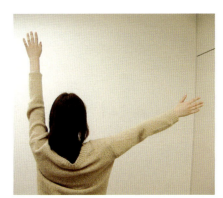
肩挙上制限

肩甲骨を引き寄せる体操

腱板断裂の患者は、痛みのために肩甲骨が上方外転となり、挙上障害が出る。肩甲骨を引き寄せると痛みは軽減し、挙上しやすくなる。

術前から肩甲骨を引き寄せる体操を行うと、**術後の疼痛緩和、可動域獲得が容易**になる。

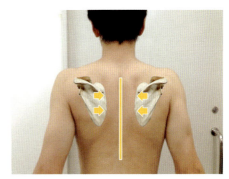
肩甲骨を引き寄せる体操

背柱側弯症：→ p.180

4章 肩関節

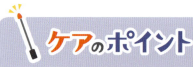 腱板断裂術後のベッド周囲の注意点

物の配置が決め手！～腱板断裂術後の環境整備～

- ベッド周囲の環境整備は術後の動作を想定して行う。
- 禁忌肢位をとったり、動作に不自由が生じないように配慮し、術前に準備しておく。

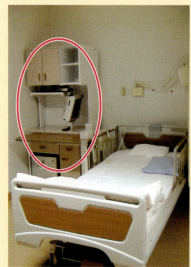

①術前に床頭台を健側に設置する

術後、患側を上にして側臥位となり、健側の手で床頭台の物を取るために、床頭台は健側に設置しておきましょう。

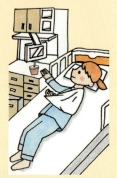

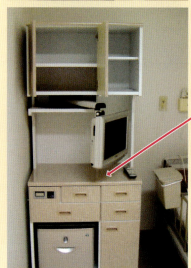

②物の配置を工夫する

よく使う物（ナースコール・ベッドコントローラー・ゴミ箱・コップ・テレビのリモコンなど）を健側で取りやすい位置に配置する。

- 高いところの物を取り出すときは、必ず健側で行うよう説明する。
- 片手では取り出しにくい物、重い物は低いところに配置するよう説明する。
- よく使う物は、取りやすい配置にするよう説明する。

ケアのポイント　腱板断裂術後のADL指導

健側を起点とする動作で患側の安全を保つ！

● **起き上がり動作**

術前と、術後麻酔が覚醒し移動する際に説明する。

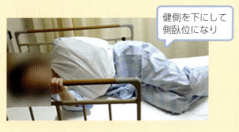

健側を下にして側臥位になり

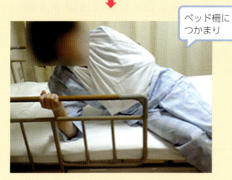

ベッド柵につかまり

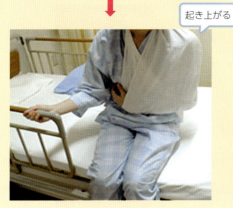

起き上がる

● **病衣の着脱**

健側から脱いで、患側から着る。

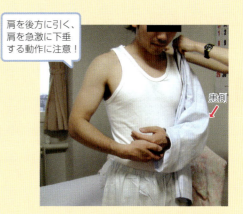

肩を後方に引く、肩を急激に下垂する動作に注意！

患側

石灰沈着性腱板炎
せっかいちんちゃくせいけんばんえん

calcific tendinitis

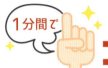 **コレ**だけは覚える**コレ**だけ**シート**

要するに
腱板の付着部に石灰が沈着して起こる炎症。肩の痛みと挙上困難が起こる。自然に消退し、治癒することが多い。

つのポイント

特徴・症状
- 石灰の沈着による炎症
- 棘上筋腱に多い
- 肩の痛み・挙上困難

診断
- 疼痛のコントロール
  ⇒ 安静、鎮痛薬の内服
- 大きい場合は摘出手術
- 安静がもっとも重要

治療
- 自然に消退する場合が多い
- 腱板断裂することもある
- 経過観察
  ⇒ 石灰の大きさをチェック（単純X線）

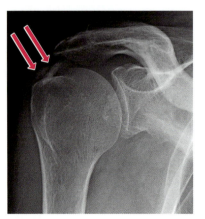

単純X線像
棘上筋腱の付着部に一致した石灰像（➡）。

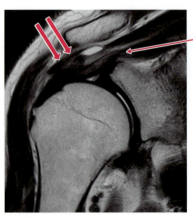

MRI（T2強調）
棘上筋表層に石灰像（➡）。

棘上筋

変形性肩関節症
osteoarthritis of the shoulder：肩関節OA

1分間でコレだけは覚えるコレだけシート

要するに

肩関節（肩甲上腕関節）の関節軟骨の消失によって、痛みや可動域制限を認める状態。

3つのポイント

特徴・症状・診断	治療	予後
● 肩の痛み、挙上困難 ● 肩関節の変形 （骨頭変形、関節裂隙の消失） ● 腱板断裂はない	● 痛みのコントロール ⇒注射、内服、湿布 ● 可動域の回復 ⇒リハビリ ● 人工関節置換術は最終手段	● 変形が進むと挙上できない ● 日常生活動作の獲得に工夫が必要 ● 除痛と可動域の回復が重要

変形性肩関節症とは？

- 高齢になると関節軟骨が変性し、関節が変形する。
- 変形にともない、痛みや可動域の制限が出現する。
- 日常生活動作に支障が出てから、医療機関を受診する場合が多い。
- 肩関節周囲炎や腱板断裂などの症状と類似しており、鑑別診断が必要となる。

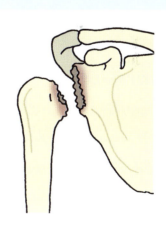

4章　肩関節

特徴・症状・診断は？

- 加齢による**肩関節の変形**（**骨頭変形**、**関節裂隙の消失**）。
- 関節軟骨の消失にともなった**痛みや可動域制限**。
- **除痛によって可動域は回復**することが多い。
- 日常生活動作が困難な場合は人工関節置換術。
- **腱板断裂（→ p.210）をともなわない**肩関節の変形 ⇒ **変形性肩関節症**という。
- 腱板断裂が広範囲に進行して、肩関節が変形する場合 ⇒ **腱板断裂性関節症**という。

画像診断で関節と腱板を見て、鑑別する！

関節の変形 ⇒ 単純 X 線像で判断

腱板断裂の有無 ⇒ MRI で判断

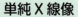画像診断

単純 X 線像	MRI（T2 強調）
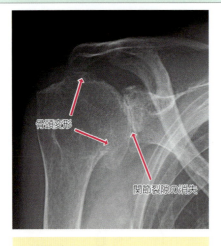	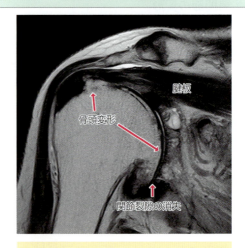
● 診断ポイント！ 骨頭変形、関節裂隙の消失	● 診断ポイント！ 骨頭変形、関節裂隙の消失 腱板断裂がない

▶ 用語解説

関節裂隙：関節の画像上で骨と骨の間に見られる隙間。

変形性肩関節症

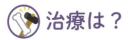 治療は？

まずは保存治療（注射・内服・湿布）で痛みをコントロール

↓

リハビリで可動域の回復を図る

↓

変形が進行し、痛みが増して可動域が低下した場合は手術治療を検討

変形が進行⇒痛みが増して可動域が低下

○人工肩関節置換術
- 擦れて変形している部分を取り除き、人工関節を挿入することで、除痛と可動域の回復を図る。

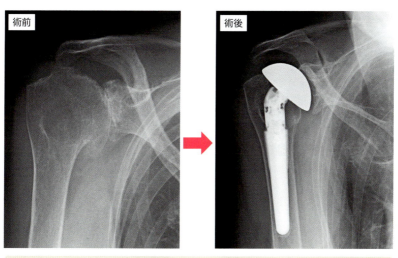

- 人によって肩関節のサイズは異なるため、術前に大きさや形状を入念に計測し、適切な大きさのものを用いる。
- 欧米の人工関節では適合が悪く、アジア人向けのサイズが開発されている。

💬 エキスパートのつぶやき

○保存治療か手術か？
- 変形が進行している症例でも、日常生活動作が可能な可動域が保たれている症例や、痛みが軽減すると可動域が回復する症例も多いので、画像診断のみで手術を決めることはない。
- 手術は最終手段であり、十分な経過観察と患者の理解と同意が必要である。

4章　肩関節

予後は？

○変形性肩関節症の患者が求めていること
- 患者は高齢者が多く、肉体労働など筋力を必要とすることは少ない。
- 痛みを軽減し、日常生活動作に必要な可動域が獲得できれば満足されることが多い。

> **除痛と可動域の回復が重要！**

○日常生活動作の獲得＝肩に負担をかけない工夫（環境整備）
≫ 変形が進むと挙上できなくなるため、日常生活動作の獲得に工夫が必要。

高いところにある物を取ることは困難

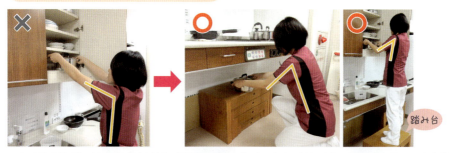

- よく使う物（とくに重い物）は低い場所に置いておく。もしくは、踏み台などを用いるよう指導する。
- 高齢者は転倒に注意する。

体の横にある物を取るときの注意

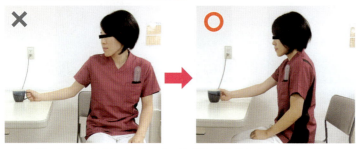

- 体の横にある物を手だけで取ると、肩外転外旋位となり、痛みが生じる。
- 物を取るときは体を正面に向けて取るように指導する。

肩外転：側方挙上。 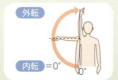　　**肩外旋**：肩を外側に捻る。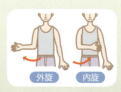

腱板断裂の有無による人工関節の違い

人工肩関節置換術
- 腱板断裂のない変形性肩関節症⇒通常の人工肩関節を使用

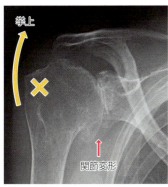
関節変形のため挙上できない。

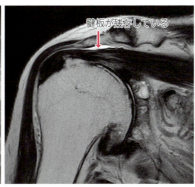

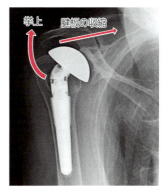
腱板が残存しているので、腱板収縮によって肩挙上ができるようになる。

リバース型人工肩関節置換術
- 腱板断裂をともなった二次性変形性肩関節症⇒リバース型人工肩関節を使用

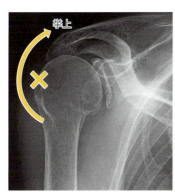
腱板断裂のため挙上できない。

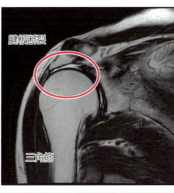

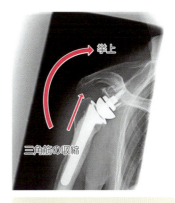
人工関節のソケットの形が本来の形状とは反対になっているので、三角筋の収縮によって肩挙上ができるようになる。

▶用語解説

リバース型人工肩関節：関節のソケットの形状が本来の形状とは反対の形（肩甲骨側が凸・上腕骨側が凹）をしているので、リバース型とよばれる。

外傷性肩関節脱臼
traumatic shoulder dislocation

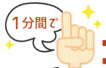

要するに

スポーツや外傷によって肩関節の外転・外旋・伸展位を強制され、肩関節が外れる状態。

 3つのポイント

特徴・症状・診断	治療	予後
● 前方脱臼（95％以上）	● 無麻酔での徒手整復	● 三角巾・装具による固定
● 肩の痛み、可動不可	● 全身麻酔下で整復（整復困難な場合）	● 再脱臼の可能性
● 単純X線撮影で骨折の有無を確認	● 手術治療	● 反復性肩関節脱臼となることがある

肩関節脱臼のメカニズム

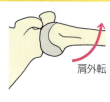 ＋ 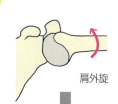 ＋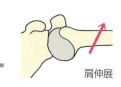

肩外転　　　肩外旋　　　肩伸展

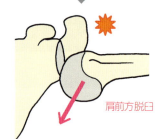

肩前方脱臼

外転＋外旋＋伸展＝脱臼！

外傷性肩関節脱臼

特徴・症状・診断は？

- **前方に脱臼する**ことが多い（95％以上）。
- **肩の痛み**と**可動不可**（動かせない）を訴える。
- 肩関節の外転・外旋・伸展位を強制されて脱臼する。
- 単純X線撮影で上腕骨が肩甲骨と重なって見える。
- **整復操作は愛護的に**行う。
- 反復性肩関節脱臼（→ p.228）となる場合がある。

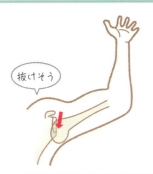

> まず「脱臼か、骨折か」の鑑別が重要⇒単純X線撮影

外傷性肩関節脱臼	外傷性肩関節脱臼骨折
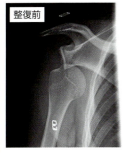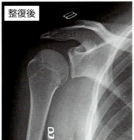	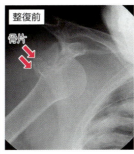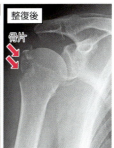
	● 骨折を見逃しやすい。 ● 高齢者は整復操作中に骨折することがある。

- **診断ポイント！**
  骨折の有無を整復操作の前に確認する。

💬 エキスパートのつぶやき

✿高齢者は骨折に注意
　高齢者の脱臼では、骨粗鬆症による骨強度の低下から脱臼時に骨折したり、整復操作で骨折を起こすことがある。整復操作の前にX線撮影を必ず行い、骨折の有無を確認するとともに、整復操作で骨折を起こさないよう注意する。

▶用語解説
骨粗鬆症：→ p.370

治療は？

「手で引っ張る」、「重力を利用する」。2つの整復方法

○ 徒手整復（無麻酔）

手で引っ張る

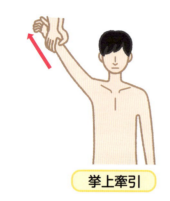
挙上牽引

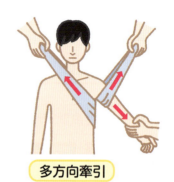
多方向牽引

重力を利用する

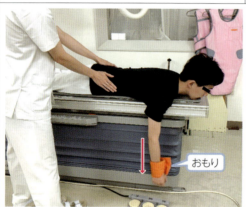
おもり

下垂牽引
- 2kg 程度の重りを手に巻き、重力を利用して整復する。
- 筋緊張がとれてくると5〜10分で整復される。
- 無理な力で引っ張らないので骨折の危険が少ない。
- **筆者愛用の方法**。

💬 エキスパートのつぶやき

✚ 整復操作

　脱臼時には痛みをともなっているので、筋緊張が強く、無理な整復操作で骨折を起こすことがある。救急対応での整復操作は注意が必要である。
　全身麻酔下で筋緊張をとると容易に整復可能。
　全身麻酔下でも整復できないときには、切開手術で整復。

予後は？

○ 整復後の固定

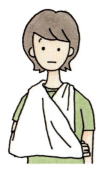
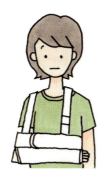
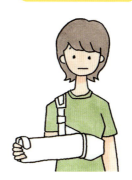

- 脱臼整復後は安静のため3週程度の固定を行う。
- さまざまな固定方法があるが、どの方法でも再脱臼が一定の割合で発生する。
- 最近では早期のスポーツ復帰を目的に、関節鏡を用いた最小侵襲手術が行われるようになった。

復帰しても再脱臼の可能性を忘れずに！

- 安静期間の後は、日常生活やスポーツ復帰を目指す。
- 脱臼肢位（外転・外旋・伸展）をとると脱臼不安感（"抜けそう"）がある場合には、再脱臼を発症する可能性がある（再脱臼のメカニズム、→ p.229）。
- 再発した場合、反復性肩関節脱臼（→ p.228）という病名でよばれる。

反復性肩関節脱臼
recurrent shoulder dislocation

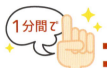

要するに

外傷性の初回脱臼の後、ちょっとしたことで肩が外れそうになったり（亜脱臼）、脱臼を繰り返す状態。外来受診時には整復されていることが多い。

3つのポイント

特徴・症状
- 脱臼不安感（肩関節の外転・外旋・伸展時）
- 整復されているため肩関節は動く
- 2回以上の脱臼・亜脱臼を繰り返す

診断
- Bankart病変（関節唇の剥離）の確認
- MRI

治療
- 手術治療
  ⇒ Bankart修復術
- 切開手術もしくは関節鏡手術

肩関節の外転・外旋・伸展の姿勢（脱臼肢位）

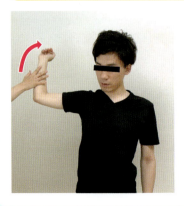

脱臼不安感を訴える
⇩
「脱臼しそうでこわいです」
「この姿勢で脱臼します」
⇩
上腕骨頭が前方下方にずれるため、脱臼不安感を訴えたり、再脱臼したりする。
（肩関節脱臼のメカニズム、→ p.224）

反復性肩関節脱臼

特徴・症状は？

- 1回目の脱臼を整復後、**脱臼不安定感（肩関節の外転・外旋・伸展）** を感じる状態。
- **受診時には整復されていることが多いので、肩関節は動く。**
- 2回以上の脱臼・亜脱臼を繰り返すことがあり、反復性肩関節脱臼とよばれる。

> **上腕骨頭の前方への不安定性で脱臼を繰り返す**

再脱臼のメカニズム

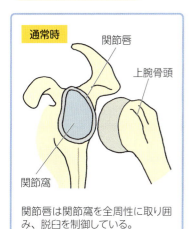

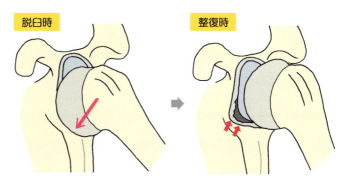

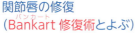

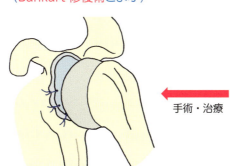

剥離した関節唇を元の位置に縫合する。

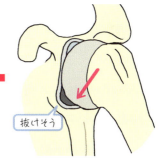

整復後も、上腕骨頭の前方への不安定性のため、何度も脱臼する。

▶ 用語解説

関節唇：関節窩の周りを縁取る線維軟骨性の組織。関節窩の深さと面積を補う。

関節窩：肩甲骨にある浅い凹み。

4章　肩関節

診断は？

- 関節唇の剥離（Bankart病変<ruby>バンカート</ruby>）を確認する。
- 関節唇は軟部組織なのでX線では描出できない。
- MRIでの診断が必要となる。

> **関節唇の剥離⇒画像診断はMRIで**

◯関節唇の剥離の画像診断

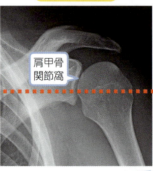

単純X線像

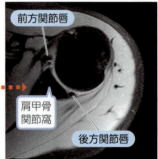

MRI T2強調横断像
肩甲骨関節窩の中央やや下方。

- 前方関節唇が肩甲骨関節窩から剥離している。
- 後方関節唇は正常な状態。
- 前後の関節唇を対比して確認することが重要。

治療は？

○ Bankart（バンカート）修復術

- **スーチャーアンカー**という糸付きのネジを関節窩に打ち込み、関節唇を縫合する。

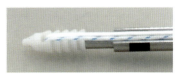

スーチャーアンカー

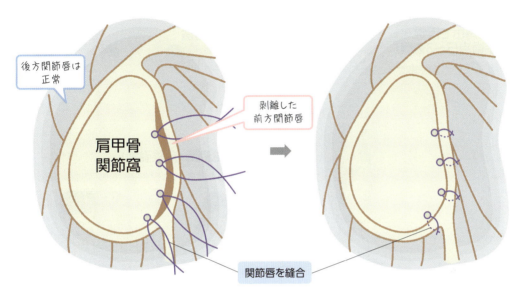

後方関節唇は正常／剥離した前方関節唇／肩甲骨関節窩／関節唇を縫合

- 切開手術にて Bankart 修復術（関節唇縫合）を行ってきたが、近年手術手技や器具の発達により、関節鏡を用いた手術が行われている。

関節鏡手術の利点
- 傷が小さく侵襲が少ない
- 痛みが少ない
- 傷の治りが早い
- リハビリが行いやすい

4章 肩関節

ケアのポイント　肩関節脱臼術後の固定・リハビリテーション

肩関節脱臼術後は固定＋危険姿勢を回避

①三角巾で固定
（手術当日〜3週間）

● 三角巾の装着方法

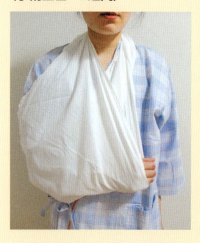
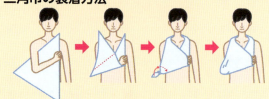

● 脱臼しそうな姿勢（危険姿勢）

野球でピッチャーが投球するような姿勢は再脱臼の危険があるので避ける。

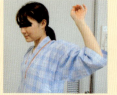
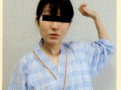

②三角巾固定中（術後3週間）⇒手・肘の運動は術後翌日から開始

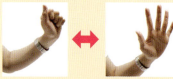
手のグーパー運動
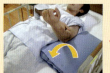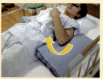
肘の屈伸

③三角巾除去（術後3〜6週間）⇒肩屈曲の自動運動を開始

④三角巾除去（術後6週以降）⇒肩の外旋運動を開始。肩の外転・外旋運動は引き続き注意！

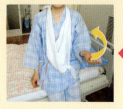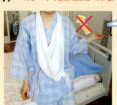

外転運動にならないように注意！

肩関節脱臼術後のリハビリ⇒肩の外転・外旋運動は慎重に

肘関節・手関節・手指の解剖

骨格

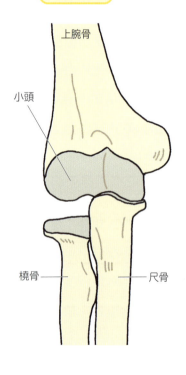

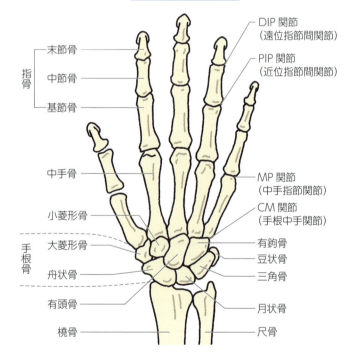

英略語・単語

- 上腕骨：humerus
- 橈骨：radius
- 尺骨：ulna
- 指骨：phalanges
- 中手骨：metacarpal bones
- 手根骨：carpal bones
- 中手指節関節（MP関節）：metacarpophalangeal joint
- 手根中手関節（CM関節）：carpometacarpal joint
- 遠位指節間関節（DIP関節）：distal interphalangeal joint
- 近位指節間関節（PIP関節）：proximal interphalangeal joint

血管・神経

- 指の血流は橈骨動脈、尺骨動脈から伸びる**動脈弓**によってまかなわれる。
- 通常であれば、橈骨動脈、尺骨動脈のどちらか一方が断裂しても、指は壊死しない。

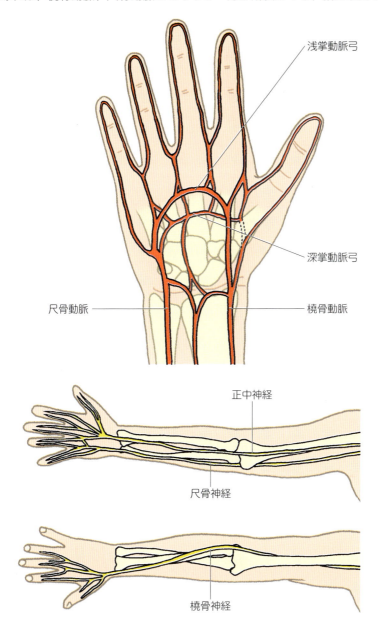

- 前腕・手部の動きや感覚をつかさどるおもな神経として、**尺骨神経**、**正中神経**、**橈骨神経**を覚える。

英略語・単語

尺骨動脈：ulnar artery
橈骨動脈：radial artery
浅掌動脈弓：superficial palmar arch
深掌動脈弓：deep palmar arch

正中神経：median nerve
尺骨神経：ulnar nerve
橈骨神経：radial nerve

筋肉・腱

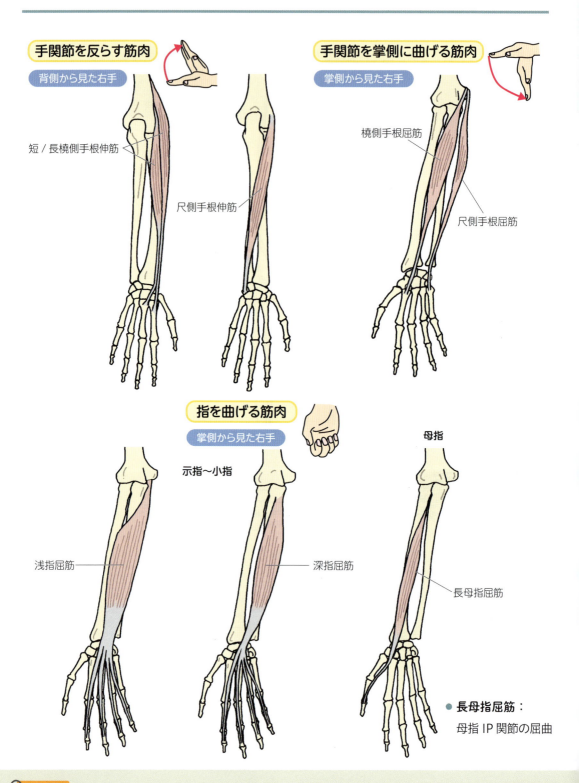

英略語・単語

- 短橈側手根伸筋：extensor carpi radialis brevis；ECRB
- 長橈側手根伸筋：extensor carpi radialis longus；ECRL
- 尺側手根伸筋：extensor carpi ulnaris；ECU
- 橈側手根屈筋：flexor carpi radialis；FCR
- 尺側手根屈筋：flexor carpi ulnaris；FCU
- 浅指屈筋：flexor digitorum superficialis；FDS
- 深指屈筋：flexor digitorum profundus；FDP
- 長母指屈筋：flexor pollicis longus；FPL

肘関節・手関節・手指の解剖

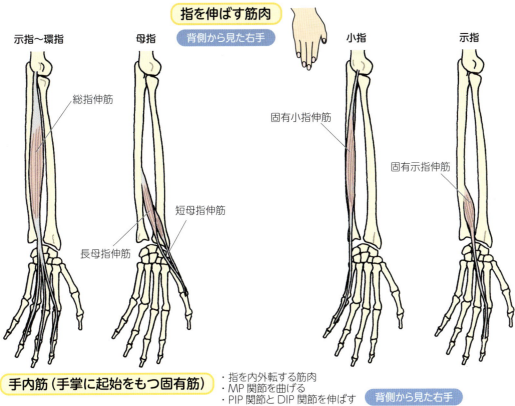

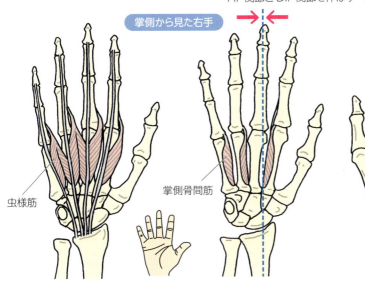

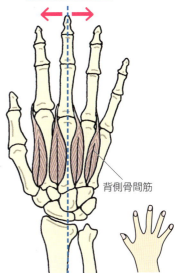

- 虫様筋：MP関節の屈曲、PIP・DIP関節の伸展
- 掌側骨間筋：指の内転、MP関節の屈曲、PIP・DIP関節の伸展
- 背側骨間筋：指の外転、MP関節の屈曲、PIP・DIP関節の伸展

英略語・単語

総指伸筋：extensor digitorum communis；EDC
長母指伸筋：extensor pollicis longus；EPL
短母指伸筋：extensor pollicis brevis；EPB
固有小指伸筋：extensor digiti minimi proprius；EDM

固有示指伸筋：extensor indicis proprius；EIP
虫様筋：lumbricals
掌側骨間筋：palmar interossei
背側骨間筋：dorsal interossei

肘部管症候群
cubital tunnel syndrome

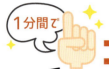

要するに

尺骨神経が慢性的に圧迫されることで発生。初期は環指の尺側と小指にしびれが生じ、進行すると、手の筋肉がやせて指の変形が起こる。

3つのポイント

特徴・症状・診断
- 環指尺側、小指のしびれ
- 鷲手（clawhand）
- 原因
  ⇒肘の変形、腫瘍、靭帯の肥厚など

治療
- 安静
- 薬物投与
- 基本的には手術
  ⇒神経前方移行術

予後
- 軽度
  ⇒改善が期待
- 進行した筋力低下
- 鷲手
  ⇒改善がむずかしい

代表的な症状：Tinel 徴候

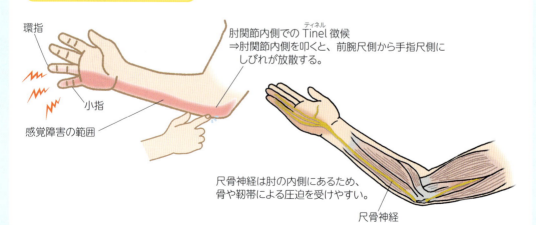

環指／小指／感覚障害の範囲

肘関節内側でのTinel徴候
⇒肘関節内側を叩くと、前腕尺側から手指尺側にしびれが放散する。

尺骨神経は肘の内側にあるため、骨や靭帯による圧迫を受けやすい。／尺骨神経

肘部管症候群

特徴・症状・診断は？

- 尺骨神経が肘周囲で圧迫、牽引されることで発症する。
- 環指の尺側と小指にしびれが生じる。
- 進行すると、骨間筋が萎縮し、環指と小指の屈曲拘縮から鷲手(clawhand)になる。
- 原因⇒肘の変形、神経を安定させる靭帯の肥厚、腫瘍、変形性関節症、小児期の肘骨折後の変形、スポーツなどがある。
- 肘関節内側にTinel(ティネル)徴候が生じる。
- 手根管症候群と異なり、基本的には手術治療が推奨される。

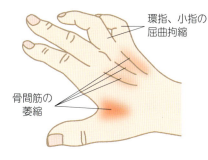
鷲手

環指と小指のしびれ⇒肘部管症候群の可能性高い！

○ 運動障害
- 骨間筋の麻痺によって、指の内外転が行いにくくなる。
- 虫様筋の麻痺によって環指、小指の中手指節(MP)関節は伸展位となる。

○ 診断方法
》 Froment(フロマン)徴候
- 両方の母指と示指で紙をつまみ、健側の方向に引っ張る⇒患側の母指が曲がれば陽性。
第1背側骨間筋の筋力(つまむ力)が低下するため、母指を曲げて代償しようとする(長母指屈筋＝正中神経支配)。

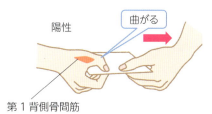
フロマン徴候

》 神経伝導速度検査
- 感覚神経速度の低下、潜時の延長を確認する。

》 X線像
- 変形性関節症や小児期の肘関節骨折外反変形が原因で肘部管症候群が起きることがあるため、肘のX線写真を撮影する。

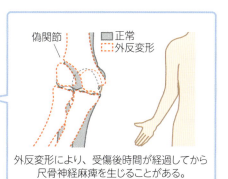
外反変形により、受傷後時間が経過してから尺骨神経麻痺を生じることがある。

》 MRI
- ガングリオンの有無を確認するために行うことがある。

▶ 用語解説

鷲手：手の筋肉が麻痺や萎縮して、小指の付け根の関節が反り、ほかの関節も屈曲し、鷲の手のようになる症状。

尺骨神経：尺骨に沿って走行する神経。小指、環指の尺側と前腕の尺側の感覚を支配している。

骨間筋：指骨と指骨の間に存在する筋。掌側と背側に存在する。

虫様筋：→ p.242
ガングリオン：→ p.275

239

治療は？

- **安静**につとめたり屈曲動作を避けても症状が改善しない場合や、骨間筋の萎縮がみられる場合に手術を考慮する。
- 症状緩和のために内服薬投与が行われることもある。

	除圧術	神経前方移行術
概要	・神経周囲の圧迫の原因となる組織を除く	・尺骨神経を前方に移行し、神経にかかる緊張を減弱する ・内側上顆の部分切除を行うこともある ・内側上顆を中心に皮膚切開する。尺骨神経上の筋膜を切開、剥離した後、尺骨神経をもともとあった場所から前方に移動する 尺骨神経の移行
利点	・内視鏡で行うことも可能	・手術時に視界がよい
欠点	・神経にかかる緊張を改善することはできない	・切開部に痛みが残ることがある

▶用語解説

内側上顆：正式には上腕骨内側上顆。肘関節の内側の出っ張り。

予後と合併症は？

● 経過観察の予後
- 軽度の感覚障害のみの場合、**安静や外固定で改善することが多い。**
- 筋力低下がみられるなど進行性の場合は改善がむずかしく、手術を勧められることが多い。

● 手術の予後と合併症
- 再発のリスクがある。
- 1度進行してしまった**筋力低下、鷲手は改善しないことが多い。**
- 前方移行時には神経を剥離することが必要。このときに神経への侵襲が大きい場合、神経障害が増悪することがある。

● 鑑別すべき疾患
≫ Guyon（ギヨン）管症候群
- 手関節部での尺骨神経の圧迫によって起こる。
- 肘部管症候群と異なり、手部背側にしびれは生じない。

≫ 頚椎疾患
- 第8頚髄（C8）神経根症によって、同様の症状が起こることがある。

💬 エキスパートのつぶやき

● 鷲手に対する手術
- 腱の移行術が行われることがある。
- 手術には、MP関節の屈曲を可能にするもの、内転機能の再建を目標とするものなどがある。
- 手術をしても症状が増悪することもある。

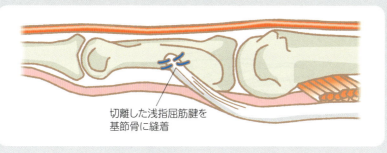

切離した浅指屈筋腱を基節骨に縫着

▶ 用語解説
Guyon管：→ p.243

5章 肘関節・手関節・手指

肘関節周囲の解剖

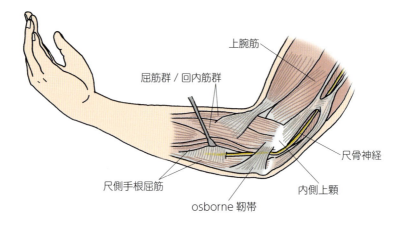

虫様筋のはたらき

- 虫様筋は全部で4つあり、尺側の第3、4虫様筋は尺骨神経の支配である。

虫様筋は指背腱膜と中手指節（MP）関節の関節包に停止し、MP関節の屈曲を担う。

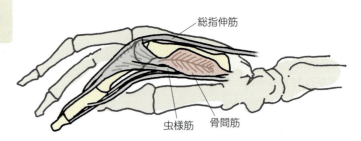

総指伸筋と協働で遠位指節間（DIP）関節、近位指節間（PIP）関節の伸展を担う。

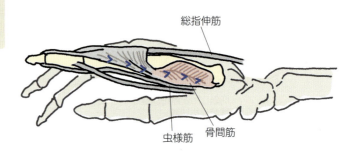

Guyon管周囲の解剖

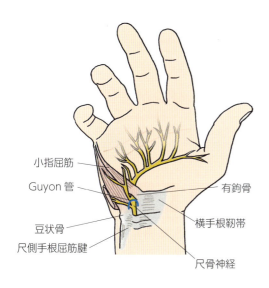

Guyon管症候群
豆状骨と有鈎骨の間にあるGuyon管（尺骨神経管）での尺骨神経絞扼によって起こる。

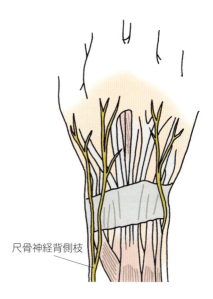

尺骨神経背側枝は、Guyon管の近位で分かれるため、手背の感覚障害は生じない。

🗨 エキスパートのつぶやき

✱鷲手はなぜ起こる？

尺側の虫様筋が麻痺するため、環指、小指のMP関節の屈曲ができなくなり、伸展位となる。またPIP関節、DIP関節の伸展ができなくなる一方で、屈筋腱の力は強いため、PIP関節、DIP関節は屈曲位で固定される。

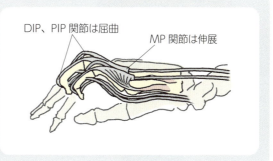

手根管症候群
carpal tunnel syndrome

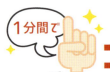

要するに
正中神経の圧迫によって、掌から指にかけてしびれが生じる疾患。

3つのポイント

特徴・症状・診断
- 中年期の手をよく使う人に多い
- 妊娠期の女性に多い
- 手関節の背屈、掌屈で悪化

治療
- 安静、外固定
- 手根管内注射
- 手根管開放術

予後
- 再発する可能性あり
- 増悪した場合、短母指外転筋の萎縮 ⇒ 指の対立ができなくなる

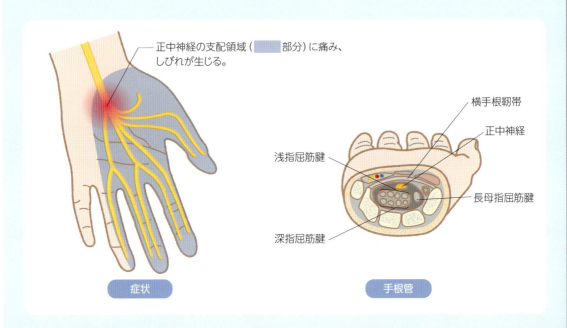

正中神経の支配領域（　　部分）に痛み、しびれが生じる。

横手根靱帯
正中神経
浅指屈筋腱
長母指屈筋腱
深指屈筋腱

症状　　手根管

手根管症候群

 ## 特徴・症状は？

- 手根管内での**正中神経の圧迫**によって起こる。
- 滑膜の炎症のほか、手根管内に生じた腫瘤によって起こることもある。
- 73%で左右両側に起こる。
- **中年期で手をよく使う人や妊娠期の女性**に多い。
- 肥満や腎不全、糖尿病との関連が指摘されている。
- 夜間や起床時に痛みが強くなりやすい。
- 症状は正中神経の支配領域を超えて、前腕や環指、小指にも起こることがある。
- 手関節部の**背屈や掌屈で悪化**する。

> 示指、中指のしびれ⇒手根管症候群の可能性高い！

○ 診断

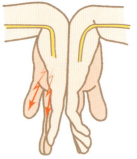

Phalenテスト（ファーレン）

手関節を屈曲し、60秒待機（痛みが強い場合はそれ以下）。正中神経の支配領域に痛みやしびれが生じた場合、陽性とする。

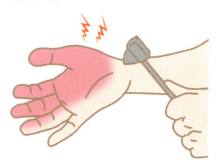

Tinelテスト（ティネル）

手根管上を叩打し、正中神経の支配領域に放散痛が生じた場合、陽性とする。

○ 検査

≫ 神経伝導速度検査

- 神経に電気刺激を与えてから、筋肉が反応するまでの時間が遅くなるかどうかをみる。

○ 鑑別すべき疾患

- 頚椎症
- 末梢神経障害（糖尿病性/甲状腺機能低下症にともなうもの）
- 手指に生じる変形性関節症

▶**用語解説**

手根管：手根骨と横手根靭帯で囲われたトンネル。

正中神経：手部に向かって、上肢の真ん中を走行する神経。母指から環指の母指側1/2までの掌側の感覚と、前腕の回内、手首の屈曲、手指の屈曲、さらに母指の付け根の筋肉（母指球筋）などを支配している。

放散痛：疾患の原因部位と離れた部位に現れる痛み。

5章　肘関節・手関節・手指

治療は？

保存治療		手術治療
外固定	手根管内注射	手根管開放術
概要 ・**安静**を保ち、手根管周囲の炎症を抑える 副子	・**ステロイド注射**によって正中神経周囲の炎症を抑える	・手根管を開放し、正中神経への圧迫を減少させる ・皮膚を大きく切開する方法と鏡視下で行う方法がある 横手根靱帯を切離し、正中神経の圧迫を減少させる
利点 ・簡便	・数回行うことが可能	・ほかの2つの方法に比較すると確実性が高い
欠点 ・再発の可能性あり	・注射の際には痛みをともなう	・手掌部の手術痕が痛みにつながることがある ・神経損傷のリスク、再発の可能性がある

💬 エキスパートのつぶやき

✿手根管開放術か鏡視下開放術か

　通常は手掌を皮膚切開し、直接手根管を開放して正中神経を除圧する。しかし、低侵襲を目指した場合、小切開かつ鏡視下で手根管を開放することもある。手術創が小さくてすむ一方で、手根管の開放が不十分になる可能性や、神経損傷の危険性が増すため、行うかどうかは施設や術者による。

手根管症候群

予後と合併症は？

- 保存・手術治療後に再発する可能性がある。

◯ 進行した場合
- 母指を上に向けづらくなり、さらには母指球の萎縮が起きる。
- 短母指外転筋が萎縮すると、指の対立ができなくなる。

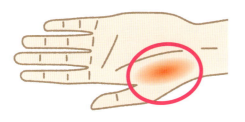

母指球の萎縮

正中神経の支配領域の筋力低下、母指球の筋萎縮が起こる。

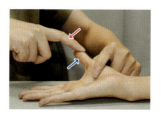

母指外転筋力のテスト（短母指外転筋の評価）

母指の先を天井方向に向けられるかどうか、抵抗をかけて評価する。

◯ 母指対立再建術
- 正中神経麻痺の進行で母指の掌側外転ができなくなった場合は、腱移行術を行う。
- 機能的に問題がなく、かつ取っても問題のない腱を移行することで、母指の対立を可能にする。

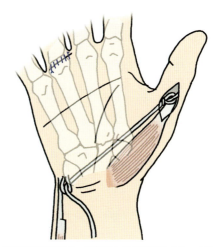

尺側手根屈筋腱を一部利用して母指の動きをつくる。

▶用語解説
指の対立：指を母指と合わせる動作。

橈骨神経麻痺
radial nerve palsy

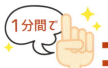

要するに
橈骨神経の圧迫・損傷のため、手関節・指の伸展ができなくなる。

3つのポイント

特徴・症状	治　療	予後・合併症
● 手関節、指を伸ばすことができない（下垂手） ● 物理的な圧迫で起こることが多い ● 損傷部位によっては感覚障害を合併する	● 良肢位での外固定 ● 神経剥離 ● 腱移行術	● 単純な圧迫による麻痺の場合、回復率は高い ● 手関節→示指〜小指→母指の順に回復

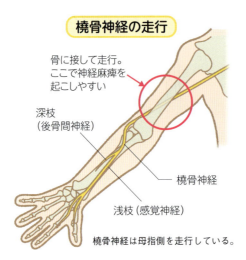

橈骨神経の走行

骨に接して走行。ここで神経麻痺を起こしやすい

深枝（後骨間神経）
橈骨神経
浅枝（感覚神経）

橈骨神経は母指側を走行している。

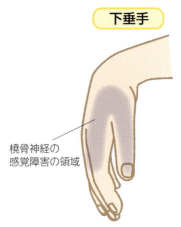

下垂手

橈骨神経の感覚障害の領域

手首から先が下に垂れ下がってしまう。

橈骨神経麻痺

 ## 特徴・症状は？

- **下垂手**（手関節、指の伸展ができなくなる）
- **物理的な圧迫**や上腕骨骨折によるものが多い。
- 切創や銃創などの開放性の損傷で生じることもある。
- 通常は**母指背側周囲**（橈骨神経領域）**の異常感覚**をともなう。
- 麻痺の原因が前腕近位より遠位の場合には、感覚障害が起こらないこともある。
- 開放性の損傷でなければ、はじめは保存治療で経過をみることが多い。

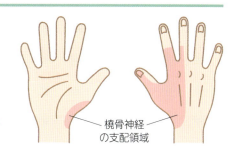

橈骨神経の支配領域

> 目覚めたとき、手関節を反らせられない、指が伸びない
> ⇒橈骨神経麻痺の可能性高い！

○ 診断手順
① 臨床症状に基づき診断する
② 原因検索として、画像診断を行う
- 骨折が原因の場合 ⇒ X線
- 腫瘍による圧迫が疑われる場合 ⇒ MRI、超音波検査

○ 橈骨神経麻痺が肘関節より遠位で起こる ⇒ 後骨間神経麻痺

- 橈骨神経は後骨間神経に分かれた後、回外筋の下に入る（フロセのアーケード）。この部分で圧迫を受けると**後骨間神経麻痺**となる。
- 手関節の伸展は可能で、指の伸展のみできなくなる（**下垂指**）。
- 回外筋による圧迫やガングリオン（→ p.275）による圧迫、原因不明の場合もある。
- 橈骨神経浅枝は先に分枝するため、感覚障害は起こらない。

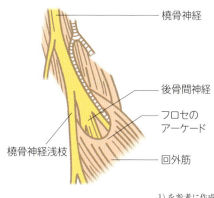

橈骨神経
後骨間神経
フロセのアーケード
橈骨神経浅枝
回外筋

1) を参考に作成

▶ 用語解説
下垂指：指が伸ばせなくなる状態。

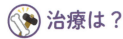 治療は？

- **固定**：手関節軽度伸展位での外固定（cock-up splint コックアップ スプリント）。
- **薬剤**：ビタミン剤が処方されることがあるが、確固たるエビデンスはない。
- **手術治療**：神経剥離術、腱移行術。

	外固定	神経剥離術	腱移行術
概要	・手関節の伸展位を保ち、拘縮が起きないようにする ・指が使いやすくなる （コックアップスプリント：伸展位は保たれるため指が使いやすい）	・神経を障害していると思われる部位の周りを展開 ・圧迫しているものがないかチェックする	・数カ月以上経過しても機能回復がみられない場合に、手関節の伸展を回復する目的で行う ・屈筋の腱を伸筋側と縫合する （橈骨神経麻痺に対するRiordan法：尺側手指屈筋の総指伸筋への移行／円回内筋を橈側手根伸筋へ移行／長母指伸筋は掌側で長掌筋と縫合）

○ 神経の断裂が疑われる場合（開放骨折や切創など）
- すみやかに神経を確認する。断裂していれば縫合することもある。

▶ 用語解説

コックアップスプリント：手関節を伸展位に保持するための装具。

予後と合併症は？

○ 保存治療
- 物理的圧迫が原因の場合は、**数日～6週程度で回復**がみられる。
- **①手関節伸展→②示指から小指の伸展→③母指の伸展の順で回復**していく。
- 回復を確認するために、筋電図検査を行うこともある。

○ 回復する例としない例の違いは？

Seddon 分類		
ニューラプラキシア（脱髄）		神経線維を包む膜（髄鞘）が一時的に障害を受けた状態→回復する
アクソノトメーシス（軸索断裂）		神経線維が断裂した状態→回復は困難
ニューロトメシス（神経断裂）		神経線維も髄鞘も断裂した状態→回復は困難（断裂部を縫合できれば回復する場合もある）

Seddon, HJ. A Classification of Nerve Injuries. Br Med J. 2(4260), 1942, 237-9.

▶ **用語解説**

筋電図検査：末梢神経を電気刺激し、神経やその支配筋から発生する活動電位を記録したもの。

野球肘（離断性骨軟骨炎）
baseball elbow (osteochondritis dissecans : OCD)

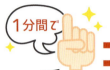

要するに
成長期に投球動作によって起こる肘の障害を総称して「野球肘」とよぶ。

※野球肘は筋や腱付着部の損傷が主要な「内側型」と、軟骨損傷が主要な「外側型」に分けられる。本稿ではとくに外側型（離断性骨軟骨炎）について取りあげる。

3つのポイント

特徴・症状	治療	予後・合併症
● 肘の痛み ● 肘の可動域制限	● 投球動作の禁止 ● 骨穿孔術 ● 骨軟骨移植術	● 軽度 ⇒ 安静で改善 ● 重度 ⇒ 変形性肘関節症への進行

機序

野球選手だけでなく、腕を頭より上に挙げる運動をする場合（体操や重量挙げ、やり投げなど）に起こり得る。

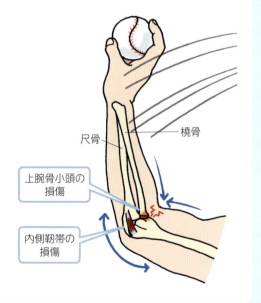

野球肘（離断性骨軟骨炎）

特徴・症状は？

- 成長期に、野球や体操など、**肘への負担を繰り返すことによって起こる**といわれる。
- **内側型**（筋、腱付着部の損傷が主要）⇒靭帯が引き伸ばされることで損傷が起きる。
- **外側型**（軟骨損傷が主要）⇒**離断性骨軟骨炎**。繰り返す微小な損傷によって、上腕骨小頭の軟骨損傷が起きる。
- 肘の**疼痛**を訴え、**可動域が制限**される。
- 軟骨損傷が進行した場合は変形性肘関節症となり、動きが悪く、痛みが出やすい肘になってしまうことがある。
- **予防が重要**。

成長期の運動選手の肘の痛み
⇒野球肘の可能性高い！

●検査
- **単純X線像**：上腕骨小頭の透亮像、骨硬化像、遊離体があるかの確認。
- **MRI**：X線像ではわからない早期の病変も判別可能。軟骨損傷を確認する。
- **超音波検査**：習熟した検者が行えば信頼でき、簡便に施行可能。

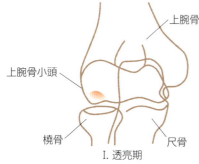 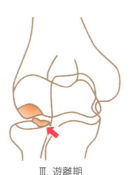

Ⅰ. 透亮期　　Ⅱ. 分離期　　Ⅲ. 遊離期

単純X線像上での病期
進行すると、剥がれた軟骨が関節内に遊離する。

💬 エキスパートのつぶやき

●野球肘検診
少年野球選手を対象に行われる。身体機能チェックに加えて、投球フォームのチェック、超音波検査での離断性骨軟骨炎の早期発見を目的に行われる。

▶用語解説

透亮像：画像上で透けて薄く見えるところ。
骨硬化像：画像上、骨が固くなり、周囲よりも白く見えるところ。
上腕骨小頭：肘関節を構成している上腕骨の外側部。

治療は？

● 保存治療
- 安静によって上腕骨小頭への負担を軽減する。
- 投球動作を禁止し、肘関節に負荷のかかる運動をやめる。
- 時に外固定を併用することもある。
- 3〜6カ月程度の運動制限を要する。

● 手術治療

	骨穿孔術	整復固定術	自家骨軟骨移植術
概要	・骨に孔をあけて病巣部を出血させ、治癒を促す	・遊離した骨片を元の場所に固定する（生体吸収ピンや骨釘を用いる）	・膝や肋軟骨から軟骨を移植する（自家骨軟骨）
欠点	・遊離体がある場合には適さない	・骨癒合しない可能性あり	・採取部の痛みが出る可能性あり

※治療法の選択は、重症度や遊離体の有無、治療者の選択によって変わる。

野球肘（離断性骨軟骨炎）

 ## 予後・合併症は？

- 初期病変に対して保存治療を行った結果、患者が**安静をよく守れば85.7%程度**で**治癒**がみられると報告されている。
- 反対に安静が守れなかった場合には、22.7%程度の治癒率[*1]。
- 重度になると、**変形性肘関節症へ進行**する。

	骨穿孔術	整復固定術	自家骨軟骨移植術
スポーツ復帰率	・66.7%[*2]	・68〜100%[*3] ※骨癒合率は 82〜100%[*3]	・75〜92.6%[*4]

[*1] Matsuura,T. et al. Conservative treatment for osteochondrosis of the humeral capitellum. Am J Sports Med. 36(5). 2008, 868-72.
[*2] Lewine,EB. et al. Early Results of Drilling and/or Microfracture for Grade IV Osteochondritis Dissecans of the Capitellum. J Pediatr Orthop. 36(8),2016, 803-9.
[*3] Baker,CL 3rd. et al. Osteochondritis dissecans of the capitellum. Am J Sports Med. 38(9), 2010, 1917-28.
[*4] Lyons,ML. et al. Osteochondral autograft plug transfer for treatment of osteochondritis dissecans of the capitellum in adolescent athletes. J Shoulder Elbow Surg. 24(7), 2015, 1098-105.

> **スポーツへの復帰率はバラツキがある。**
> **治療の選択は重症度による**

 エキスパートのつぶやき

○ **上腕骨小頭で軟骨の損傷が起きやすい原因**
- 小頭は終動脈で栄養されている（ほかの動脈との吻合がない）。
- 繰り返す衝撃で、栄養動脈が途絶した場合、ほかの血管から血行を受けにくく、軟骨の血行が悪くなりやすい[*3]。

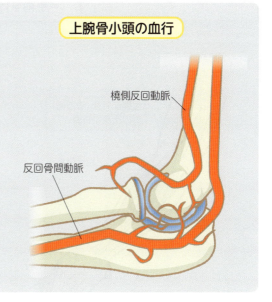

上腕骨小頭の血行／橈側反回動脈／反回骨間動脈

▶ 用語解説
終動脈：別の動脈につながる枝をもたない動脈。

テニス肘（上腕骨外側上顆炎）
tennis elbow (lateral epicondylitis of the humerus)

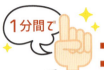

要するに
上肢を使う作業が多い人の、肘外側に起こる炎症。

つのポイント

特徴・症状・診断
- 手をよく使う人がなりやすい（中年期でよく起こる）
- 喫煙も危険因子
- 鑑別疾患に注意

治療
- 保存治療がメイン
  ⇒ 内服、外用、注射
- テニス肘用バンドの使用
- 保存治療で改善しない場合
  ⇒ 手術を行うこともある

予後・合併症
- 利き手に起こるため日常生活動作に支障
- 短期的には注射、長期的にはストレッチの予後が良い
- 再発が多い

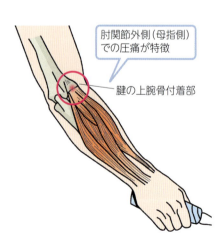

肘関節外側（母指側）での圧痛が特徴
腱の上腕骨付着部

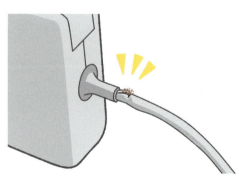

骨に付着する部分の付近は痛みやすい（イメージ）

テニス肘（上腕骨外側上顆炎）

特徴・症状・診断は？

○ 特徴・症状
- 手関節や指を反らすための腱（伸筋群）の、**上腕骨に付く部分で炎症**が起こる。
- 繰り返すストレスで腱の骨への付着部が痛む。
- **上肢を使った反復作業をする人に多い。**
- **中年期**（30～50歳代）、**喫煙者**に起こりやすい（性別に差はない）。
- 歴史的にはテニスをする人によく起こっていたが、現在はあまり関係なく発症する。

> **肘外側痛、絞る動作で痛む⇒ほとんどがテニス肘！**

○ 診断

≫ おもに症状で診断する
- 肘関節外側からやや遠位の圧痛
- 手関節や指を反らした状態で抵抗を加えると、痛みが強くなる（**中指伸展テスト**）
- 時に前腕のしびれを合併することがある（橈骨神経管症候群とよばれる病態の合併）

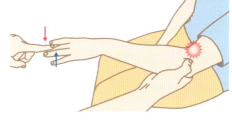

中指伸展テスト
患者が中指を反らそうとしている状態で抵抗を加えると、肘関節外側に痛みが生じる。

≫ ほかに行うべき検査
- ほかの疾患を除外するために行うことが多い

≫ ほかに疑うべき疾患
- 頸椎症性神経根症〔第6頸髄神経（C6）が障害されてみられる症状〕
- 橈骨管症候群
- 変形性肘関節症

▶ **用語解説**

橈骨管症候群：→ p.260
頸椎症性神経根症：→ p.136

変形性肘関節症：肘の変性によって、動かすと痛みが出たり、可動域が制限される疾患。

5章 肘関節・手関節・手指

 治療は？

	保存治療（保存治療がメイン）				手術治療
	薬剤	ストレッチ	装具	注射	
			テニス肘用バンド	注射療法	炎症を起こした組織の除去
特徴	・内服・外用での消炎鎮痛薬	・伸筋群をストレッチすることで、炎症が起こる部分へのストレスを減らすことができる	・伸筋群にかかる緊張を減らすことができる	・基本的には局所麻酔薬＋ステロイドが使用される ・最近では多血小板血漿（PRP）が使用されることもある	・保存治療に抵抗がある場合に選択される ・関節鏡視下で行われることが多くなってきている

 エキスパートのつぶやき

🔹ほかの治療法は？
　これまでに衝撃波やレーザーなど、ほかの治療法が多く発表されてきた。それぞれに有効性は示されているが、上記の治療法ほど一般的ではない。

▶用語解説

多血小板血漿：Platelet Rich Plasma；PRP。血小板を高濃度に含んだ血漿のこと。

テニス肘（上腕骨外側上顆炎）

予後・合併症は？

- 治療後も**再発が多く**、痛みは残存することも多い。
- 利き手に起こるため、日常生活上の動作には支障が出るが、それ以上の大きな障害になることはあまりない。
- 短期的予後には注射、長期的予後にはストレッチが良いとされる。

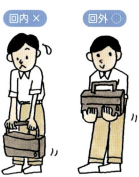

●日常生活上の注意

≫ 荷物の持ち方
- 回内（掌を下に向けた状態）で腕を使用すると、伸筋群に負担がかかる。
- **回外して上肢を使うよう指導する。**

≫ テニス肘用バンドの装着
- テニス肘用バンドはマジックテープ®の付いたバンド部分と、低反発性の素材のパッドでできている。
- バンドの目的は、原因となる筋肉の過剰な収縮を抑えること。したがってパッドは肘関節よりもやや末梢に当たるようにし、バンドは適度に締めることが必要。

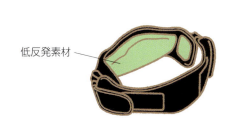

低反発素材

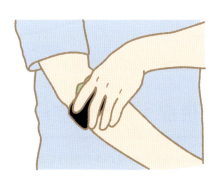

> **テニス肘用バンドはどこに巻く？**
> **⇒肘関節よりやや遠位に**

▶用語解説
回内：掌を下に向けた状態。
回外：掌を上に向けた状態。

5章 肘関節・手関節・手指

ココまで知ってたら、研修医レベル！

肘関節周囲の解剖：橈骨神経

- 肘関節外側には、手関節と手指の伸展（反らす方向）にはたらく筋が上腕骨外側上顆に付着している。
- さらにその深層には橈骨神経が走行している。

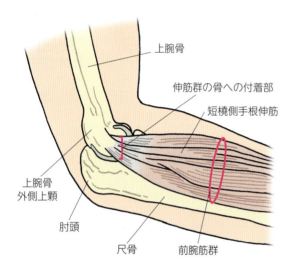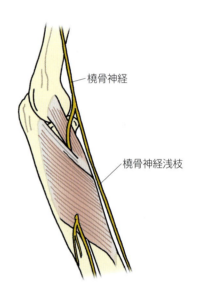

合併症：橈骨管症候群

- 肘周囲で橈骨神経の走行部位に狭窄が起こり、肘関節外側に痛みが生じる。
- テニス肘の5%に合併するといわれている。

> 💬 エキスパートのつぶやき
>
> ✿なぜ短橈側手根伸筋にだけ炎症が起こるの？
> 　上腕骨外側上顆には、ほかにも総指伸筋などが付着している。しかし、短橈側手根伸筋の骨への付着部はほかの腱よりも薄いため、損傷の影響を受けやすいのではないかと考えられている。

手の腱損傷
tendon injury of the hand

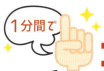

要するに
多くは切創などで起こる。損傷した腱のはたらきに応じて、指が伸ばせなくなったり、曲がらなくなったりする。

3つのポイント

特徴・症状
- 指が伸びない、曲がらない
- 開放性の損傷で起こることが多い
- 皮下断裂の見逃しに注意

治療
- 基本的には腱縫合
- 腱移植

予後・合併症
- 再断裂の可能性
- 癒着の可能性
- リハビリが大事

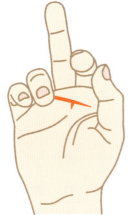

屈筋腱損傷
腱損傷が起きた指のみ伸展位となっている。

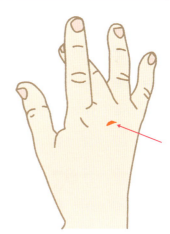

伸筋腱損傷
腱損傷が起きた指のみ屈曲位となっている。

英略語・単語

近位指節間関節（PIP関節）：proximal interphalangeal joint
遠位指節間関節（DIP関節）：distal interphalangeal joint
深指屈筋：flexor digitorum profundus；FDP
浅指屈筋：flexor digitorum superficialis；FDS

特徴・症状は？

- **多くは切創など開放性の損傷**で起こる。
- 皮下損傷として起こる場合（関節リウマチや変形性関節症による関節変形、橈骨遠位端骨折にともなうもの、ばね指の注射など）もある。
- 指が伸ばせなくなったり、曲がらなくなる。
- 一見、**指が伸びたり曲げたりできる状態でも、腱が切れていることがある**ので注意する。
- 緊急手術は必要ではないが、あまり時間が過ぎると腱が短縮して断端が見つけづらくなる。
- 手術までは切断端が短縮しないように、外固定することが望ましい。

> **腱損傷の見逃しに注意！**

○ 深指屈筋腱単独損傷

- 近位指節間（PIP）関節より遠位での腱損傷の場合、浅指屈筋腱は連続しているため、一見指は曲がるように見えてしまう。
- 遠位指節間（DIP）関節、PIP関節がそれぞれ単独で屈曲することの確認が必要。

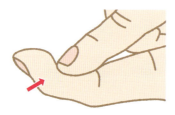

DIP関節が曲がることを確認
〔深指屈筋（FDP）連続性の確認〕

○ 伸筋腱中央索損傷

- PIP関節部での腱損傷。
- 側索がはたらくため、最初は指を伸ばすことが可能。
- 徐々に側索が掌側に落ちこみ、指が伸展できなくなる。

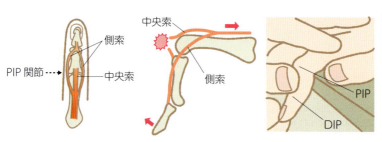

診断：Elson test
PIP関節を屈曲した状態でも、DIP関節の過伸展が可能（通常はできない）。
⇒中央索損傷

治療は？

- 基本的には**腱縫合**を行う。
- 時間が経過し縫合がむずかしい場合、欠損がある場合には**腱移植**を行う。
- 損傷した腱の部位によっては、皮膚縫合のみ行うこともある。

	腱縫合
概要	・皮膚を切開し、腱の断端を確保 ・断端同士を縫合する ・腱は断裂すると近位方向に短縮する ・損傷部位から近位・遠位方向に皮膚切開を広げ、腱の断端を確保する ・腱断端を確保したところで、core suture と peripheral suture を行う。
欠点	・腱再断裂の可能性あり

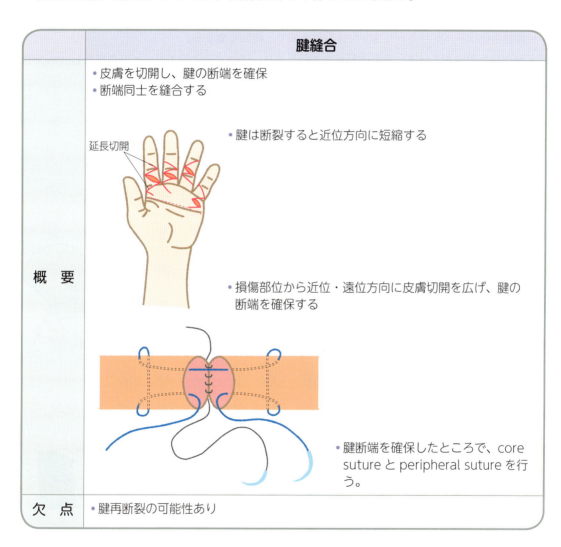

英略語・単語

core suture：腱の中心を通る縫合法。腱縫合の要。
peripheral suture：縫合部の辺縁に行う補助縫合法。

予後・合併症は？

○ 手術しなかった場合
- 保存治療で腱が癒合することはない（損傷箇所はそのまま）。

○ 手術後の注意点
≫ リハビリの開始
- 腱縫合後は**リハビリテーションが非常に大切**で、時間を要する。
- 腱の縫合がうまくいき、早期運動療法を行う場合、術後2〜3日でリハビリを開始し、ハンドセラピストの監視下で訓練を行う。
- 装具を4〜5週程度は装着。
- 日常生活動作の制限が外れるには12週程度かかる。

≫ 再断裂
- リハビリのコンプライアンスが悪かった場合、**再断裂する可能性**がある。

≫ 癒着
- **縫合部が周囲の組織と癒着**すると動きが悪くなる。

○ 腱縫合後
- 腱の滑走を促すために他動運動が基本。
- 加えて、ハンドセラピストの監視下で自動運動を行うことも多くなっている。

○ 屈筋腱縫合後
- 自動伸展、他動屈曲を行うための装具を着ける。

○ 伸筋腱縫合後
- 自動屈曲、他動伸展を行うための装具を着ける。

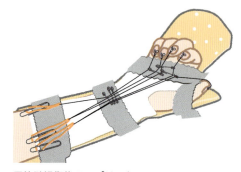

屈筋腱損傷後のスプリント

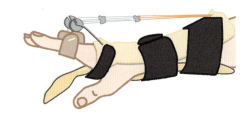

伸筋腱損傷後のスプリント

腱縫合後のリハビリテーションが大切！

▶用語解説

コンプライアンス：医療者が設定した指導内容に対して患者がそれを遵守できている程度。

屈筋腱断裂のレベル

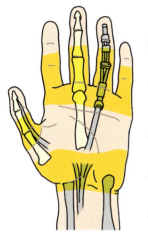
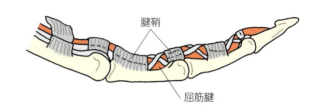

zone I
zone II
zone III
zone IV
zone V

ZoneⅡは浅指屈筋(FDS)と深指屈筋(FDP)の交差する部分。この部位の損傷は癒着が起きやすく、縫合がむずかしい。

腱鞘
屈筋腱

屈筋腱が浮き上がらないように押さえている線維性腱鞘は保ったまま、腱を縫合することが必要である。

深指屈筋腱（FDP）、浅指屈筋腱（FDS）、どちらが手掌に近い？

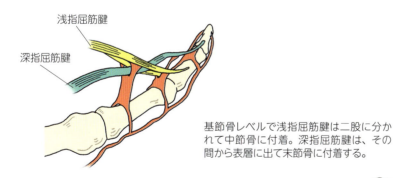

浅指屈筋腱
深指屈筋腱

基節骨レベルで浅指屈筋腱は二股に分かれて中節骨に付着。深指屈筋腱は、その間から表層に出て末節骨に付着する。

● 伸筋腱の解剖

● 伸筋腱は屈筋腱に比較すると薄く、骨に接しているため、手関節の骨折や変形性関節症によって断裂することもある。

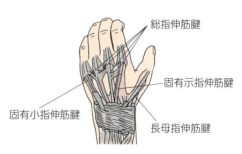

総指伸筋腱
固有示指伸筋腱
固有小指伸筋腱
長母指伸筋腱

ばね指

snapping finger

1分間でコレだけは覚えるコレだけシート

要するに

指の付け根で腱自体の肥厚や腱鞘（腱を包むカバー）が厚くなることで、腱のすべりが悪くなった結果、起こる腱鞘炎。炎症で痛みが生じたり、引っかかりのためにばね症状が起こる。

3つのポイント

特徴・症状
- 指の痛み
- 加齢、糖尿病、使い過ぎにともなう
- ばね症状

治療
- 副子固定、消炎鎮痛薬投与
- 腱鞘内注射
- 注射で効果がない ⇒ 手術（腱鞘切開術）

予後・合併症
- 再発の可能性あり
- 注射・手術後 ⇒ 神経損傷、感染、腱断裂
- 放置例 ⇒ PIP関節の屈曲拘縮

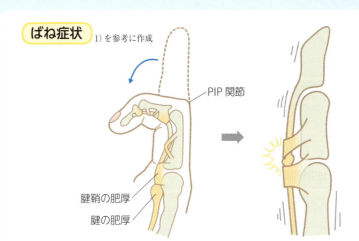

ばね症状 1)を参考に作成

PIP関節
腱鞘の肥厚
腱の肥厚

引っかかっている腱が腱鞘を無理やりくぐり抜ける際に起こる。

特徴・症状は？

- 腱鞘炎の1つ。
- **近位指節間（PIP）関節**を屈曲位から伸展するときに、**ばね症状**をともなう。
- **加齢**や**糖尿病**が原因となり、**よく手を使う人**に起こりやすい。
- 女性に多く、とくに更年期の女性に起こる。
- **肥厚した腱鞘**（A1 pulley → p.270）上に**圧痛**がある。
- 複数指に生じることもある。
- 最初は固定や注射で対処するが、再発する場合には腱鞘切開術を行う。

> **中年女性の指の付け根の痛み⇒ばね指の可能性高い！**

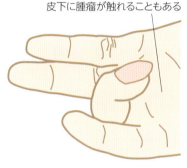

皮下に腫瘤が触れることもある

環指ばね指

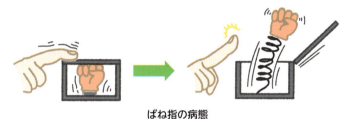

ばね指の病態
引っかかっていた腱が急に伸びる様子

1) を参考に作成

💬 エキスパートのつぶやき

⊕同様の疾患：強剛母指
- 小児の母指で起こる。
- 膨らんだ屈筋腱が腱鞘に引っかかり、指が伸びなくなる。
- 痛みはなく、自然に軽快することもあるが、学童期まで改善しない場合には腱鞘切開を行う。

▶用語解説
腱鞘：腱を包み込む鞘にあたる部分。

5章 肘関節・手関節・手指

治療は？

- **固定**：手指安静のため**副子固定**。
- **薬剤**：内服、外用での**消炎鎮痛薬**の投与。
- **手術治療**：数回の**注射で効果がみられない場合、手術**になることが多い。術式の選択は術者の好みによる。

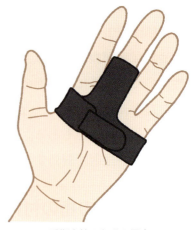

手指安静のための固定

注射／術式

	腱鞘内注射	直視下腱鞘切開術	皮下腱鞘切開術
概要	・A1 pulley の上から注射（局所麻酔薬＋ステロイド）を行う	・皮膚を 2cm 程度切開し、直視下に腱鞘を切開する ・腱鞘を縦方向に切開する	・皮膚を数 mm 切開し、専用の器械、もしくは針で腱鞘を切開する ・針を用いた腱鞘切開
利点	・簡便 ・繰り返し可能	・術中の視界が良い	・皮膚切開部が小さい
欠点	・腱断裂の可能性がある	・皮膚切開部が大きい ・切開部に痛みが残ることがある	・術中の視野が限られるため、腱鞘の切り残しや、神経血管損傷が起こる可能性がある

予後・合併症は？

○ 手術しなかった場合
- 自然軽快することもある。
- 指が曲がったままで放置していると、手術後も指が伸びなくなる可能性がある。

○ 注射や固定療法、手術の効果がみられた場合
- 通常、手の機能に問題はない。

○ 注射、手術の合併症
- **感染**：注射・手術の両方でリスクがある。感染すると、屈筋腱の腱鞘を通じて感染が広範囲に広がることがある（化膿性屈筋腱腱鞘炎→ p.450）。
- **屈筋腱断裂**：注射針による腱への損傷や、ステロイドで腱が弱くなるために生じるとされる。このため**注射の頻度を制限すべき**という意見もある。
- **再発**：手術で腱鞘切開を行った場合にも、**再発することがある**。糖尿病、透析患者では再発のリスクが高い。
- 神経損傷：屈筋腱の両側には指神経が走行しており、手術のときに損傷する可能性がある。
- 屈曲拘縮：屈曲している時間が長期にわたると PIP 関節が固まってしまい伸びなくなる。

頻回の注射には注意が必要！

5章 肘関節・手関節・手指

ココまで知ってたら、
研修医レベル！

屈筋腱周囲の解剖

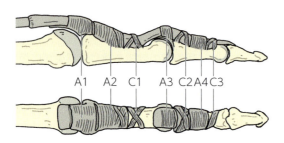

屈筋腱は複数の線維性腱鞘に覆われている。
A（annular：輪状）/C（cruciform：十字型）
根元に近いほうから番号が付いており、A1～4、C1～3まで存在する。

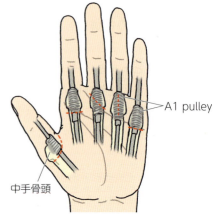

表層からみた A1 pulley の位置。
（同部位を押さえると圧痛が生じる）

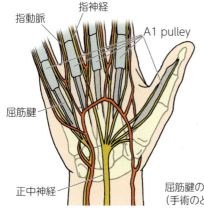

屈筋腱の両側には指神経が走行している。
（手術のときに損傷するとしびれが残る）

COLUMN

pulley= 滑車

屈筋腱が浮き上がらないように押さえている線維性腱鞘（ほかの腱鞘よりも硬く、しっかりしている）。もっとも根元に近い A1 pulley のみの切開では問題にならないが、A2 pulley（より指先に近い部分）まで切開すると、bow string 現象（腱の浮き上がり）を生じ、指の可動域低下につながることがある。

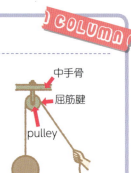

ドケルバン病

de Quervain disease

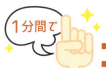

要するに

手関節の母指側の痛み。母指を伸ばし広げる腱と腱鞘の間に炎症が起こった状態。

3つのポイント

特徴・症状
- 手関節痛
- 妊娠・出産期や更年期の女性に多い
- 手をよく使う人に多い

治療
- 外固定
- 薬剤⇒消炎鎮痛薬、腱鞘内注射（ステロイド薬）
- 手術⇒腱鞘切開術

予後・合併症
- 再発の可能性あり
- 手術にともなう神経損傷の可能性あり

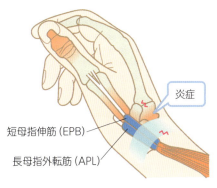

手関節レベルで、伸筋腱は6つの区画（コンパートメント）に分かれ、それぞれ腱鞘で包まれている。

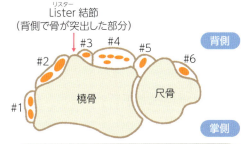

第1区画	短母指伸筋、長母指外転筋
第2区画	長橈側手根伸筋、短橈側手根伸筋
第3区画	長母指伸筋
第4区画	総指伸筋、示指伸筋
第5区画	小指伸筋
第6区画	尺側手根伸筋

英略語・単語
長母指外転筋：abductor pollicis longus；APL　　**短母指伸筋**：extensor pollicis brevis；EPB

特徴・症状は？

- 手関節の**長母指外転筋（APL）、短母指伸筋（EPB）の腱と腱鞘が炎症**を起こして生じる。
- **妊娠・出産期や更年期の女性、手をよく使う人**（とくに橈屈、尺屈を繰り返す場合）**に起こりやすい**。
- 橈骨茎状突起周辺に痛みが生じる。
- 1895年にスイスの外科医 de Quervain（ド・ケルバン）が最初に報告した。

> **手関節母指側の痛み⇒ドケルバン病の可能性高い！**

診断

≫ Eichhoff（アイヒホフ）テスト

- 従来、Finkelstein（フィンケルシュタイン）テストとよばれていたが、近年最初の報告者が Eichhoff だったことがわかり、名称が変わりつつある。
- 母指を握り込んだ状態で尺屈し、橈側に痛みが出るか確認する。

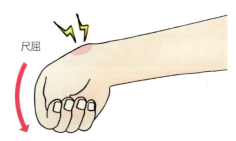

Eichhoff テスト

鑑別すべき疾患

- **母指 CM 関節症**：母指の付け根に生じた変形性関節症による痛み。**ドケルバン病よりもやや遠位に痛み**が生じる。
- **腱交差症候群**：長/短橈側手根伸筋腱と長母指外転筋、短母指伸筋の交差する部分で生じる炎症。**ドケルバン病よりもやや近位に痛み**が生じる。固定や注射による治療を行う。

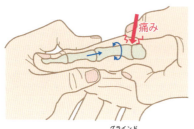

母指 CM 関節症に対する Grind（グラインド）テスト
CM 関節に軸圧をかけることで痛みが誘発される。

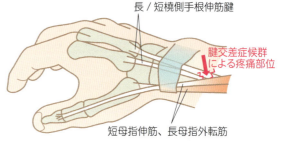

腱交差症候群

▶ 用語解説

橈屈：手首の関節を母指の方向（橈骨のある側）に曲げること。

尺屈：手首の関節を小指の方向（尺骨のある側）に曲げること。

橈骨茎状突起：橈骨遠位部の突起した部分。

治療は？

- **固定**：手指の安静のため**外固定**。
- **薬剤**：内服、外用での**消炎鎮痛薬**の投与。
- **注射**：ステロイド注射。
- **手術治療**：**腱鞘切開術**。

	安静、外固定	腱鞘内注射	腱鞘切開術
概要	・母指をやや外転位にした状態で外固定を行う	・腱の周囲にステロイド注射を行う	・皮膚を切開し、腱鞘を切開する（橈骨神経浅枝／短母指伸筋腱／第1コンパートメント内の炎症／長母指外転筋腱）
利点	・簡便 ⇒ 14〜18%で改善するといわれる*	・簡便	・皮膚切開部が小さい
欠点	・動きの制限が生じる	・注射時の痛み	・橈骨神経浅枝の神経損傷が起こる可能性あり

＊Weiss, AP. et al. Treatment of de Quervain's disease. J HandSurgAm. 19(4), 1994, 595-8.

5章　肘関節・手関節・手指

予後・合併症は？

●予後
- 注射や固定療法、手術の効果がみられた場合⇒通常、手の機能に問題はない。

●注射、手術の合併症
- **感染**：注射、手術の両方でリスクがある。
- **再発**：手術で腱鞘切開を行った場合にも、**再発することがある**。糖尿病、透析患者では再発のリスクが高い。

COLUMN

橈骨神経浅枝

　橈骨神経浅枝は第1コンパートメントの近くを通る。このため、ドケルバン病の炎症が波及した結果、橈骨神経浅枝の支配領域に異常感覚を生じることがある。
　また、**手術時に損傷する可能性**もある。

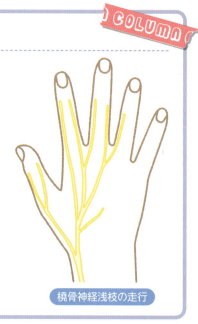

橈骨神経浅枝の走行

ガングリオン

ganglion

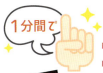

 関節の近くにゼリー状の物質がたまってできる腫瘤性病変。

3つのポイント

特徴・症状	治療	予後・合併症
● 弾性、やや硬い ● 関節の近くに生じる ● 自然につぶれたり、消えることもある	● 穿刺で吸引 ● 切除術	● 穿刺による治療の場合 ⇒ 再発の可能性あり ● 場所によって神経麻痺が生じることも（運動障害、感覚障害） ● 通常放置しても問題はない

病変所見

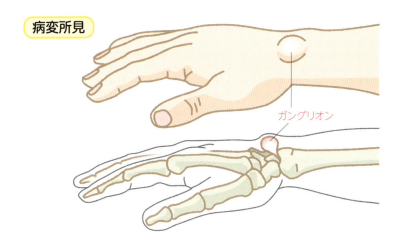

特徴・症状は？

- 関節包や腱鞘から発生する腫瘍性病変。
- **弾性があり、やや硬い**のが特徴。
- 女性に多くみられる。
- **手関節にもっとも多く生じる**が、どの部分にも生じる可能性がある。
- 袋状の病変に、周囲の関節から流れてきた関節液がたまり、濃縮されることでゼリー状の内容物が形成される。
- 穿刺で**ゼリー状の内容物が確認できれば、ガングリオン**と診断できる。
- 袋を除去しない場合、穿刺による吸引だけでは**再発**することが多い。
- 通常、放置しても問題はないが、神経周囲に生じた場合には神経を圧迫して神経障害が起こることがある。
- **自然につぶれたり、消える**こともある。
- 通常、痛みはない（ともなうケースもある）。

> **女性の手に生じた腫瘤⇒ガングリオンの可能性高い！**

鑑別を要する腫瘤
判断に迷うときには、MRIや超音波検査を行う。
- 腱鞘巨細胞腫
- 脂肪腫
- 橈骨動脈瘤

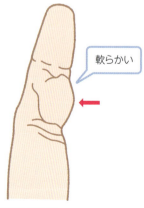

腱鞘巨細胞腫
ガングリオンと比較すると軟らかい。

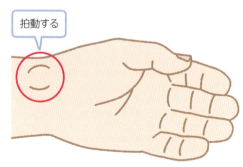

橈骨動脈瘤
間違って穿刺すると出血するので注意。
ガングリオンと違い、拍動が確認できる。

ガングリオン

 ## 治療は？

	穿刺	切除術	鏡視下切除術
概要	・シリンジを用いて内容物を**吸引**する	・皮膚を切開し、直視下で袋ごと切除して**摘出**する	・皮膚を数mm切開し、内視鏡を用いて切除する
利点	・簡便 ・繰り返し可能	・視野がよい	・皮膚切開部が小さい
欠点	・再発の可能性あり	・皮膚切開部が大きい ・切開部に痛みが残ることがある	・視野が限られるため、切り残しや、神経血管損傷が起こる可能性あり

 ## 予後・合併症は？

●手術しなかった場合
- 自然につぶれることや、完全に消えてしまうこともあるため、**通常放置しても問題はない**。
- 発生した場所によっては、**神経麻痺（運動・感覚障害）が生じることもある**。

●手術した場合
- 袋の取り残しなどがあると、**再発する可能性**がある。

●手術、注射の合併症
- 瘢痕部の痛み、感染の危険性がある。

手指切断
しゅしせつだん

hand finger amputation

1分間で コレだけは覚える コレだけシート

要するに

手指の動静脈、神経、皮膚、骨、腱が完全に離れた状態。皮膚や腱だけでつながっている場合は不全切断とよぶ。

3つのポイント

特徴・症状	治療	予後・合併症
● 再接着を行う場合 ⇒早期の対応が必要 ● 再接着前の断端 ⇒冷却が必要	● 再接着術 ● 断端形成術 ● 湿潤療法	● 喫煙は厳禁 ● 再接着後に壊死する可能性あり ● 再接着後に機能障害が残存する

受傷→再接着　1)を参考に作成

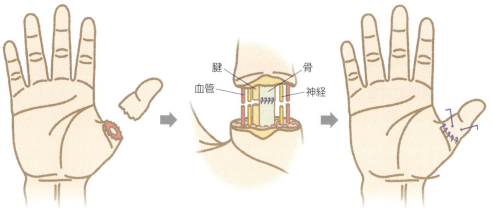

切断指　　骨・腱・神経・血管接合　　再接着術後

手指切断

特徴・症状は？

- 機械や刃物による事故、咬傷などで生じる。
- 再接着の判断と成功の可否は、以下の①～③の要素に左右される。
  ①切断された部分の状態
  ②切断されたときの状態（鋭利なものによる切断…可、鈍的な切断で挫滅が激しい…否）
  ③血管の状態
- 再接着前の断端は**冷却が必要**。
- **再接着はできるだけ早いほうが望ましい**が、数時間経過していても可能。
- 再接着が成功した場合でも、元どおりに動く指になるわけではない。

> **再接着指は冷却が必要！**

○ 冷却方法
①切断された指は湿らせたガーゼで包み、ビニール袋に入れる。
②ビニール袋ごと氷などで冷やしながら保存する
　（直接氷で冷やすと、組織が凍傷の状態になり、再接着ができなくなる）。
③不全切断の場合は、遠位部のみ氷などで冷却する。

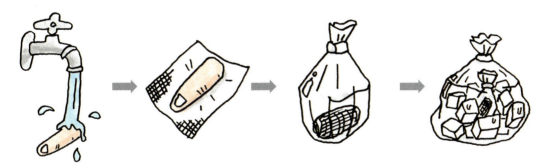

○ 同様の疾患
- **不全切断**：血管は連続性が断たれ、皮膚や腱だけでつながった状態。遠位部には血流がないため血行の再建が必要。完全な切断指と比較して、血行再建が必要かの判断がむずかしい場合がある。

▶ 用語解説
挫滅：衝撃や圧迫で内部の組織が破壊されること。

治療法は？

	再接着術	断端形成術	湿潤療法
概要	・骨、腱、神経、血管をつなげる	・断端の骨を削り、軟部で覆う	・断端はそのままで、湿潤療法を行い、肉芽の増生を待つ
利点	・美容的に優れている ・リハビリテーションがうまくいけば、指が使えるようになる	・入院は不要、もしくは短期	・指尖部損傷で行われる ・断端形成と比較すると指を長く残すことができる
欠点	・マイクロサージャリーを必要とする ・入院、安静を必要とする ・再接着後の指の機能は、受傷前と同様にはならない	・美容的に劣る ・湿潤療法と比較すると、指が短くなる	・爪の変形を生じることがある ・きれいな指腹部にならないことがある ・時間がかかる

○ 指腹部の再建術

● **皮弁形成術**：指尖部損傷で行われることが多い（複数の術式あり）。指の健常な部分から皮下組織をとって指腹部を再建する。

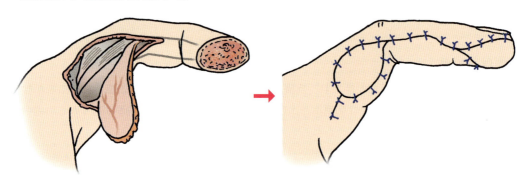

▶ 用語解説
肉芽：組織の欠損部分が修復する際にできる新生組織。

予後・合併症は？

○ 再接着の短期予後
- 再接着後も、**阻血やうっ血による壊死を生じる可能性**があり、注意が必要。
- 血栓形成予防に抗凝固薬が使用されることがある。
- 寒冷刺激やストレスによる血管の攣縮(れんしゅく)を防ぐため、部屋は**できるだけ暖かく**し、患者にも**安静**を勧める(**喫煙は厳禁**)。
- うっ血傾向の場合は、皮膚に切開を加えたり医療用ヒルを使用したりして、**瀉血**(しゃけつ)を行う。

○ 再接着の長期予後
- **腱の癒着**：屈筋腱と伸筋腱の両方を縫合しているため、リハビリテーションがむずかしい。
- **異常感覚の残存**：指神経の回復には時間を要し、また感覚回復後も異常感覚が残存することが多い。
- 上記の2つの理由から、**再接着が成功した後も、機能障害が残存し、その指を使わなくなってしまう例がよくみられる**。

> **再接着しても完全な回復はむずかしい！**

 エキスパートのつぶやき

♦ 再接着後のコーヒー、チョコレートは禁止？
　コーヒー、チョコレートにはカフェインが含まれており、妊娠中は交感神経刺激作用からの血管収縮が起こるため、カフェイン制限が行われる。
　再接着後も同様の論理から、急性期のコーヒー、チョコレート摂取には制限が行われることがある。しかし、健常な人ではカフェイン摂取と指動脈の血流には関係がないという報告もある。

▶ **用語解説**
瀉血：治療目的に患者の血液を一部体外に排出すること。

股関節の解剖

骨格

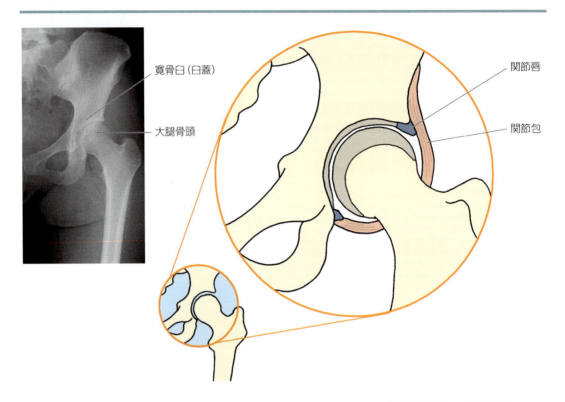

- 股関節は、骨盤側が半球状にくぼんで荷重を受ける構造になっている**寛骨臼(臼蓋)**と**大腿骨頭**で構成される球関節。
- 正常な大腿骨頭はほぼ球形で、寛骨臼との間には4～5mm程度の幅で関節裂隙が観察される。
- 寛骨臼と大腿骨頭のすき間を埋めるように、寛骨臼の縁に沿って線維軟骨によって構成される**関節唇**が存在する。

英略語・単語

股関節：hip/hip joint
寛骨臼：acetabulum
大腿骨頭：femoral head
関節唇：articular labrum/glenoid labrum/labrum/limbus
大腰筋：psoas major
腸骨筋：iliacus
大腿筋膜張筋：tensor fasciae latae
大腿直筋：rectus femoris
縫工筋：sartorius
大殿筋：gluteus maximus
半腱様筋：semitendinosus
半膜様筋：semimembranosus
大腿二頭筋長頭：biceps femoris(long head)

股関節を動かす筋肉

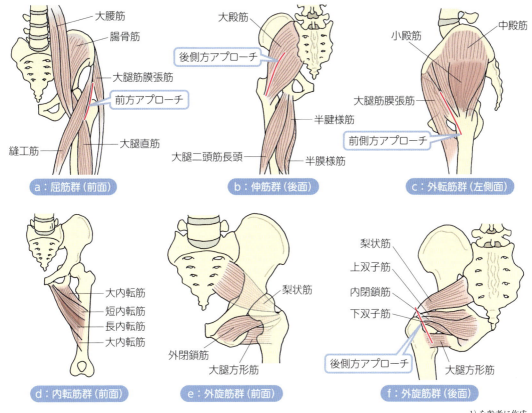

- 屈筋群（前面）：大腰筋、腸骨筋、大腿筋膜張筋、大腿直筋、縫工筋
- 伸筋群（後面）：大殿筋、半腱様筋、半膜様筋、大腿二頭筋長頭
- 外転筋群（左側面）：中殿筋、小殿筋、大腿筋膜張筋
- 内転筋群（前面）：大内転筋、短内転筋、長内転筋
- 外旋筋群（前面）：梨状筋、外閉鎖筋、大腿方形筋
- 外旋筋群（後面）：梨状筋、上双子筋、内閉鎖筋、下双子筋、大腿方形筋

股関節手術における代表的なアプローチ

前方・前側方アプローチ

- 前方（図a：縫工筋-大腿筋膜張筋）、前側方（図c：大腿筋膜張筋-中殿筋）は、筋間から進入してアプローチする。

後側方アプローチ

- 大殿筋を線維方向に分け（図b）、深層にある外旋筋群をいったん切離して（図f）、関節を展開する。

英略語・単語

- 中殿筋：gluteus medius
- 小殿筋：gluteus minimus
- 大内転筋：adductor magnus
- 短内転筋：adductor brevis
- 長内転筋：adductor longus
- 梨状筋：piriformis
- 外閉鎖筋：obturator externus
- 大腿方形筋：quadratus femoris
- 上双子筋：gemellus superior
- 内閉鎖筋：obturator internus
- 下双子筋：gemellus inferior/inferior gemellus

6章 股関節

股関節周囲の血管

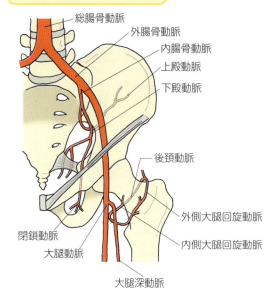

股関節周囲の血管（前面）

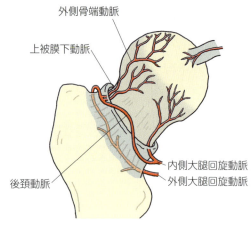

大腿骨頭への血流（後面）

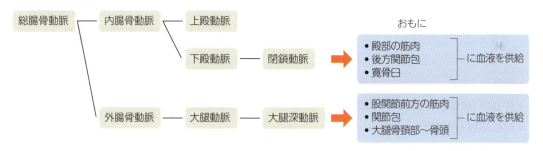

動脈の分岐

英略語・単語

- 総腸骨動脈：common iliac artery
- 内腸骨動脈：internal iliac artery
- 外腸骨動脈：external iliac artery
- 上殿動脈：superior gluteal artery
- 下殿動脈：inferior gluteal artery
- 大腿動脈：femoral artery
- 閉鎖動脈：obturator artery
- 大腿深動脈：profunda femoris artery

股関節周囲の神経

股関節周囲における神経走行の略図

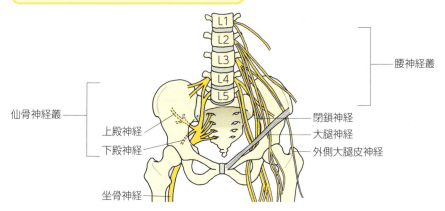

- 図の向かって左側は下位腰椎〜仙椎レベルからの神経根で構成される**仙骨神経叢**(せんこつしんけいそう)。
- 図の向かって右側は上〜中位腰椎レベルからの神経根で構成される**腰神経叢**(ようしんけいそう)の分枝をそれぞれ示している。

神経	支配領域
大腿神経	おもに股関節〜大腿前方の筋肉（股関節屈筋群）
外側大腿皮神経	大腿前外側の感覚をつかさどる（純粋な感覚神経）
閉鎖神経	股関節内転筋群
上殿神経／下殿神経	殿部〜股関節外側の筋肉（股関節伸筋群・外転筋群）
坐骨神経	下腿〜足部の筋肉

股関節の動きの表現方法

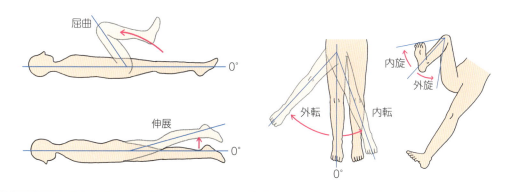

英略語・単語

屈曲：flexion
伸展：extension
外転：abduction
内転：adduction
外旋：external rotation
内旋：internal rotation

大腿神経：femoral nerve
閉鎖神経：obturator nerve
上殿神経：superior gluteal nerve
下殿神経：inferior gluteal nerve
坐骨神経：sciatic nerve
外側大腿皮神経：lateral femoral cutaneous nerve

変形性股関節症
osteoarthritis of the hip：股関節 OA

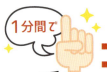

要するに
関節軟骨の変性・摩耗から股関節の痛みや可動域制限を生じる疾患。

3つのポイント

特徴・症状
- 荷重時や運動時 ⇒ 股関節痛・可動域制限
- 足の爪切りや靴下の着脱が困難
- 発育性股関節形成不全・寛骨臼形成不全が基盤にあることが多い

治療
- 保存治療（減量、筋力強化、鎮痛薬、杖）
- 保存治療が奏功しない ⇒ 手術
- 手術治療 ⇒ 関節温存手術・人工股関節全置換術

予後・合併症
- 通常はゆっくりと進行
- まれに急速な進行（急速破壊型）
- 人工股関節の合併症（感染、脱臼、深部静脈血栓症、人工関節のゆるみ）

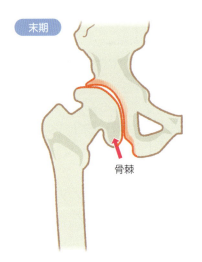

末期 / 骨棘

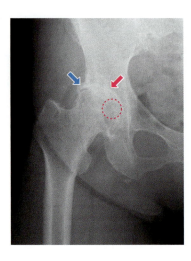

単純X線画像では、関節裂隙の狭小化（➡）・骨棘形成（➡）・骨嚢胞形成（⃝）などの所見がみられる。

変形性股関節症

特徴・症状は？

- 初期症状は荷重時や運動時の股関節痛。
- 屈曲・外転・外旋（あぐらの格好）や屈曲・内転・内旋（内股の方向へひねる動作）で痛む。
- 可動域制限が進行すると、足の爪切りや靴下の着脱が困難になる。
- 発育性股関節形成不全・寛骨臼形成不全（→ p.296）が基盤にあることが多い。

> 痛みが徐々に悪化する股関節⇒変形性股関節症

治療は？

- まずは保存治療を行い、奏効しない場合に手術を行う。
- 保存治療：減量、筋力強化訓練、鎮痛薬、杖の使用など。
- 手術治療：関節温存手術と人工股関節全置換術。

	寛骨臼回転骨切り術（RAO）など（関節温存手術）	人工股関節全置換術（THA）
適応	・比較的若年（50歳前後まで） ・進行期までの病期 ・関節面の適合性が良好な場合	・関節温存手術ができない場合
概要	寛骨臼をくり抜くように骨切りし、回転させて引き出し、大腿骨頭の被覆を改善して固定する 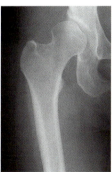 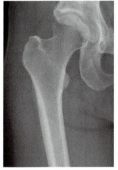 術前：寛骨臼形成不全があるが、関節裂隙は保たれている。　術後：寛骨臼の被覆が改善している。	寛骨臼・大腿骨頭を人工材料で置換する 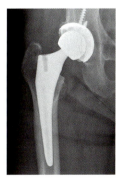 大腿骨側と寛骨臼側の両方をインプラントに置換している。

英略語・単語
寛骨臼回転骨切り術：rotational acetabular osteotomy；RAO
人工股関節全置換術：total hip arthroplasty；THA

6章　股関節

予後・合併症は？

- ほとんどの場合、変形性股関節症の**進行はゆっくり**。
- **まれに急速に進行する**場合もある（急速破壊型）。
- あまり病期が進行していないうちは、保存治療によって短期間で疼痛が軽減することが多い。
- 進行期以降になると徐々に症状が強くなり、保存治療が効かなくなってくる。その場合には手術治療が選択される。
- 人工股関節全置換術の**合併症**
  - 早期：感染、脱臼、深部静脈血栓症/肺塞栓症など。
  - 晩期：人工関節のゆるみ、血行性感染、脱臼など。

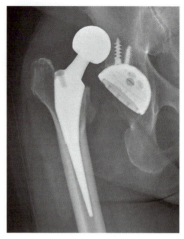

術後脱臼を起こした症例

人工股関節全置換術　1) を参考に作成

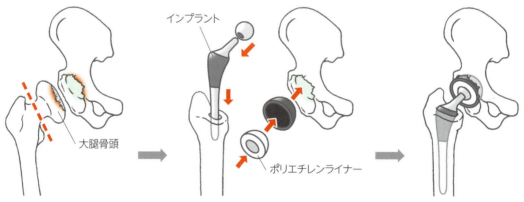

大腿骨頭を切除する。

寛骨臼を半球状に掘削し、インプラントを固定する。
大腿骨の海綿骨を掘削し、インプラントを固定する。

骨頭をポリエチレンライナーの中に整復する。

大腿骨頭壊死症
avascular necrosis of the femoral head

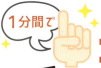

要するに

大腿骨頭の阻血性壊死を生じる疾患。発生機序や予防法が解明されていない特発性と、阻血の誘引となる原因が特定される二次性とに大別される。

3つのポイント

特徴・症状
- リスク因子
  ⇒ ステロイド治療歴
  ⇒ アルコール多飲歴
- 圧潰してはじめて症状が出る
- 好発年齢
  ⇒ 30〜40歳代（壮年期）

治療
- 荷重部の壊死
  ⇒ 修復されない
- 保存治療が奏効しない
  ⇒ 手術
- 手術治療
  ⇒ 関節温存手術・人工骨頭／股関節全置換術

予後・合併症
- 壊死の範囲で予後が異なる
- 壊死部の圧潰
  ⇒ 徐々に関節症へと進行
- 特発性は指定難病の対象疾患

壊死部の圧潰

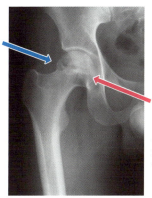

帯状硬化像

単純X線画像では、大腿骨頭に帯状硬化像（➡）や壊死部が圧潰した所見（➡）がみられる。

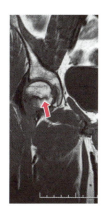

MRIで帯状硬化像はT1、T2ともに低信号のバンド像としてみられる。単純X線よりもMRIのほうが早期から変化をとらえることができ、診断に有用。

6章　股関節

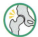 特徴・症状は？

- 症状は荷重時や運動時の股関節痛などで、特異的なものはない。
- 壊死があるだけでは症状は生じず、**圧潰してはじめて症状が現れる**。
- 両側例で、片方は無症状の場合もしばしばある。
- 発生機序が解明されていない**特発性**（**ステロイド関連**、**アルコール関連**、狭義の特発性）、阻血となる誘因（外傷後、放射線照射後、潜函病など）がある**二次性に大別される**。
- 特発性大腿骨頭壊死症は発生機序が解明されておらず、予防法や治療としての薬物療法も確立されていない。そのため**指定難病**の対象疾患になっている。
- 好発年齢は 30〜40 歳代の壮年期。

> **特発性と二次性に大別される！**

●大腿骨頭壊死の病型（Type）

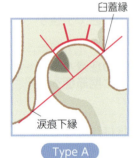

Type A
壊死領域が荷重面の
内側 1/3 未満

Type B
荷重面の内側 1/3 以上
2/3 未満

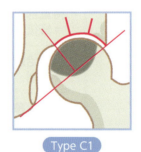

Type C1
荷重面の内側 2/3 以上で
寛骨臼外側縁内まで

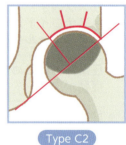

Type C2
寛骨臼外側縁を
超える

高岡邦夫ほか．特発性大腿骨頭壊死症 診断基準・治療指針策定ワーキンググループ：特発性大腿骨頭壊死症診断基準・病型・病期分類．厚生労働省特定疾患対策事業骨関節系調査研究班 特発性大腿骨頭壊死症調査研究分科会報告書．2001．

治療は？

- **まずは保存治療**を行う。
- 保存治療では荷重部の壊死は修復されないため、**疼痛コントロールが困難になった場合は手術治療**となる。

▶用語解説

潜函病：潜水作業などで生じる圧力の変化によって起こる。組織や体液に溶けていた気体が、気圧の変化により気化して血管を閉塞することで手足や腹部の痛みやしびれ、めまい・呼吸困難・虚脱症状が起こる。

指定難病：難病法に基づく医療費助成の対象となる疾病。

- **保存治療**：減量、筋力強化訓練、鎮痛薬、杖の使用など。
- **手術治療**：**関節温存手術**と**人工骨頭置換術**または**人工股関節全置換術**。

	内反骨切り術 / 骨頭回転骨切り術など（関節温存手術）	人工骨頭置換術 / 人工股関節全置換術
適応	• 比較的若年（50歳前後まで） • 壊死範囲がある程度限局されている • 関節症があまり進行していない	• 関節温存手術ができない場合の手術
概要	• 骨切りをし、荷重部に健常骨をもってくるように位置をずらして再固定する 壊死部　骨切り　内反骨切り術 壊死部　骨切り　頚部軸を中心に回転させる　骨頭回転骨切り術	• 大腿骨頭、もしくは寛骨臼も人工材料で置換する 大腿骨側と寛骨臼側の両方をインプラントに置換している。

予後・合併症は？

- **壊死の範囲で予後が異なる。**
- 壊死範囲が狭い場合や荷重部にない場合は、無症状のこともある。
- 症状が出現しても、保存治療によって短期間で疼痛が軽減することが多い。
- 壊死範囲が広く荷重部の大部分を占める場合は、圧潰が進む可能性が高い。
- 圧潰が進むと**徐々に変形性関節症へと進行**し、多くは手術治療が選択される。
- 発症年齢が比較的若く、活動性も高いことが多いため、人工股関節置換術には慎重な検討を要する。

○人工股関節全置換術の合併症
- 早期：感染、脱臼、深部静脈血栓症 / 肺塞栓症など。
- 晩期：人工関節のゆるみ、血行性感染、脱臼など。

6章 股関節

ケアのポイント　人工股関節置換術後の日常生活指導

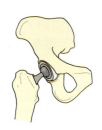

- 人工股関節置換術の際には関節包を切開して関節内を展開する必要があり、**術後は1〜5%程度の頻度で脱臼**する危険性がある。

脱臼しやすい肢位があることを患者に理解してもらわなければならない！

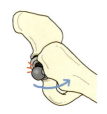

後方脱臼

- **屈曲・内転・内旋動作**（膝が内側を向き、内股にひねるような動作）は後方脱臼を生じる危険性がある。

※患側は右

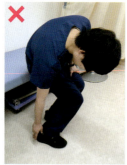

体の横や後ろに落ちた物をかがんで拾う。

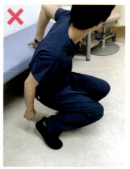

深くしゃがみ込んだ姿勢から立ち上がる。

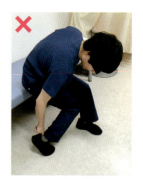

内股にひねって靴をはく。

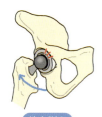

前方脱臼

- **伸展・外旋動作**は前方脱臼を生じる危険性がある。

※患側は右

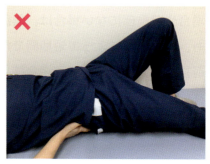

股関節を伸ばしたまま腰を強く反らす。

大腿骨寛骨臼インピンジメント
femoroacetabular impingement：FAI

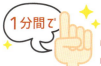

要するに
大腿骨と寛骨臼の骨形態によって、股関節運動時にお互いがインピンジ（衝突）し、軟骨や関節唇の損傷をきたす疾患。

3つのポイント

特徴・症状
- 股関節屈曲・内旋時の疼痛（インピンジメントサイン）
- cam type と pincer type に大別
- 診断 ⇒ 画像所見と理学所見の組み合わせ

治療
- 保存治療（消炎鎮痛薬、杖の使用、関節内注射など）
- 保存治療が奏効しない ⇒ 手術
- 近年は関節鏡視下手術が行われることも多い

予後・合併症
- 保存治療で症状が軽快 ⇒ 予後良好
- 軟骨の損傷や変性が進行 ⇒ 変形性股関節症
- 寛骨臼形成不全をともなう症例 ⇒ 手術は予後を悪化させる場合あり

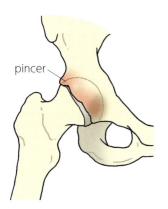 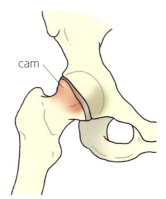 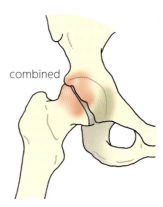

左から順に pincer type（寛骨臼の被覆過剰や後捻が原因）、cam type（大腿骨頭～頚部の膨隆した部分が原因）、両方が混在する combined type。

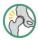 特徴・症状は？

- **股関節屈曲・内旋時**に、大腿骨と寛骨臼が繰り返し衝突することで**疼痛**が生じる（**インピンジメントサイン**）。
- **軟骨や関節唇の損傷**をきたす。
- 関節鏡視下手術の普及とともに病態が明らかとなり、また変形性股関節症（→ p.286）の原因の1つとして近年注目されるようになった。
- 寛骨臼の被覆過剰や後捻が原因でインピンジを起こす **pincer type**（ピンサー タイプ）と、大腿骨頭〜頸部の膨隆した部分がぶつかる **cam type**（カム タイプ）の病態に大別される。
- 両方が関与する **combined type**（コンバインド タイプ）の場合もある。
- FAIの診断は画像所見だけで行うものではない。
- **画像所見と理学所見の組み合わせ**によって、インピンジで組織の損傷や疼痛が引き起こされていると判断される病態をFAIとよんでおり、統一された診断基準はない。
- 日本でも2015年に診断指針が出たところであり、病態解明や治療の発展が期待されている。

▶用語解説

股関節屈曲：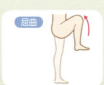

股関節内旋：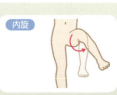

治療は？

- **まず保存治療**を行う⇒非ステロイド性抗炎症薬（NSAIDs）の内服や杖の使用、インピンジする動作を避けるなど。
- 診断と治療をかねて、関節内注射を行うこともある。
- **保存治療で症状が軽減しない場合や効果が持続しない場合**⇒**手術治療**を検討する。
- 手術は骨が異常に膨隆していてぶつかる部分の切除と、損傷した関節唇の縫合や切除を行う。
- 近年は低侵襲の**関節鏡視下での手術**が多い。
- 股関節は空間が狭いため、牽引台で下肢に牽引をかけながら手術を行う必要があり、技術的にもほかの関節の鏡視下手術よりむずかしいといわれている。

 ## 予後と合併症は？

- **保存治療で症状が軽快するもの**⇒**予後良好**。
- 症状が続き、**軟骨の損傷や変性が進行**⇒**変形性股関節症**に至る。
- **寛骨臼形成不全にFAIをともない関節唇損傷が生じた場合**
  ⇒**手術によって関節症がかえって進行する**ことが報告されている。
- 手術で関節包を切開することが関節の不安定性を増強するため、進行すると考えられている。⇒**手術適応や方法には慎重な検討**を要する。
- 寛骨臼形成不全をともなわず、インピンジの原因が明らかなFAIは、手術の良い適応となる。

発育性股関節形成不全（いわゆる先天性股関節脱臼）
developmental dysplasia of the hip：DDH

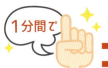

要するに

先天性股関節脱臼だけでなく、亜脱臼や寛骨臼形成不全の状態も含む包括的な概念。以前は先天性股関節脱臼といわれていた。

※本稿では、先天性股関節脱臼について説明する。

3つのポイント

特徴・症状
- 股関節の開排制限（開きがかたい）
- 股関節運動時のクリック
- 痛みはない

治療
- リーメンビューゲル装具
- 整復後 1.5〜2 カ月程度、装具着用を継続する
- リーメンビューゲル装具で整復されない場合⇒持続牽引や手術による整復

予後・合併症
- リーメンビューゲル装具での整復成功率は約 90％
- 大腿骨頭や頸部の変形をともなうことあり
- 脱臼や変形が残ると、続発性の変形性股関節症となる

寛骨臼形成不全と先天性股関節脱臼

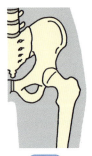
正常

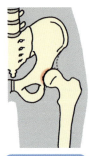
寛骨臼形成不全

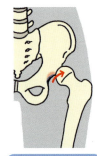
先天性股関節脱臼

発育性股関節形成不全（いわゆる先天性股関節脱臼）

特徴・症状は？

- 出生時や3〜4カ月健診で、小児科医から**股関節の開排制限**（開きがたい）や**クリック**（股関節開排時のひっかかり感・音）を指摘され、整形外科を紹介受診することが多い。
- 通常、**痛みはともなわない**。
- **Allis徴候**、**大腿皮膚溝の左右非対称**などもスクリーニングのチェックポイント。

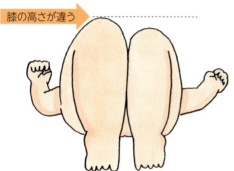

膝の高さが違う

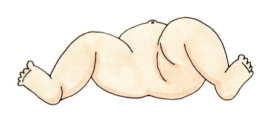

>Allis 徴候

足の位置をそろえて膝立てをしたときに、膝の高さが違うと陽性。通常は骨頭が背側へ脱臼するため、脱臼側のほうが膝の高さが低くなる。

>大腿皮膚溝の左右非対称

大腿部のしわの位置や数が左右で非対称。通常は脱臼側のほうがしわの数が多くなる。

6章　股関節

▶用語解説

開排：股関節を外股方向に広げる動き。

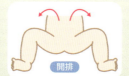

開排

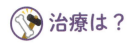 治療は？

●リーメンビューゲル装具
- 1歳より前に診断された場合、**リーメンビューゲル装具**を着用させ、赤ちゃんの下肢の自重と蹴る力を利用して徐々に股関節を開排していき整復へと導く。
- 整復されたことが確認できたら、**1.5〜2カ月程度着用を継続**する。

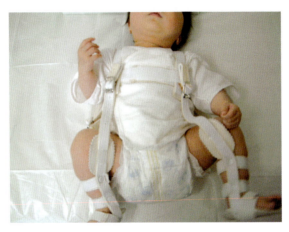

リーメンビューゲル装具

●その他
- 1歳以降ではじめて診断された場合⇒一般的に手術が必要。
- リーメンビューゲル装具を着用しても**整復されない場合**は、以下のような治療を行う。
  ⇒下肢を**持続牽引**して徐々に股関節を開排していき整復。
  ⇒**手術**で整復阻害因子を取り除いて整復。

予後と合併症は？

- 通常は着用開始から1〜2週のうちに整復されるが、成功率は90％前後である。
- 骨頭が脱臼位にあることや脱臼整復操作によって、骨頭の血流障害や骨端線早期閉鎖が生じることあり⇒それによって**骨頭や頚部の変形が生じる**。
- したがってなるべく**早期に診断・整復することが重要**。
- 骨頭変形が少なくても、高度な寛骨臼形成不全があると予後不良。
- 骨頭変形が残ると一般的に予後不良⇒**将来、変形性股関節症（→p.286）を発症**する可能性が高い。

▶用語解説

骨端線：成長期の骨の両端には、成長をつかさどる成長軟骨がある。X線上では、この部分が細い隙間として写り、骨端線という。

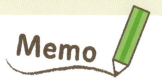

膝関節の解剖

骨格・靭帯

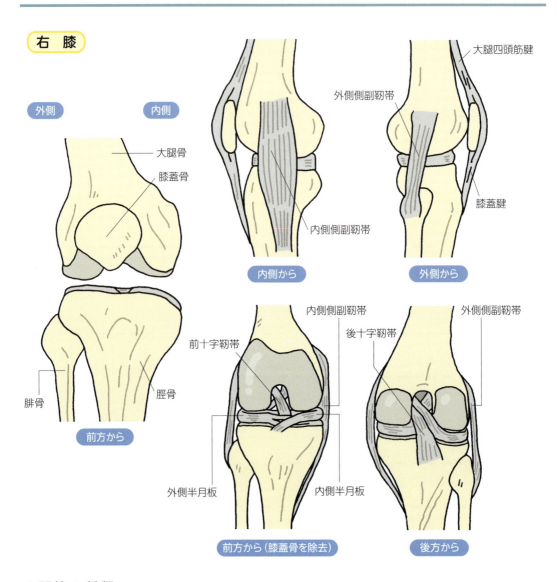

- **関節の種類**
  - **膝関節**：大腿骨、脛骨、膝蓋骨、腓骨で構成される、人体最大の関節。
  - **大腿脛骨（FT）関節**：大腿骨と脛骨の関節。
  - **膝蓋大腿（PF）関節**：膝蓋骨と大腿骨の関節。

英略語・単語

大腿骨：femur
脛骨：tibia
膝蓋骨：patella
腓骨：fibula

大腿脛骨関節：femorotibial（FT）joint
膝蓋大腿関節：patellofemoral（PF）joint
前十字靭帯：anterior cruciate ligament（ACL）
後十字靭帯：posterior cruciate ligament（PCL）

筋

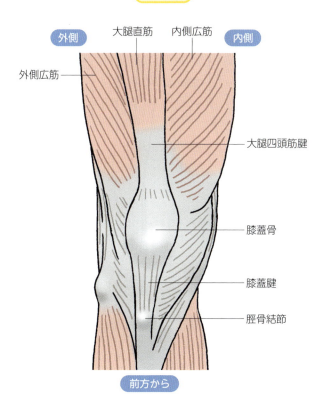

● 膝関節内

- **前十字靭帯（ACL）・後十字靭帯（PCL）**：膝前後の安定性を担う。
- **内側半月板（MM）・外側半月板（LM）**：荷重の分散や膝安定性などを担う。

● 膝関節外

- **内側側副靭帯（MCL）・外側側副靭帯（LCL）**：膝内外反ストレスに対する安定性を担う。
- **大腿四頭筋**：大腿前面の大腿直筋、内側広筋、中間広筋、外側広筋の4つが合わさり、大腿四頭筋腱となる。さらに膝蓋骨を介して膝蓋腱となり、脛骨結節に付着する。膝の伸展に作用する。
- **ハムストリング**：大腿後面の大腿二頭筋、半膜様筋、半腱様筋で構成される。股関節の伸展と膝の屈曲に作用する。

英略語・単語

内側半月板：medial meniscus（MM）
外側半月板：lateral meniscus（LM）
内側側副靭帯：medial collateral ligament（MCL）
外側側副靭帯：lateral collateral ligament（LCL）
大腿四頭筋：quadriceps femoris
ハムストリング：hamstring

神経・血管

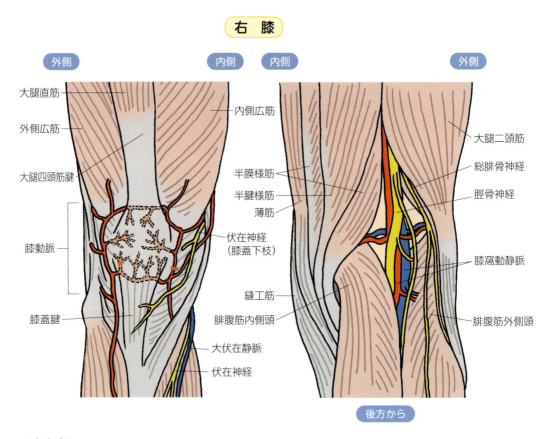

● 膝窩部
- 膝後面は膝窩部とよび、膝窩動静脈および脛骨神経が走行している。

● 膝関節前面
- **皮膚の感覚神経**：主として大腿神経由来の伏在神経の分枝。走行は内側から外側。
- **血流**：大腿動脈由来の伏在動脈の分枝。走行は内側から外側。

> **エキスパートのつぶやき**
>
> ✿ **手術時の注意**
> 　膝関節手術では、神経および血管走行、さらに皮膚割線なども考慮して皮膚切開することが重要である。
> 　膝切開時に皮下神経を一部切離するため、切開部より外側に一部感覚障害を生じるが、多くは術後に軽減する。

英略語・単語
- **膝窩動脈**：popliteal artery
- **膝窩静脈**：popliteal vein
- **脛骨神経**：tibial nerve
- **伏在動脈**：saphenous artery
- **伏在神経**：saphenous nerve

下肢のアライメント（配列）

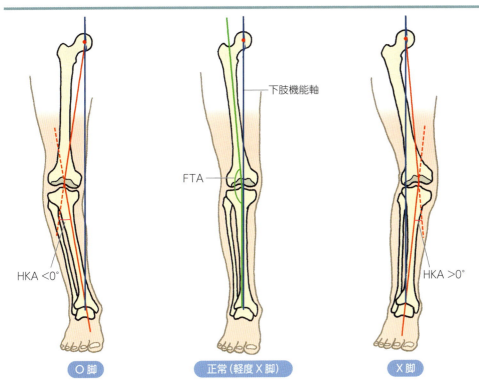

- **下肢機能軸**：大腿骨頭中心と足関節中心を結んだ線。正常膝では膝関節中心、O脚では膝内側、X脚では膝外側を通る。
- **大腿脛骨角（FTA）**：大腿骨軸と脛骨軸の成す外側角。
- **HKA angle（Hip-Knee-Ankle angle）**：大腿骨頭中心と膝関節中心、膝関節中心と足関節中心を結ぶ線の成す角。⇒正常膝は0°、外反膝は＜0°、内反膝は0°＜
- 下肢アライメントは年齢とともに変化する。
- 乳幼児～2歳ごろまで⇒生理的にO脚（内反膝）。
  2～6歳⇒X脚（外反膝）。
  成人⇒FTAは約176°、約4°のX脚。
- **加齢とともに変形しO脚となることが多い。**

💬 エキスパートのつぶやき

✿ 関節の種類

関節は形状とはたらきから、球関節（股関節や肩関節）、楕円関節（顎関節や手関節）、鞍関節（手根中手関節）、蝶番関節（膝関節）、車軸関節（環軸関節）、平面関節（椎間関節）に分類される。
　股関節などの安定性が高い関節形状とは異なり、膝関節は蝶番（ちょうつがい）の形状をしていることから、骨性の安定性が乏しく、おもに筋肉・靭帯・半月板などの軟部組織によって安定性が保たれている。
　そのため膝関節外科では、下肢のアライメントと軟部組織の機能を考慮することが重要である。

◎ 英略語・単語

大腿脛骨角：femorotibial angle；FTA
下肢機能軸：mechanical axis of the lower extremity

変形性膝関節症
へんけいせいひざかんせつしょう

knee osteoarthritis / osteoarthritis of the knee：膝関節 OA

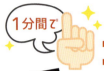

要するに

関節軟骨の摩耗と変性で生じる疾患。中高年女性に多く、痛みのために歩行が困難となり、末期には手術の適応がある。

3つのポイント

特徴・症状
- 膝可動域制限（正座できない）
- 膝関節痛（とくに動き始め）
- 活動性低下（長く歩けない）

治療
- 下肢筋力訓練、サポーター、足底板
- 抗炎症薬内服、外用剤、関節内注射
- 膝周囲骨切り術、人工関節置換術

予後・合併症
- 下肢アライメント異常、歩容異常
- 階段昇降困難、日常生活動作（ADL）の低下
- 生活の質（QOL）の低下

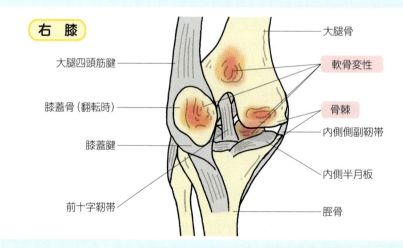

右膝 / 大腿骨 / 大腿四頭筋腱 / 軟骨変性 / 膝蓋骨（翻転時） / 骨棘 / 膝蓋腱 / 内側側副靱帯 / 内側半月板 / 前十字靭帯 / 脛骨

英略語・単語

- **TKA**：人工膝関節全置換術；total knee arthroplasty
- **UKA**：人工膝関節単顆置換術；unicompartmental knee arthroplasty
- **HTO**：高位脛骨骨切り術；high tibial osteotomy
- **AKO**：膝周囲骨切り術；around the knee osteotomy

変形性膝関節症

特徴・症状は？

- 関節軟骨が摩耗・変性する疾患で、膝関節内側に多い。
- 加齢によって生じることが多く、**中高年女性**に多い（一次性）。
- 膝外傷や関節リウマチなどが原因で生じることもある（二次性）。
- **膝関節痛**：初期は**動作開始時の痛み**を訴えることが多い。
- **膝可動域制限**：**正座**やしゃがみ込み、階段歩行が困難になる。
- 保存治療で痛みが改善せず、**ADLが低下**すれば手術を検討する。

> 高齢女性の膝の痛みとO脚
> ⇒多くが"内側型の変形性膝関節症"

初期の変形	末期の変形
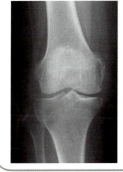 関節裂隙の狭小化や骨棘の形成を認める。	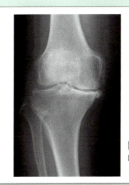 関節裂隙の消失、著明な骨棘と骨硬化像を認める。

エキスパートのつぶやき

なぜ、水がたまりますか？
- 膝に炎症が起きていることが、痛みや水（関節液）がたまる原因。
- 炎症が持続していれば、抜いてもふたたびたまる。
- 治療で炎症を抑えることが必要。
- 関節穿刺で関節液の性状を確認することは、診断に有用。
- 水がたまりすぎて痛みの原因となっていれば、抜くことがある。

> 膝の水を抜いたらクセになる!?⇒クセになるわけではない

▶用語解説

関節液：関節のなかにあり、潤滑作用と関節軟骨への栄養の役割を果たす。正常な膝では約2mLで、黄色透明、粘稠な液体。

7章 膝関節

治療は？

● 保存治療
- 下肢筋力訓練、サポーター、足底板、抗炎症薬の内服、外用剤、関節内注射

● 手術治療

≫ 高位脛骨骨切り術（HTO）
- 脛骨近位を斜めに矯正骨切りし、膝外側が健常な内反膝（O脚）を軽度外反膝（X脚）にする手術。
- 荷重を膝外側関節面で受けることで、膝の痛みを軽減する。

≫ 脛骨顆外反骨切り術（TCVO）
- 脛骨近位をL字型に骨切りし、関節適合性と膝内反変形を改善する手術。
- 膝の痛みを軽減し、膝の安定性をよくする。

≫ 人工膝関節単顆置換術（UKA）
- 膝内側または外側一方のみの変形に対する術式。
- 反対側と膝蓋大腿関節には変形がない膝に行うのが基本。
- 筋肉や靭帯を温存するため、術後の膝の運動がとても生理的。

≫ 人工膝関節全置換術（TKA）
- 末期変形性膝関節症が適応。
- 膝蓋骨置換と非置換、後十字靭帯の温存または切除などのバリエーションがある。

高位脛骨骨切り術（HTO）		脛骨顆外反骨切り術（TCVO）	人工関節置換術	
内側楔状型開大式（open-wedge）	外側閉鎖式（closed-wedge）	関節適合式	単顆置換術（UKA）	全置換術（TKA）
内反変形			・内側または外側のみの変形	・末期変形性膝関節症
初期〜中等度	高度	すべて		
・脛骨内側の骨切り ・人工骨補填 ・内側プレート固定	・腓骨部分切除 ・脛骨外側の骨切り ・楔状骨切除 ・外側プレート固定	・脛骨内側顆をL字型に骨切りして関節面を持ち上げる ・人工骨補填 ・内側プレート固定	・片側のみの人工関節置換術	・膝蓋骨は置換、非置換がある ・後十字靭帯の温存または切除がある

▶用語解説

内反膝　 内反膝（O脚）　　　　　　　外反膝　 外反膝（X脚）

予後は？

●下肢アライメント異常と歩容異常
- 変形性膝関節症が進行すると内反膝や外反膝となる。
- また、膝痛や膝可動域制限のため、立位でも膝を屈曲するようになる。
- さらに進行すると上半身が前傾となり、バランスが崩れ、転倒しやすくなる。

●関節軟骨は自己修復能がない⇒それが問題！
- 加齢や外傷などで損傷した関節軟骨は、自己修復能がほとんどないため、再生したり治癒したりしない。
- サプリメントなどが流行しているが、軟骨が再生するという事実はない。
- 病気の進行とともに、軟骨の消失、軟骨下骨の骨硬化、さらには内・外側半月板や前十字靱帯、後十字靱帯も変性、断裂する。

●ADLの低下⇒QOLの低下！
- 膝関節痛や変形が高度になると、長時間歩行や外出、**階段昇降が不可能**となる。家事なども困難となり、ADLが低下する。
- 高齢者ではQOLを考えながら保存治療を行うことと、手術時期の判定が重要。
- 保存治療は症状の緩和がおもな目的である。しかし、漫然とした長期の保存治療では、外用剤による皮膚かぶれ、抗炎症薬内服による消化器障害、関節内注射の繰り返しによる感染性関節炎のリスクがある。

💬 エキスパートのつぶやき

✪ open-wedge か、closed-wedge か
　HTOは1960年代から試みられている手術である。当時はプレートやスクリューなどの内固定材の強度が十分でなかったため、術後数カ月間、ギプスや装具の使用が不可欠であった。近年、手術法や内固定材、補填材の進歩とともに術後早期から荷重が可能となり、HTOが見直されている。
　Open-wedgeは脛骨内側の骨切り部を開大することから、これが大きすぎると骨癒合までの時間がかかったり、下腿が延長するなどの問題点がある。一方、closed-wedgeは下腿が短縮する可能性と、腓骨骨切りによる腓骨神経麻痺や静脈叢からの出血の危険性がある。これらを十分に検討したうえで、内反膝の軽度な症例にはopen-wedge、高度な症例にはclosed-wedgeを選択する。

膝靭帯損傷
ひざじんたいそんしょう

knee ligament injury

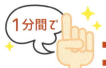

要するに

膝に過度の外力がかかって起こる、膝靭帯の損傷（断裂）。保存治療で膝の不安定感が残った場合は、手術適応。

3つのポイント

特徴・症状	保存治療	手術治療
● 膝痛・不安定感・歩行不能	● 受傷時はRICE療法	● 複合靭帯損傷、スポーツ活動を望む場合 ⇒ 手術
● 交通事故、スポーツ外傷	● 装具装着による保存治療	● 靭帯再建術
● 接触型と非接触型	● 膝不安定性が残存すれば手術	● 手術をしてもスポーツ復帰困難なこともある

膝の4つの靭帯を覚えよう！

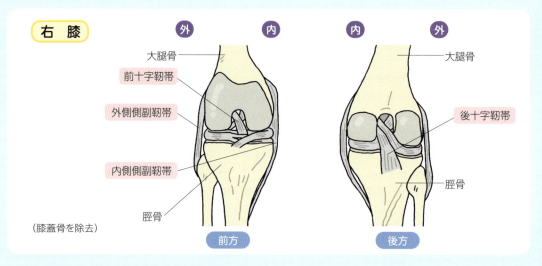

英略語・単語

前十字靭帯：anterior cruciate ligament；ACL
後十字靭帯：posterior cruciate ligament；PCL
内側側副靭帯：medial collateral ligament；MCL
外側側副靭帯：lateral collateral ligament；LCL

膝靭帯損傷

 ## 特徴・症状は？

- **膝関節の靭帯**：前十字靭帯（ACL）、後十字靭帯（PCL）、内側側副靭帯（MCL）、外側側副靭帯（LCL）。
- **損傷の程度**：一部損傷、部分断裂、完全断裂。
- **症状**：膝痛、不安定感、歩行不能。
- ACL/PCL損傷では膝前後で不安定性、MCL/LCL損傷では内外反で不安定性を示す。
- 複合靭帯損傷や半月板、関節軟骨損傷に注意。
- 交通事故やスポーツ外傷による損傷が多い。

> 膝の外傷後、骨折はみられないのに不安定感
> ⇒膝靭帯損傷の可能性大！

	前十字靭帯損傷	後十字靭帯損傷	内側側副靭帯損傷	外側側副靭帯損傷
特徴	・ジャンプ着地時や急な方向転換、急停止による、**非接触型**が多い	・膝前面の打撲やダッシュボードに膝が衝突するダッシュボード損傷による、**接触型**が多い	・膝靭帯損傷でもっとも多い	・比較的まれ
受傷機転	下腿が前方に引き出される →：外力の方向 →：痛み ACL損傷／前方に偏位	下腿が後方に押し込まれる PCL損傷／後方に偏位	膝外反力 外反／MCL損傷	膝内反力 LCL損傷／内反
症状	・断裂音、関節血症、膝くずれ	・前十字靭帯損傷よりも症状・機能障害は軽度	・膝内側の腫脹・疼痛	・膝外側の腫脹・疼痛

▶**用語解説**

関節血症：関節内に血がたまって腫れた状態。
関節水症：関節内に水がたまって腫れた状態。
膝くずれ：膝がガクッと外れるような状態。

309

保存治療は？

膝靱帯の断裂≠手術⇒まずは保存治療

- **受傷時は RICE 療法**：R (rest：安静)、I (icing：冷却)、C (compression：圧迫)、E (elevation：挙上)。
- 膝靱帯の単独損傷では、**まず装具装着による保存治療**を行う。
- その後、下肢筋力訓練を行う。
- 保存治療で**膝の不安定性が残った場合**：複合靱帯損傷や活動性の高いスポーツ選手の前十字靱帯損傷では、**手術**を行う。

◎画像所見

>> 右膝の MRI（矢状断）

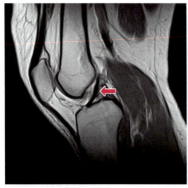

内側半月板損傷患者
ACL 線維は連続性が保たれており、ACL は正常である。関節腫脹を認める。

ACL 断裂
ACL 線維が不明瞭である。関節血症を認める。

前十字靱帯損傷の特徴	
発　生	男性：女性＝ 1：2 〜 3
診　断	半月板や骨軟骨損傷の有無を MRI で確認

保存治療の場合	手術治療の場合
・ジョギング程度の運動は可能だが、ある程度の前方不安定性が残存する ・前方不安定性が続く ⇒二次性変形性膝関節症（→ p.304）になるリスクがある ・スポーツ活動を望まない中高年患者 ⇒保存治療を選択する	・スポーツ活動を望む若年患者 ⇒靱帯再建術を行う ・手術は、受傷後の疼痛が軽減し、可動域が回復してから行う ・術後のスポーツへの完全復帰 ⇒約 7 〜 12 カ月後

▶ **用語解説**

二次性変形性膝関節症：ほかの病気や外傷などが原因で発生した変形性膝関節症。

手術治療は？

複合靭帯損傷や、スポーツがしたい若い患者には手術！

○ 靭帯再建術

≫ 一重束再建術

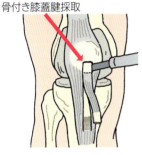
骨付き膝蓋腱採取

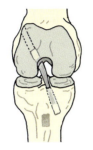

①大腿骨および脛骨に骨孔を作製する。
②大腿骨および脛骨付き膝蓋腱を骨孔から関節内に通す。
③両端をスクリューなどで固定する。

≫ 二重束再建術

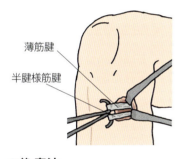
薄筋腱
半腱様筋腱

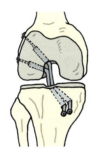

①大腿骨および脛骨に骨孔を2つずつ作製する。
②それぞれに半腱様筋腱などから作製した移植腱を骨孔から関節内に通す。
③両端をエンドボタンやプレート・スクリューで固定する。

○ 後療法

- 術後1週から可動域訓練。
- ジョギングは3〜4カ月から開始。
- 競技は7〜12カ月から復帰。
- 手術をしてもスポーツ復帰は困難なこともある。

エキスパートのつぶやき

✿ ACL手術法の選択

　靭帯の断裂は、切れた断端を縫合するだけでは靭帯本来の強度を獲得することができない。そのため、再建術によって靭帯を作る手術を行う。
　再建に用いる組織としては膝蓋腱、半腱様筋腱、薄筋腱が一般的だが、腸脛靭帯や人工靭帯による補強、屍体移植の可能な国では屍体アキレス腱などを移植することもある。
　ACLは大腿骨顆間窩から脛骨顆間隆起に付着する靭帯だが、正確には前内側束と後外側束に分かれていることが知られている。そこで、これを1本の線維として再建する方法と、2本の線維として個別に再建する方法があり、どちらが良いかは意見が分かれている。

▶ 用語解説
膝蓋腱：膝蓋骨と脛骨粗面を結ぶ腱。
骨孔：骨にあけられた穴。

半月板損傷
はんげつばんそんしょう

meniscal injury

1分間で コレだけは覚える コレだけシート

要するに

荷重がかかった状態で、膝関節を強くひねる動作（内旋や外旋）が加わって起こる損傷。診断は徒手テストとMRIが有用。

3つのポイント

特徴・原因
- 小児
  ⇒先天的な円板状半月
- 若年者
  ⇒スポーツ外傷
- 中高年者
  ⇒変性断裂

症状
- 関節痛、腫脹、引っかかり感、膝可動域制限
- ロッキング
- McMurrayテスト

治療
- RICE療法
- 大腿四頭筋訓練による保存治療
- 関節鏡視下手術
  （縫合、部分切除）

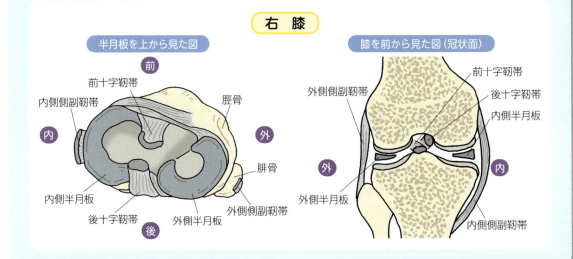

英略語・単語
内側半月板：medial meniscus；MM
外側半月板：lateral meniscus；LM

半月板損傷

 ## 特徴・原因は？

- 半月板は線維軟骨から成り、**荷重分散の役割**がある。
- **内側半月板（MM）**と**外側半月板（LM）**があり、正常では三日月型である。
- 断裂形態には縦断裂、横断裂、水平断裂、バケツ柄状断裂がある。
- 単純X線画像では異常を認めないことが多く、**診断にはMRI**が有用である。
- **膝靭帯損傷**（→ p.308）**に合併**することがある。
- **二次性の変形性膝関節症の原因**（→ p.304）となる。

> スポーツ中の方向転換で「膝が痛いっ！」
> ⇒半月板損傷と膝靭帯損傷の可能性あり！

●年代別の発症特徴

①小児	・正常の三日月型ではなく、**先天的な円板状半月**が原因のことがある。 ・円板状半月は外側に発生することが多い。
②若年者	・ジャンプや方向転換の多い、サッカーやバスケットボールなどによる**スポーツ外傷**が多い。 ・膝靭帯損傷に合併することもある。
③中高年者	・**変性断裂**（加齢によって変性した半月板の損傷）。 ・小さな外力で生じる。

●画像診断

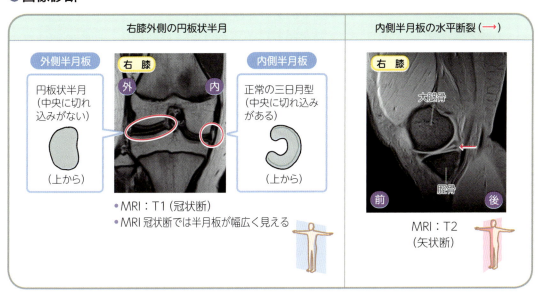

7章 膝関節

7章 膝関節

症状は？

- 受傷時に**関節痛**、**腫脹**。その後、**引っかかり感**や、**膝可動域制限**を生じる。
- 損傷部が関節内に挟まり、膝が動かせなくなる**ロッキング**や、歩行時にガクッと崩れ、膝が折れ曲がる**膝くずれ**を生じることがある。

> **McMurray（マクマレー）テストで疼痛あり**
> ⇒単純X線像で問題なくても、MRI検査を

○McMurray テスト
- 患者は仰臥位。
- 膝を最大屈曲位から、下腿に回旋を加えながら伸展させる。
- 疼痛が誘発されれば、半月板損傷を疑う。

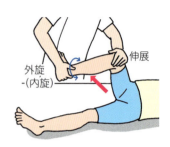

治療法は？

- 受傷時は**RICE療法**を行う。
- **大腿四頭筋訓練**による**保存治療**を行う。

> **疼痛や可動域制限があれば、関節鏡視下手術**

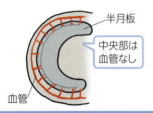
半月板の血管分布は外縁部1/3のみ

- 血管のある外縁部1/3 ⇒ **縫合術**。
- 血管のない中央部2/3 ⇒ **部分切除**。切除範囲は最小限にとどめる。
- 小児の円板状半月⇒中央部のみ切除し、形成術を行う。
- 切除範囲が大きいと、二次性変形性膝関節症を生じることがある。

断裂形態（上から）

縦断裂	横断裂	水平断裂	バケツ柄状断裂

関節に断裂部が嵌頓（かんとん）するとロッキングが生じる。

▶用語解説

RICE療法：外傷の応急処置の方法。安静：rest、冷却：icing、圧迫：compression、挙上：elevation。

嵌頓：間隙にはまり込んで戻らない状態。

ケアのポイント　膝関節手術の合併症

● 手術の合併症

》 静脈血栓塞栓症（VTE）：肺梗塞（PE）と深部静脈血栓症（DVT）

- VTE 発現リスクレベル⇒下肢手術では中リスク、人工膝関節置換術では高リスク。
- PE は致死的合併症となり得る。
  ⇒術前から危険因子の有無の確認、術中および術後早期からの理学療法と薬剤予防の併用が重要。

》 術創部感染症

- 術創部に感染が生じると、重症例では内固定材や人工関節インプラントの抜去と洗浄掻爬術など、長期にわたる治療が必要となる。
  ⇒術中の十分な洗浄と、術後の慎重な管理が重要。

》 神経血管損傷

- 高位脛骨骨切り術（HTO）では open-wedge での遠位スクリュー刺入時や、closed-wedge での腓骨採取時における神経静脈叢損傷に注意。
  ⇒術後に神経障害や持続的出血の有無を必ずチェック！

》 人工関節インプラントのゆるみ

- 現在は手術法やインプラントの進歩によって、90％ 以上が 10 年以上もつといわれている。
  ⇒長期的にはゆるんでくる可能性があり、定期的な画像検査と、必要に応じて再置換術を行う。

静脈血栓塞栓症の予防は多段階（multimodal）がカギ！

7章　膝関節

オズグッド-シュラッター病
Osgood-Schlatter disease

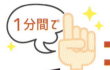

要するに

成長期のスポーツなどによる屈伸の繰り返しによって、脛骨粗面の痛みと骨隆起をきたす疾患。

3つのポイント

特徴・症状
- 10～15歳
  ⇒スポーツ障害が多い
- 脛骨粗面の痛み、骨隆起

治療
- スポーツ練習量軽減、クーリング、消炎鎮痛薬
- ストレッチ、装具療法

予後
- 予後良好
- まれに隆起部の骨切除、摘出術

画像診断

単純X線像　　　　　MRI　　　　　単純X線像

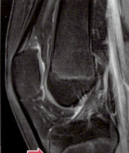
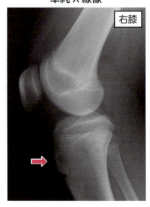

初期
単純X線像では明らかではないが、MRI T2像で脛骨粗面に高信号域が認められる（➡）。

進行期
単純X線像で脛骨粗面の不整像が認められる（➡）。

オズグッド‐シュラッター病

特徴・症状は？

- 10〜15歳の成長期に好発する。
- サッカーのキックやバレーボールのジャンプなど、膝の屈曲・伸展を繰り返すスポーツをする男子に多い。
- 脛骨粗面に骨隆起があり、自発痛や圧痛をともなう。
- 遊離骨片になることもある。

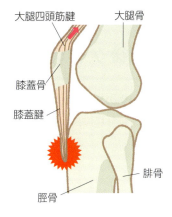

治療方法は？

- スポーツ練習量の軽減。
- クーリング、消炎鎮痛薬の外用や内服。
- ハムストリングと大腿四頭筋のストレッチ、装具療法。

予後・合併症は？

- 保存治療で症状が軽減し骨が成熟すれば、治癒することが多い。
- 予後は良好。
- 疼痛が改善しなければ、まれに隆起部の骨切除、摘出術を行う。

▶用語解説
自発痛：安静にしても起こる痛み。
圧痛：力を加えると発生する痛み。
脛骨粗面：脛骨の近位で、骨が隆起した部分。膝蓋腱の付着部。

7章 膝関節

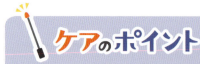　　　　　　　　　　　　　　　膝関節術後のケア

術後ケアの組み合わせ

- 両側の足関節および足趾運動を励行！
- **腓骨神経麻痺**（→ p.416）や**褥瘡**などの合併症予防には十分な観察と注意が大切！

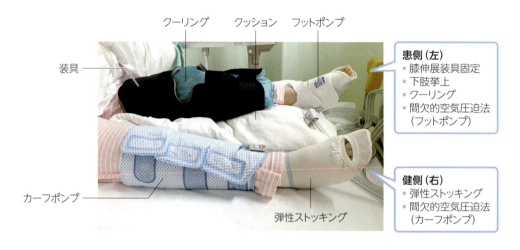

クーリング　クッション　フットポンプ
装具
カーフポンプ
弾性ストッキング

患側（左）
- 膝伸展装具固定
- 下肢挙上
- クーリング
- 間欠的空気圧迫法（フットポンプ）

健側（右）
- 弾性ストッキング
- 間欠的空気圧迫法（カーフポンプ）

ベッド移乗のポイント ※左膝患側の場合

- テレビ台はベッドの右側。
- 車椅子でベッドの右側に前方から進入する。
- 右下肢（健側）を軸にして反時計回りに回転し、ベッドへ移乗。

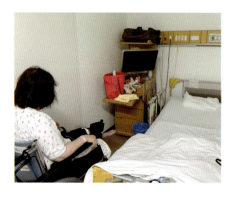 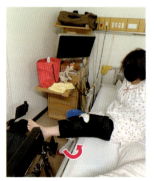

ケアのポイント　膝関節術後のリハビリテーション

◎CPM（Continuous Passive Motion；持続的他動運動）
- 調節して、患肢と器械の大腿長・下腿長を合わせることが大事！
- 膝関節の中心が器械のヒンジ部と合っていればOK！

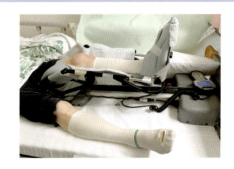

◎膝屈曲訓練
- ベッドサイド座位で患側訓練。
- 足を組み、健側で患側を後ろに押す。
- 大腿を手で保持し、リラックスする。

健側（右）
患側（左）

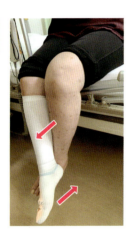

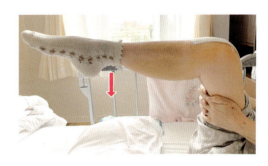

◎膝伸展訓練
- 踵に枕を入れ、膝を浮かせて膝を伸ばす。
- 膝下に枕を入れて枕を押しつぶす。

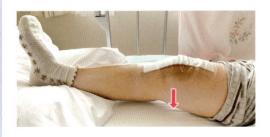

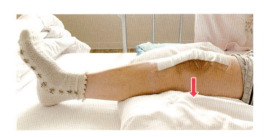

足部・足関節の解剖

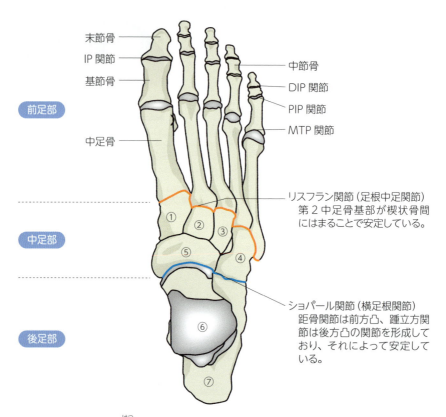

足の骨格と関節

●足部・足関節の関節

以下の6つを覚えよう。

① 足関節
② 距骨下関節
③ ショパール関節
④ リスフラン関節
⑤ 中足趾節関節（MTP関節）
⑥ 近位/遠位趾節間関節（PIP/DIP、IP関節）

足部・足関節の解剖

○ 足関節
- 距腿関節ともよばれる。いわゆる足首の関節。
- 腓骨の遠位（外果）と脛骨の遠位（脛骨天蓋と内果）から構成されるほぞ穴（モーティスとよばれる）に距骨がはまり、安定している。
- 足関節の底屈と背屈がおもな動き。

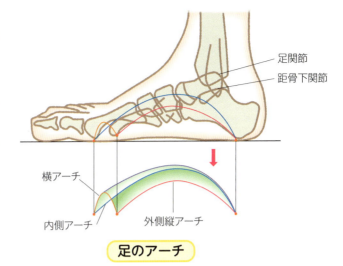

足のアーチ

○ 距骨下関節
- 距踵関節ともよばれる。距骨と踵骨の間の関節。
- 足部・足関節の内がえし、外がえしがおもな動き。

○ ショパール関節
- 横足根関節ともよばれる。距骨と舟状骨および踵骨と立方骨の間の関節。
- 足部の底背屈、内外がえし、内外転で動く。
- ショパール関節より後方（近位）を後足部という。

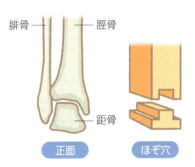

正面　ほぞ穴

○ リスフラン関節
- 足根中足関節（TMT：tarsometatarsal joint）ともよばれる。
- 5つの中足骨と3つの楔状骨（内側、中間、外側）および立方骨の間の関節。
- 足部の縦アーチの頂上の一部を構成している。
- 足部の底背屈、内外がえし、内外転で動く。
- リスフラン関節より後方（近位）でショパール関節までを中足部という。
- リスフラン関節より前方（遠位）を前足部という。

○ 中足趾節関節（MTP関節）
- いわゆる足趾の付け根の関節。
- 足趾の底背屈で動く。

○ 近位/遠位趾節間関節（PIP/DIP、IP関節）
- 足趾の底背屈で動く。

● 英略語・単語

足関節：ankle joint
距骨下関節：subtalar joint
ショパール関節：Chopart joint
リスフラン関節：Lisfranc joint

8章 足部・足関節

右足

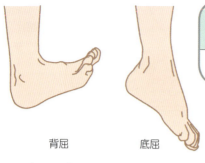

関節名/運動面	足関節	距骨下関節	ショパール・リスフラン関節
矢状面	背屈/底屈	背屈/底屈	背屈/底屈

背屈　　底屈

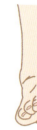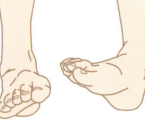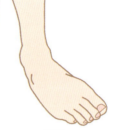

外がえし　　内がえし　　回内　　回外

関節名/運動面	足関節	距骨下関節	ショパール・リスフラン関節
前頭(冠状)面	外がえし/内がえし	外がえし/内がえし	外がえし/内がえし

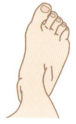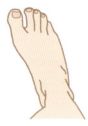

関節名/運動面	足関節	距骨下関節	ショパール・リスフラン関節
横断(水平)面	外旋/内旋	外旋/内旋	外転/内転

後足部：外旋
中足部・前足部：外転

後足部：内旋
中足部・前足部：内転

● 足部・足関節の動きの表現方法

① 底屈/背屈
② 内がえし/外がえし
③ 回内/回外
④ 内外転/内外旋

英略語・単語

中足趾節関節(MTP関節)：metatarsophalangeal joint
趾節間関節(IP関節)：interphalangeal joint

足部・足関節の解剖

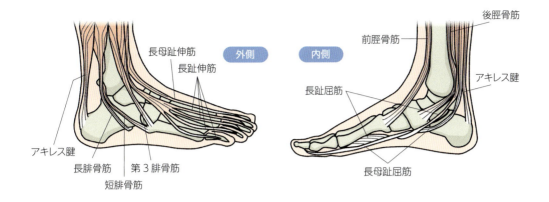

○ 足関節周囲の筋

- 足部・足関節にかかわる筋には、下腿に起始があり足部に停止がある**外在筋**と、起始停止ともに足部にある**内在筋**がある。
- 下腿には**4つのコンパートメント**があり、外在筋はその起始によって分類される。

》 ①前方コンパートメント
長趾伸筋、長母趾伸筋、前脛骨筋
⇒ 外側から、第3腓骨筋腱（約9割の人に存在）、足趾を伸展させる長趾伸筋、長母趾伸筋があり、もっとも内側に足関節を背屈させる前脛骨筋腱がある。

》 ②外側コンパートメント
腓骨筋
⇒ 腓骨筋腱（長・短）があり、腓骨後方を走行する。
⇒ 足の底屈、外がえし、回外ではたらく。

》 ③深部後方コンパートメント
後脛骨筋、長趾屈筋、長母趾屈筋
⇒ 内果の後方には、前方から順に後脛骨筋腱、長趾屈筋腱、長母趾屈筋腱がある。
⇒ 後脛骨筋腱は足のアーチを支持するうえで重要。

》 ④浅後方コンパートメント
腓腹筋、ヒラメ筋
⇒ 腓腹筋とヒラメ筋が一緒になってアキレス腱となり、踵骨後方突起に付着。
⇒ 足関節を底屈させる。

- 内在筋には、母趾内転筋、母趾外転筋、短母趾伸筋、短母趾屈筋、短趾伸筋、短趾屈筋、虫様筋、骨間筋がある。

8章 足部・足関節

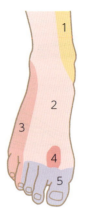

1. 伏在神経
2. 浅腓骨神経
3. 腓腹神経
4. 深腓骨神経
5. 足趾背側は足底神経、深腓骨神経、腓腹神経が混入して個人差が著しい。

L：腰神経
S：坐骨神経

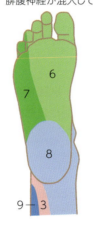
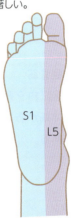

6. 内側足底神経
7. 外側足底神経
8. 踵骨枝
9. 外側腓腹皮神経

L：腰神経
S：坐骨神経

足部の神経支配

●足部・足関節周囲の神経、血管

以下の5つを覚えよう。

①脛骨神経

②腓骨神経

③前脛骨動脈

④腓骨動脈

⑤後脛骨動脈

足部・足関節の解剖

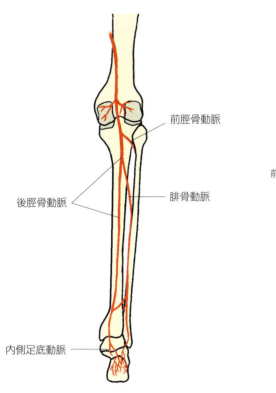
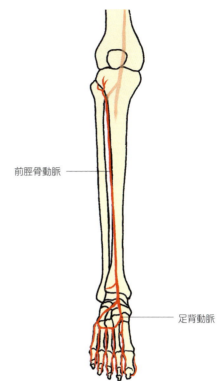
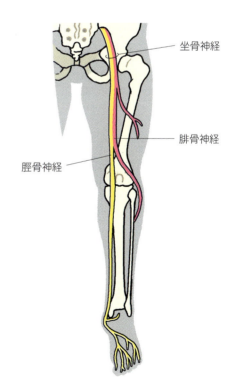

- 足部・足関節には大きく2本の神経と3本の動脈がある。
- 坐骨神経が膝窩部で脛骨神経と腓骨神経に分かれる。
- 同レベルで膝窩動脈が後脛骨動脈と前脛骨動脈と腓骨動脈に分かれる。
- 脛骨神経と後脛骨動脈は伴走している。
- 足関節レベルでは、脛骨神経と後脛骨動脈は内果後方にあり、長趾屈筋腱と長母趾屈筋腱の間を走行している。
- 前脛骨動脈は足関節レベルで長母趾伸筋腱の外側を走行している。
- 前脛骨動脈はリスフラン関節レベルでは第1中足骨、第2中足骨間を走行する。
- 神経支配も覚えよう！

8章　足部・足関節

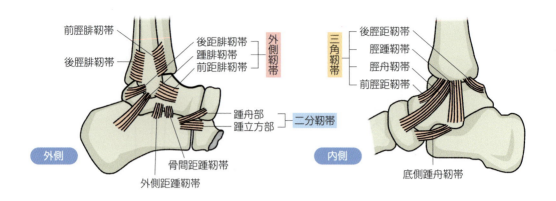

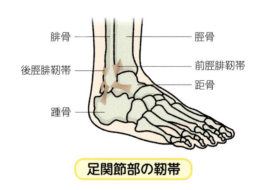

足関節部の靱帯

○足関節周囲の靱帯

- 足関節外側の靱帯は以下の3つを覚えよう。

①前距腓靱帯
②踵腓靱帯
③後距腓靱帯

⇒いわゆる足首の捻挫で損傷しやすいのが前距腓靱帯。

- 遠位脛腓靱帯結合は以下の2つを覚えよう。

①前脛腓靱帯
②後脛腓靱帯

- 足関節内側の靱帯は1つだけ覚えよう。

①三角靱帯

- 足部のアーチ構造維持に底側踵舟靱帯が重要であるといわれている。

足部・足関節の解剖

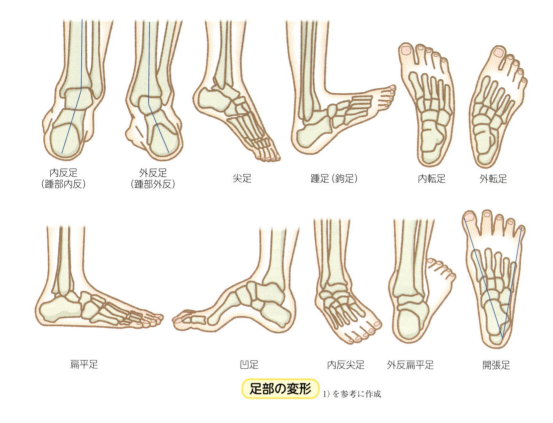

足部の変形　1)を参考に作成

○外表からわかる変形

- 足部・足関節の変形では以下の6つを覚えよう。

①内反足・外反足
②尖足・踵足
③内転足・外転足
④扁平足・凹足
⑤内反尖足・外反扁平足
⑥開張足

8章　足部・足関節

アキレス腱断裂
けんだんれつ

Achilles tendon rupture

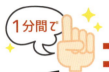

要するに

下腿三頭筋の踵骨付着部であるアキレス腱が断裂したもの。

3つのポイント

特徴・症状
- 30〜40歳代に多い
- 運動中、急に起こる
- 診断は問診と徒手検査

治療
- 保存治療
- 手術治療（アキレス腱縫合術）
- リハビリテーション

予後・合併症
- 再断裂
- 創トラブル
- 運動復帰の時期には個人差あり

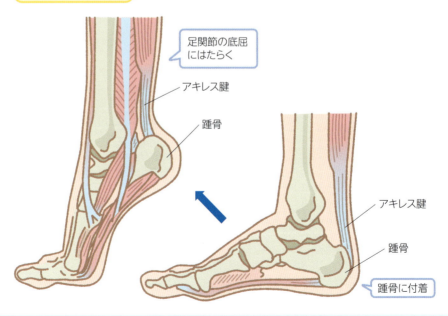

アキレス腱の役割
- 足関節の底屈にはたらく
- アキレス腱
- 踵骨
- 踵骨に付着

アキレス腱断裂

特徴・症状は？

- 下腿三頭筋（腓腹筋＋ヒラメ筋）の踵骨付着部であるアキレス腱が断裂した疾患。
- 30〜40歳代に多い。
- 運動中に急に生じることが多い。
- 「急に後ろから誰かに蹴られたような気がした」という表現がよく聞かれる。
- 実際には非接触性の受傷である。
- 切れていても足関節の自動底屈は可能。
- 歩行も可能な場合がある。
- 診断は問診と徒手検査で可能。断裂部位は皮膚上から陥凹（かんおう）していることがわかる。
- Thompson（トンプソン）テストが陽性になる。
- エコー、MRIでアキレス腱断裂を確認することができる。

> 診断は問診と徒手検査で可能！

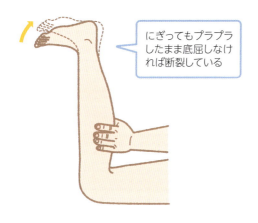

にぎってもプラプラしたまま底屈しなければ断裂している

○ Thompson テスト
- 患者の腓腹部を検者がにぎる。
- アキレス腱断裂なし ⇒ 足関節が底屈する。
- アキレス腱断裂あり ⇒ 足関節が底屈しない。

エキスパートのつぶやき
❂ アキレス腱断裂に足関節の単純X線検査は必要？
- まれに足関節内果骨折（→ p.109）をともなうことがある。
- アキレス腱断裂でなく、踵骨裂離骨折の場合がある。
⇒ これらを診断するためにX線検査は必要。

▶ 用語解説
陥凹：へこんだ状態。

8章 足部・足関節

治療は？

●保存治療
- 足関節を尖足位でギプスや装具で固定する。

●手術治療（アキレス腱縫合術）
- 断裂した腱を縫合する方法には2通りある。
① 断裂したアキレス腱を直接見ずに、経皮的に縫合する方法。
② 断裂したアキレス腱を直視下に縫合する方法。

●リハビリテーション
- 手術後の外固定と免荷期間は術式や創状態などで決まる（術者に確認する）。
- 1～2カ月間の装具使用、1～2週間の免荷を指示することが多い。
- 運動復帰時期は、腱の治癒状況と筋力回復などによって判断する。

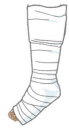

尖足位固定

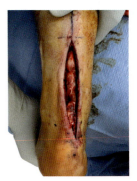

直視下のアキレス腱縫合術

予後・合併症は？

- 保存治療でもっとも問題になるのは、再断裂。
- 再断裂した場合、手術治療が必要となる。新鮮アキレス腱断裂（切れたばかりの状態）に対する手術治療と術式は異なり、侵襲が大きくなる。
- 手術治療でも再断裂する可能性はあるが、概して保存治療より少ないと考えられている。
- 手術治療では創トラブル、感染、神経障害など、手術にともなう合併症が生じるリスクがある。
- 運動復帰の時期には個人差がある。

▶用語解説
尖足位：つま先立ちのような足の形。

外反母趾

hallux valgus：HV

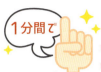

要するに
母趾の中足趾節（MTP）関節が外反変形をきたす疾患。

3つのポイント

特徴・症状	治療	予後・合併症
● 女性に多い	● 靴指導や装具使用	● 進行する
● 母趾 MTP 関節の症状	● 運動療法	● 骨頭壊死
● 歩行障害	● 手術治療	● 可動域制限

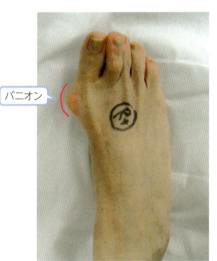

外反母趾の外見

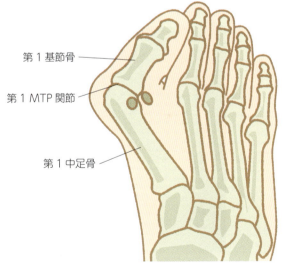

第1基節骨
第1 MTP 関節
第1中足骨

英略語・単語

中足趾節関節（MTP 関節）：metatarsophalangeal joint

特徴・症状は？

- **女性**に多い。
- ハイヒールなどの靴の影響がある。
- 扁平足、関節リウマチなども影響する。
- **第1中足骨と母趾基節骨がMTP関節で外反**し、内側に突出する。
- 結果的に中足骨頭が内側に飛び出し、痛みを生じる。
- 第2、3中足骨頭部の足底に有痛性の胼胝(たこ)を生じることがある。
- 足部変形の美容的観点や靴選択に制限が出ることが主訴になる場合がある。
- バニオンや胼胝の疼痛、それにともなう**歩行障害**をきたしている場合がある。
- 荷重時に足のアーチが消失していることが多い。

> 第1中足骨と母趾基節骨が外反することで
> 内側に飛び出た第1中足骨頭⇒バニオンの原因

診断

- 荷重時足部単純X線画像で**外反母趾角（HV角）**、第1・2中足骨間角（M1-M2角）で評価する。
- 通常、**HV角20°以上を外反母趾**とみなす。

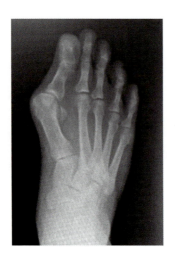
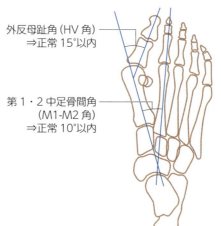

外反母趾角（HV角）
⇒正常15°以内

第1・2中足骨間角
（M1-M2角）
⇒正常10°以内

> 荷重時足部単純X線の正面像で重症度判定する

▶用語解説

外反母趾角（HV角）：hallux valgus angle。第1中足骨と母趾基節骨の交わる角度。荷重時のX線像で計測する。

バニオン：母趾MTP関節の内側または背側に生じる軟部組織の腫脹のこと。

胼胝：組織が増殖して硬くなること。

治療は？

- 治療を選択する際、**患者の主訴が変形の美容的問題なのか、疼痛なのかに注意**を払う。
- **靴の指導**をする ⇒ 前足部が締め付けられていないものを選択。**ハイヒールを避ける。**
- **ストレッチや足趾体操（タオルギャザリングなど）**を指導する（**運動療法**）。
- **装具療法〔足底挿板（インソール）や外反母趾装具〕**を使用する。
- 外反母趾角（HV角）20～30°未満が軽症、30～40°未満が中等症、40°以上が重症。
- **手術治療**：重症度によって手術術式を決める。
  - 軽症～中等症：中足骨遠位骨切り術（Chevron法、Michell法）
  - 中等症～重症：中足骨近位骨切り術
  - 中等症～重症で、第1足根中足（TMT）関節の弛緩性がある場合：第1中足骨、内側楔状骨間関節（第1TMT関節）固定術（Lapidus法）
  - 第2、3MTP関節の脱臼をともなう場合には、同部位に対する手術も同時に行う。

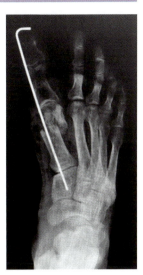

骨切り術後

予後・合併症は？

- **徐々に進行する**ことが多い。
- 保存治療で進行抑制、疼痛を改善することは可能だが、変形改善は得られない。
- バニオンや胼胝部に感染を生じる場合がある。
- 多くの外反母趾手術では**術後免荷が必要**になる。
- 手術合併症として**中足骨頭の壊死**を生じる場合がある。
- 第1MTP関節の変形性関節症がみられる場合がある。その際、同関節の疼痛や**可動域制限**が生じる場合がある。

▶用語解説

タオルギャザリング：タオルの上に足を置き、たぐり寄せるように足趾を動かす運動。

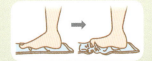

免荷：松葉杖などで患肢への負荷を減らすこと。
足底挿板：靴のインソール（中敷き）。

変形性足関節症
osteoarthritis of the ankle：足関節 OA

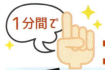

要するに 足関節の軟骨がすり減り、足関節の変形や疼痛をきたす疾患。

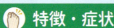

特徴・症状
- 足関節の変形・疼痛
- 内反変形が多い
- 病期の分類

治療
- 病期ごとに治療
- 保存治療（消炎鎮痛薬、活動制限、足底挿板）
- 手術治療（骨切り術、人工足関節置換術、足関節固定術）

予後・合併症
- 画像上改善はしない
- 疼痛は改善する
- 活動性にかかわる

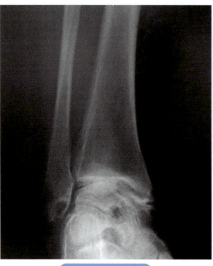

変形性足関節症

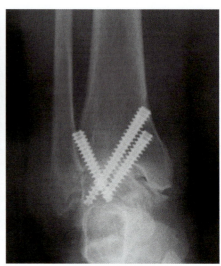

関節固定術後

変形性足関節症

特徴・症状は？

- 足関節の軟骨がすり減った状態。
- 足関節の**変形・疼痛**と**可動域制限**を生じる。
- 骨折や捻挫などの外傷が原因であることが多い。
- 足関節内反をきたす、**内反変形が多い**。
- 外反変形の変形性関節症も存在する。
- 足関節単純X線正面像での**病期分類**がある。

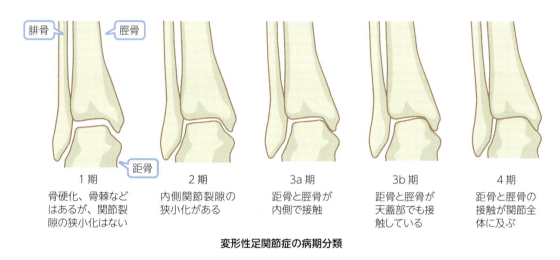

変形性足関節症の病期分類

1期	骨硬化、骨棘などはあるが、関節裂隙の狭小化はない
2期	内側関節裂隙の狭小化がある
3a期	距骨と脛骨が内側で接触
3b期	距骨と脛骨が天蓋部でも接触している
4期	距骨と脛骨の接触が関節全体に及ぶ

> **軟骨がすり減る、足関節の変形・疼痛**
> **⇒変形性足関節症**

▶用語解説

足関節内反：足底が内側を向く方向。
足関節外反：足底が外側を向く方向。

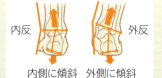

治療は？

● 保存治療

- まずは保存治療。
- 1期・2期はとくに保存治療の良い適応。
- 消炎鎮痛薬、外用薬を使用する。
- 一時的な活動の制限。
- 足底挿板（外側ウエッジインソール）を使用する。

● 手術治療

- 保存治療で改善しない場合は手術治療の適応。
- 年齢、体重、足関節可動域、活動要求度などを踏まえて、術式を決定する。

足底挿板
靴の底に入れ、荷重のかかる場所を変更する。

	術式の適応
骨切り術	・2〜3a期は良い適応。関節機能が温存できる。
人工足関節置換術	・3b期、4期の高齢者に良い適応。
足関節固定術	・足関節機能が失われるが、除痛効果は高い。 ・可動域制限が著しく、疼痛が強い場合は良い適応。

> **まずは保存治療！**
> ⇒手術治療には骨切り術、人工関節置換術、関節固定術がある

予後・合併症は？

- 保存治療では画像上は改善がみられない。
- 主訴のほとんどが疼痛である。
- 疼痛のために、日常生活制限が出ているかどうかに注意する。
- 日常生活上は困らない程度の疼痛である場合も多い。
- 治療すれば疼痛は改善する。
- 予後の活動性にかかわるため、患者の現在の活動度と求める活動度を踏まえて、治療選択するべき。

強剛母趾
きょうごうぼし

hallux rigidus

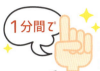

要するに
母趾の中足趾節（MTP）関節の変形性関節症のこと。

3つのポイント

特徴・症状	治療	予後・合併症
● 母趾MTP関節の変形性関節症 ● 関節の腫脹、疼痛 ● 関節の可動域が低下する	● 保存治療 ● 関節縁切除術 ● 関節固定術	● 自然治癒はしない ● 術後再発もある ● 生活様式がかかわる

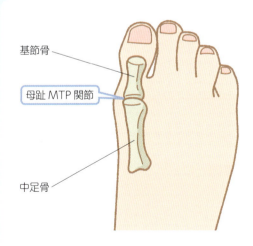

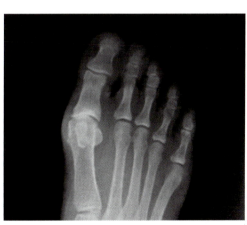

母趾MTP関節の関節裂隙の狭小、骨棘がみられる。

英略語・単語
中足趾節関節（MTP関節）：metatarsophalangeal joint

特徴・症状は？

- 母趾の中足趾節（MTP）関節の変形性関節症のこと。
- 母趾MTP関節の腫脹や疼痛を主訴にする。
- 母趾MTP関節の可動域が低下していることが多いため、"強剛"母趾とよばれる。
- 歩行の踏み返し時の疼痛が特徴。
- 母趾の背屈で疼痛が誘発される。
- 単純X線画像では、母趾MTP関節の関節裂隙（かんせつれつげき）の狭小、骨棘（こつきょく）がみられる。

治療は？

○保存治療
- 消炎鎮痛薬、局所の安静、運動制限、治療靴、MTP関節背屈の強制を避ける生活指導。

○手術治療
- 骨棘を切除する手術（関節縁切除術：chilectomy（カイレクトミー））。
- 関節固定術（arthrodesis）。
- 人工関節置換術。

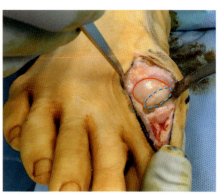

中足骨頭の軟骨がわずかに残る（---）のみで大部分の軟骨は消失している（—）

予後・合併症は？

- 自然治癒はしない。
- まずは保存治療から行っていく。
- 蹲踞（そんきょ）の姿勢をよくとるなど、生活様式が発生原因となる。
- 若年者には少ないため、加齢変化の要素もある。
- 関節縁切除術では再発の可能性がある。
- 人工関節置換術後に、疼痛が再発した場合に関節固定術を追加するが、人工関節置換術での骨切除量が大きいため、足趾が短縮する。

▶用語解説

蹲踞：つま先立ちで深く腰を下ろし、膝を開いた姿勢。相撲などで行われる。

足関節外側靱帯損傷（捻挫）
lateral ligament injury of the ankle

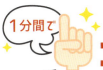

コレだけは覚える コレだけシート

要するに

ほとんどの場合、足関節を内がえし、もしくは回外強制されて生じる疾患。

3つのポイント

特徴・症状
- 頻度の高い外傷
- 足関節の内がえしで生じる
- ほとんどが前距腓靱帯損傷

治療
- まずは保存治療
- 外固定
- 慢性化したら手術

予後・合併症
- 慢性化
- 再受傷
- 変形性足関節症

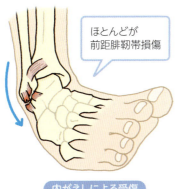

ほとんどが前距腓靱帯損傷

内がえしによる受傷

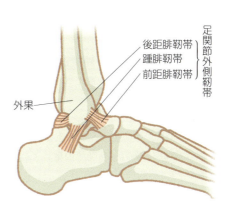

足関節外側靱帯
後距腓靱帯
踵腓靱帯
前距腓靱帯
外果

8章 足部・足関節

特徴・症状は？

- 足関節外側靭帯損傷は、足関節捻挫の結果生じる外傷。
- 足関節捻挫はほとんどの場合、**足関節の内がえし**もしくは回外位となって生じる。
- いわゆる「**足首をひねった**」と表現される外傷。
- 非常に**頻度の高い外傷**。
- 足関節外側靭帯には前方から**前距腓靭帯、踵腓靭帯、後距腓靭帯**の3つがある。
- **ほとんどの場合が前距腓靭帯損傷**であり、踵腓靭帯損傷がそれに続く。
- 足関節外果前方部分の腫脹と疼痛、圧痛がある。
- 歩行は可能な場合が多い。
- 靭帯損傷の程度には、**部分的に切れている場合（部分断裂）**と**完全に切れている場合（完全断裂）**がある。
- 完全断裂の結果、足関節の不安定性があれば**前方引き出しテストが陽性**になる。

● 各画像検査の特徴

超音波検査	損傷した靭帯の評価ができる。
MRI 検査	損傷した靭帯の評価、および合併損傷の有無が評価できる。
単純 X 線検査	骨折の有無が評価できる。

> **足関節外側靭帯損傷は、足関節捻挫の結果生じる**

エキスパートのつぶやき

● 足関節外側靭帯損傷に単純 X 線検査は必要ですか？

初期治療で単純 X 線検査をするかどうかの判断に有用なものとして、オタワ足関節ルールがある。

- 腓骨後方遠位 6cm の圧痛
- 脛骨後方遠位 6cm の圧痛
- 受傷直後も外来でも患肢荷重歩行ができない
  ⇒ これらのいずれかがあれば足関節の単純 X 線画像を撮る。
- 第 5 中足骨基部の圧痛
- 舟状骨の圧痛
- 受傷直後も外来でも患肢荷重歩行ができない
  ⇒ これらのいずれかがあれば足部の単純 X 線画像を撮る。

▶ **用語解説**

前方引き出しテスト：アキレス腱と踵骨を押さえて前方・後方へ力を加えることで、足関節の不安定性を評価するテスト。

足関節外側靱帯損傷（捻挫）

 ## 治療は？

○ 保存治療

- まずは保存治療を行う。
- RICE療法にしたがって、シーネやギプスを使用した外固定、松葉杖使用による荷重コントロールで患肢への負荷の軽減、挙上、冷却をする。
- 通常は1～3週程度で疼痛、腫脹が改善する。
- 疼痛と腫脹の程度に合わせて荷重歩行を許可する。

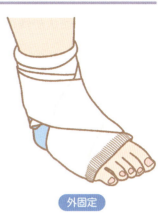

外固定

> **足関節外側靱帯損傷に対して、急性期に手術治療をすることはまれ**

○ 手術治療

- 捻挫後数カ月～数年経過しても、何かしらの症状が残存し、慢性化した場合は手術適応。
- 慢性化した場合は「足関節の不安定性があり、何度も足首の捻挫をしてしまい困る」、「足関節周囲の疼痛」などの症状がある。
- 断裂した靱帯が適切に治癒しない場合や、捻挫の際に生じた合併損傷の結果、上記症状が残存する可能性がある。
- 断裂した靱帯に対する手術治療は靱帯縫合術、もしくは靱帯再建術に大別される。

靱帯縫合術	切れた靱帯を再度縫合する術式。
靱帯再建術	膝から採取した薄筋腱などを移植して、新しい靱帯を作製する術式。

> **捻挫が原因で手術が必要になる場合がある**

▶ 用語解説

RICE療法：身体が傷害を負った際に早急にとるべき応急処置の法則。Rest（安静）、Icing（冷却）、Compression（圧迫）、Elevation（挙上）の頭文字をとったもの。

8章 足部・足関節

予後・合併症は？

○保存治療で症状が残存する場合
- 保存治療をしても、**足関節の不安定感や足関節の疼痛**が残る場合がある（**慢性化**）。
- 足関節の不安定感が残存している場合⇒「何度も捻挫を繰り返してしまう」「でこぼこ道を歩くことが怖い」などの主訴が出る。
- 足関節の疼痛⇒自発痛や運動痛を訴える場合がある。
- 症状の原因を検索するために、単純X線画像やCT検査で骨折、偽関節、変形治癒、軟骨下骨病異変の有無などを検査する。
- MRI検査で靭帯の評価、足関節周囲の腱の評価、距骨や脛骨の骨軟骨損傷の有無を調べる。
- 保存治療で上記病変、症状が残存した場合、手術治療の適応になる。

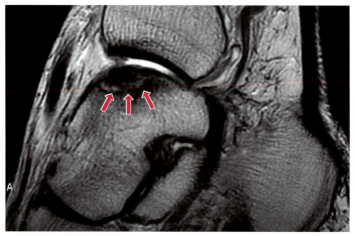

足関節MRI矢状断像
距骨骨軟骨損傷（➡）がある。

○再受傷
- 保存治療、手術治療ともに再度捻挫をして、**再受傷**する場合がある。
- 再受傷の場合も**まずは保存治療**を行い、症状が残存する場合は手術治療を行う。

○変形性足関節症
- 何度も捻挫をした場合など、足関節外側不安定性が原因で**変形性足関節症**（→ p.334）になることがある。

偽関節：骨癒合せずに異常な可動性が残ってしまった状態。

先天性内反足
congenital clubfoot

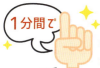

要するに
足の裏が内側を向き、内反位となる先天性疾患。

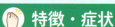

特徴・症状
- 足が内反変形
- 男児に多い
- 徒手整復は不能

治療
- 生後すぐに保存治療を開始
- Ponseti 法
- 保存治療で効果なし ⇒ 手術治療

予後・合併症
- 早期治療で予後良好
- 舟底足変形
- 足部形態の左右差あり

先天性内反足（両側性）

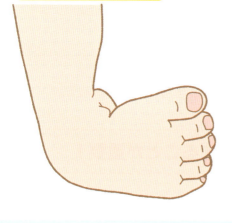
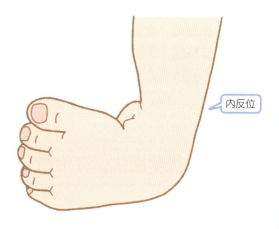

内反位

特徴・症状は？

- 足に**内反変形**（後足部内反、尖足、凹足、前足部内転など）がみられる。
- **男児**に多い。
- **半数で両側性**に起こる。
- **徒手整復は不能**（徒手整復可能なものは内反足位とよぶ）。

> **男児に多い先天性疾患！**

治療は？

- 多くの場合、生後すぐに変形に気付く。
- 診断がつきしだい、矯正ギプスによる**保存治療**を**すぐに開始**する。
- **Ponseti法**（ポンセッティ）が行われる：ギプスや装具固定で前足部内転矯正、後足部内反矯正後に、アキレス腱皮下切腱してさらにギプス固定をする。
- Ponseti法は慣れた医師が行うべきである。
- **保存治療の結果、変形が残存した場合や再発した場合⇒手術治療**を行う。
- 尖足変形のみであれば、**アキレス腱皮下切腱**を行う。
- 症状によって、後内方解離術、距骨下全解離術などを行う可能性がある。

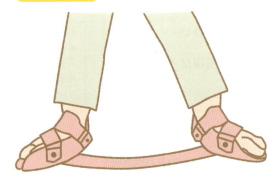

Ponseti 法

ギプスや装具固定によって
前足部内転・後足部内反を矯正する。

> **生後早期に保存治療を開始することが重要！**

▶用語解説
凹足：足の甲が高い足の状態。ハイアーチ。

先天性内反足

 ## 予後・合併症は？

- 早期に適切な治療を行えば、**機能予後は良好**。
- 早期の適切な治療機会が得られなかった場合は、変形が残る。
  - ⇒その場合、後足部底屈、前足部背屈の結果、**舟底足変形**（rocker-bottom foot）となる。
- 機能障害がなくても、形態的に変形が残る場合がある。
- 足部の発育不全、下腿筋萎縮などが残る。
- とくに片側性の場合は、**足部形態の左右差あり**。

> **機能障害を残さないことが第1目標！**

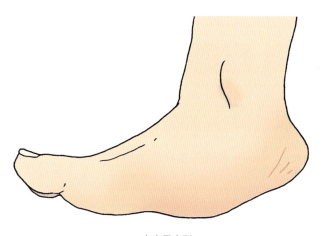

舟底足変形

痛風
つう ふう

gout

1分間で コレだけは覚える コレだけシート

要するに

高尿酸血症のため血中の尿酸が過飽和状態になり、結晶化した尿酸ナトリウムによって、結晶沈着性関節炎をきたした状態。母趾中足趾節（MTP）関節に多い。

3つのポイント

特徴・症状	治療	予後・合併症
● 成人男性に多い	● 安静	● 発作前に予兆が出ることあり
● 母趾MTP関節に多い	● 消炎鎮痛薬	● 発作を繰り返す
● 発作⇒突然、関節に急激な痛みが生じる	● 高尿酸血症の治療	● 腎障害

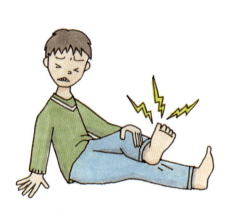

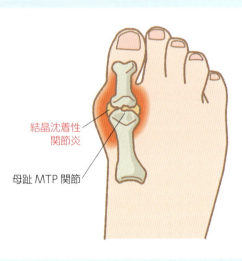

結晶沈着性関節炎

母趾MTP関節

英略語・単語

中足趾節関節（MTP関節）：metatarsophalangeal joint

痛風

特徴・症状は？

- 通常、発症は**急性もしくは亜急性**に起こるため、痛風"**発作**"といわれている。
- **成人の男性**に多い。
- おもな症状は、**関節の疼痛、腫脹、熱感、発赤**。
- **母趾中足趾節（MTP）関節に多い**。そのほかの関節で生じることもある。
- 単関節発症である。
- 血液検査の結果、尿酸値が高いことが多いが、正常値のこともある。
- 炎症があるため、CRPは高値である。
- 関節液検査では、尿酸結晶が検出される。

治療は？

- 痛風発作時は、**安静**にして**消炎鎮痛薬**を用いる。
- 発作消失後に尿酸値が高値であれば、**高尿酸血症治療薬**を使用する。
- 同時に、食事指導を主とした**生活指導**を行う。

> **発作時は消炎鎮痛薬で疼痛コントロール！**

予後・合併症は？

- **発作前に予兆が出ることもある。**
- 尿酸値コントロールが不良の場合、**痛風発作を繰り返すことがある**。
- 高尿酸血症が続くと**腎障害（痛風腎）**を生じることがある。

> **尿酸値の管理が重要！**

▶ **用語解説**

尿酸値：プリン体が体内で分解されてできた老廃物。
CRP：C反応性タンパク。
高尿酸血症：血性尿酸値が7.0mg/dLを超えると診断される。痛風発作や尿路結石の原因へとつながる疾患。

痛風腎：痛風の原因になる尿酸の結晶が腎臓にたまって炎症が起こった状態。腎機能の低下につながる。

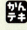

扁平足
へんぺいそく

flatfoot

1分間で コレだけは覚える コレだけシート

要するに
足のアーチ（土踏まず）がなくなった状態。

3つのポイント

特徴・症状	治療	予後・合併症
● 土踏まずがなくなった状態 ● 土踏まず以外の変形をともなう場合もある ● 原因はいろいろ	● まずは保存治療 ● リハビリも有効 ● 重症例や保存治療が無効⇒手術	● 足のさまざまなところに痛みが出る ● 変形性関節症 ● 外反母趾

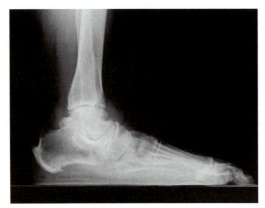

単純X線画像

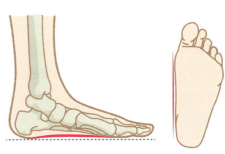

土踏まずがなくなっている！

扁平足

 ## 特徴・症状は？

- 足の内側縦アーチ（土踏まず）がなくなったもの。
- 踵骨の外反をともなう場合もある。
- 前足部の外転をともなう場合もある。
- 病因⇒後脛骨筋腱機能不全、変形性関節症、関節リウマチ、外傷、神経病性関節症（charcot関節〈シャルコー〉）、神経麻痺（脳性麻痺、ポリオなど）など。
- 中年以降の女性に多い。

扁平足は土踏まずがなくなった状態！

 ## 治療は？

- まずは保存治療（安静、運動制限、体重コントロールなどの生活指導）を行う。
- 足に合った靴やインソール、装具を使用する。
- 非ステロイド性抗炎症薬（NSAIDs）や外用薬の使用。
- ストレッチ、足部内在筋の強化訓練などのリハビリ介入も有効。
- 重症例や保存治療が無効の場合⇒手術治療を行う。
- 手術は原因によって、さまざまな方法がある。

まずは保存治療を行う！

8章 足部・足関節

予後・合併症は？

- **痛みはさまざまなところに出る**（内くるぶしの後方、土踏まず周辺、外くるぶしの下端など）。
- つま先立ちできなくなることがある。
- 扁平足変形だけでなく、足のほかの部位の変形をともなうことがある。
- 足関節、距骨下関節、Lisfranc 関節の**変形性関節症**を生じることがある。
- **外反母趾**（→ p.331）を生じることがある。

> **外反母趾、変形性関節症がないかどうかの評価が必要！**

ケアのポイント

足部・足関節疾患患者の術前看護のポイント

◎ 肉眼的にきれいな足ですか？

- 足部・足関節は元来細菌の多い部位。
- 人によって足部の清潔度には大きな差があるため、術前日にシャワーなどで洗浄し、「きれいな足」になってもらうこと。
- とくに趾間・爪周囲をきれいにすること、および爪を適切な長さにする。

> **足部・足関節周囲手術の感染率は高い！**
> **⇒きれいな足で手術に臨もう**

◎ 腫脹を引かせるような処置が必要ですか？

- 足部・足関節外傷患者では、術前の患肢の腫脹が問題になる。
- 腫脹が強すぎる場合、水疱が形成される。
- 水疱が治癒し、腫脹が軽減するまで手術実施を待機する必要がある。
- 挙上、安静、圧迫、冷却といった局所の腫脹を軽減させるためのケアの必要性を評価すること。
- 同様に、術後も腫脹管理が重要。

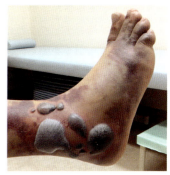

水疱

> **腫れが強すぎると手術ができない！**

◎ 事前に松葉杖練習など、術後を見据えたリハビリ介入は必要ですか？

- 足部・足関節疾患の術後は、しばらくの間、荷重制限が必要になることがある。
- 事前に荷重制限が予測できていれば、術前から松葉杖歩行訓練などのリハビリテーション介入をすることで、術後速やかに患者のADL回復につなげることができる。
- 同時に術後必要となる装具なども準備できるとよい。

> **松葉杖の練習をしておこう！**

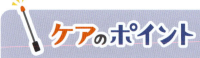

足部・足関節疾患患者の術直後看護のポイント

● 末梢の血流は保たれていますか？
- 末梢血流が保たれているかどうかは、**足趾の皮膚色、皮膚温、capillary refilling time**（毛細血管再充満時間）を診る。
- 足部・足関節で体表から触知できる動脈は、足背動脈と後脛骨動脈。これらの**動脈が触知できるかどうかは、術前に確かめておくこと。**

> **末梢皮膚の観察と、動脈触知を術前と比較する！**

● 感覚、運動に問題はありませんか？
- 術後はシーネや包帯などで患肢は固定されていることがほとんどだが、**足趾先端は観察可能**になっている場合が多い。
- 前述の**循環のチェック**とともに、**足趾の動きが可能か**、同部の**触覚が保たれているか**を診察し、**しびれがないか**を聞くこと。

> **足関節、足趾の動きを診て しびれの有無を聞こう！**

● 痛みはコントロールできていますか？
- どんな手術でも、術後は痛みがある。
- 医師が出している指示に従って鎮痛薬を十分に使用し、**術後疼痛の管理**をすること。
- 患者が尋常でないほどの疼痛やしびれを訴えた場合は、術後**コンパートメント症候群**（→ p.424）を起こしていることを念頭に置く。
- コンパートメント症候群は迅速な対応を要する病態。しかるべき人に迅速に報告すること。

> **痛みのコントロールを行う！**

ケアのポイント

足部・足関節疾患患者の退院前看護のポイント

○固定は？

- 患肢の固定は、**包帯固定**、**シーネ固定**、**ギプス固定**、**装具固定**などの選択肢がある。
- どの固定法を、術後**どの程度の期間使用するか**を知っておく必要がある。
- また、その固定をつねに着けておかなくてはならないのか、患者自身で**着脱してよいのかを把握**しておくことも重要。
- 患者自身での着脱が許可されている場合、適切な固定方法を指導する必要がある。
- 固定がない場合でも、**関節可動域訓練の制限があるかどうか**を知る必要がある。
- 足関節では、術後**足関節底背屈訓練は行ってよい**が、内外反などの**「足関節を捻る」動きは制限している場合**があり、患者に注意喚起する必要がある。

患肢の固定はいつまで、どのようにするかを知っておく！

○荷重は？

- **荷重をしてよいのかを患者に伝える**必要がある。
- まったく足を地面につけてはいけない完全免荷か、床に置く程度はよいか、疼痛が出ない範囲ならよいか、荷重量を数字で管理しているか（体重の 1/3 までなど）などに大別される。
- 踵荷重がよいのか、つま先荷重がよいのか、歩行時の踏切動作をしてよいのかも伝える必要がある。
- さらに、患者**自宅の階段の有無などの環境を確認**すること、杖などの日常生活に必要な**介助用具の手配**も必要。

荷重してよいかどうかを指導する！

○腫脹は？

- 足部・足関節術後は急性期を過ぎても、**数週間〜数カ月にかけて患肢腫脹**が生じる。
- とくに退院後は患肢を下げている時間が長くなるため、入院中に比べて患肢が腫れることが多い。
- 患者には、腫れる場合があることを伝え、腫れが生じたら圧迫、安静、挙上、場合によっては冷却し、**腫脹の軽減を図るように指導**すること。
- **腫脹に疼痛や発赤をともなう場合は感染などの可能性がある**ため、病院を受診するように指導する。

腫脹の軽減を指導する！

8章 足部・足関節

関節リウマチ

rheumatoid arthritis：RA

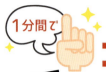

要するに
全身の関節の炎症によって、関節の痛み、破壊、変形が起こる疾患。

3つのポイント

特徴・症状
- 自己免疫の異常
- 全身の関節の炎症
- 関節の変形・破壊

治療
- さまざまな抗リウマチ薬
- リハビリテーション、装具療法
- 関節の手術

予後・合併症
- 痛み、変形によるADLの低下
- 関節外の合併症
- 薬の副作用による症状（薬剤性・間質性肺炎や、骨髄抑制による感染で生じる発熱、咳、口内炎など）

関節リウマチの病態

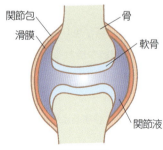

正常な関節（関節包、滑膜、骨、軟骨、関節液）

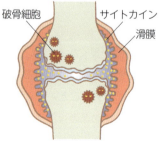

滑膜に炎症が生じてサイトカイン（TNF-α、IL-6）が産生されると破骨細胞が活性化し、骨が破壊される。

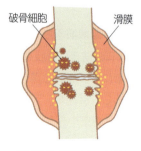

関節軟骨が消失し、関節は変形あるいは強直（関節が癒着し動かなくなる）する。

英略語・単語
遠位指節間関節（DIP 関節）：distal interphalangeal joint
近位指節間関節（PIP 関節）：proximal interphalangeal joint
中手指節関節（MP 関節）：metacarpophalangeal joint

関節リウマチ

特徴・症状は？

- 原因は不明。遺伝、環境、感染によって、**自己免疫の異常**が起こると考えられている。
- **30〜50歳代女性**に好発。
- **全身の関節の炎症**によって、**関節症状**（朝の手のこわばり、腫れ、痛み、**変形**、**破壊**、可動域制限）や、関節外症状（皮膚、眼、呼吸器など）が認められる。
- 手指、肘、膝、肩、足に好発。
- 自己抗体であるリウマトイド因子、抗CCP抗体の検出が診断に有用。

> **朝の手のこわばりと、手指関節の対称性の腫脹**
> **⇒関節リウマチを疑う！**

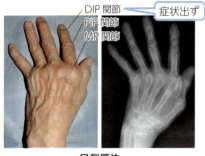

尺側偏位

- 30分以上続く朝の手のこわばりや、手指の近位指節間（PIP）関節、中手指節（MP）関節、手関節の腫脹、圧痛（しばしば両手に対称性）に注意する。
- なぜか遠位指節間（DIP）関節は罹患しない。
- 進行すると尺側偏位、スワンネック変形、ボタンホール変形、オペラグラス手になる（→ p.361）。

エキスパートのつぶやき

- 関節リウマチは発症後、2年以内に変形が急速に進行する。
- 早期に診断して、早期に治療を開始することが重要。

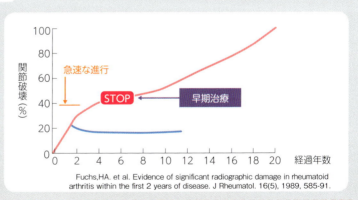

Fuchs, HA. et al. Evidence of significant radiographic damage in rheumatoid arthritis within the first 2 years of disease. J Rheumatol. 16(5), 1989, 585-91.

> **関節リウマチは早期の治療が重要！**
> **⇒早期関節リウマチの診断はむずかしい！**

▶用語解説

滑膜：関節は関節包に包まれており、関節包を裏打ちしている組織を滑膜という。通常は関節液を産生して軟骨に栄養を供給している。関節炎では炎症物質を放出する。

リウマトイド因子：関節リウマチであれば陽性になることが多い自己抗体。RF。

抗CCP抗体：抗シトルリン化ペプチド抗体。関節リウマチであれば陽性になる確率が高い。

治療は？（詳細→ p.362）

保存治療	手術治療			リハビリテーション
・安静、生活指導 ・薬物療法 ⇒さまざまな**抗リウマチ薬** ・**T2T** （treat to target）	・関節切除・形成術	・人工関節置換術	・関節固定術	・理学療法、運動療法、物理療法、歩行訓練 ⇒ADLの改善 ・作業療法 ⇒上肢の機能改善・維持、自助具の選択 ・**装具療法** ⇒局所の安静、疼痛の軽減、変形の矯正や防止のための固定、支持
	・そのほかに腱移行術、腱移植術、滑膜切除術なども行われる			

- 関節リウマチの活動性は、特定の**関節の圧痛や腫脹（28関節）**、血液検査での炎症反応（**CRP あるいは ESR**）、**患者の全般評価**をもとにスコア（DAS28：disease activity score 28）を算出する。
- スコアによって、高、中、低疾患活動性、寛解と評価する。

T2T：漫然と治療するのではなく、寛解または低疾患活動性を目標に置いた治療方針。
CRP：C反応性タンパク。
ESR：赤血球沈降速度。

寛解：関節リウマチの症状が消失した状態。

予後・合併症は？

● 予後
- 痛み・変形による ADL の低下がみられる。

● 関節外の症状

≫ 全身症状
- 全身倦怠感、食欲不振、体重減少、微熱 頻度高

≫ 皮膚症状
- リウマトイド結節 20～25%
  ⇒痛みやかゆみをともなわない小豆～大豆大の皮下腫瘍で、外部から圧迫されやすい部位に生じる。

≫ 眼症状
- 強膜炎・上強膜炎 1%以下 、乾燥性角結膜炎 頻度高

≫ 血液障害
- 貧血 頻度高

≫ 腎障害
- 続発性アミロイドーシス 約10%

≫ 呼吸器障害
- 間質性肺炎 頻度高 、胸膜炎 約30% 、肺線維症 10～15%

≫ 心血管障害
- 心筋炎、心外膜炎 まれ

≫ その他
- 骨粗鬆症 頻度高 、悪性関節リウマチ（リウマトイド血管炎） 1%以下 、腱鞘炎 頻度高

● 薬の副作用による症状
- 薬剤性・間質性肺炎や、骨髄抑制による感染で生じる発熱、咳、口内炎などの症状が現れる。

> **エキスパートのつぶやき**
>
> **✿ 眼がゴロゴロして、口が渇く**
> 　関節リウマチの患者の約 20% が、シェーグレン症候群を患っているといわれている。それらを二次性（続発性）シェーグレン症候群とよぶ。涙腺や唾液腺の慢性炎症のため、眼乾燥症（ドライアイ）や口腔乾燥症（ドライマウス）などの症状が出現する。症状に応じて薬物療法が必要となる。

シェーグレン症候群：おもに中年女性に好発する涙腺と唾液腺を標的とする臓器特異的自己免疫疾患。全身性の臓器病変をともなう全身性の自己免疫疾患となることもある。

関節リウマチの検査

血液検査

- **CRP（C反応性タンパク）** ⇒ 体内に炎症が起こると陽性になり、炎症が強いほど数値が高くなる。
- **ESR（赤沈）** ⇒ 炎症の程度を示すが、貧血などほかの原因によっても左右される。
- **MMP-3（マトリックスメタロプロテアーゼ-3）** ⇒ 関節破壊の指標として取り入れられているが、関節リウマチの診断には役立たない。
- **リウマトイド因子（RF）** ⇒ 感度・特異度が低く、陽性であっても関節リウマチとは限らない。
- **抗CCP抗体（抗シトルリン化ペプチド抗体）** ⇒ 特異度が高く、早期に出現することから早期診断に有用である。

画像検査

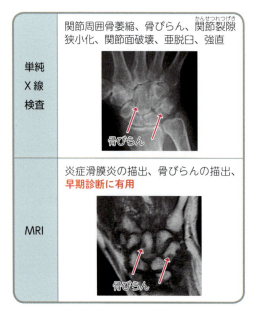

単純X線検査：関節周囲骨萎縮、骨びらん、関節裂隙（かんせつれつげき）狭小化、関節面破壊、亜脱臼、強直
骨びらん

MRI：炎症滑膜炎の描出、骨びらんの描出、**早期診断に有用**
骨びらん

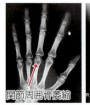 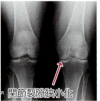

関節周囲骨萎縮　関節裂隙狭小化

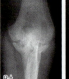 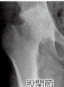 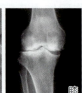 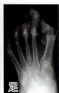

肘　　股関節　　膝　　足

関節液

- 淡黄緑色、混濁、粘度低下が特徴。

ACR/EULAR 関節リウマチ分類基準 2010

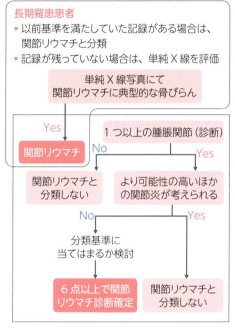

ACR/EULAR 関節リウマチ分類基準（2010 年）	
1. 少なくとも 1 つ以上の明らかな腫脹関節（滑膜炎）がある。 2. 他の疾患では説明できない患者。	
下記項目の点数 6 点以上の患者を関節リウマチと分類する。	
腫脹または圧痛のある関節数	
大関節が 1 カ所	0
大関節が 2〜10 カ所	1
小関節が 1〜3 カ所	2
小関節が 4〜10 カ所	3
1 つの小関節を含む 11 カ所以上	5
自己抗体	
RF、抗 CCP 抗体がともに陰性	0
RF、抗 CCP 抗体のいずれかが弱陽性	2
RF、抗 CCP 抗体のいずれかが強陽性	3
炎症反応	
CRP、血沈がともに正常	0
CRP、血沈のいずれかが異常高値	1
症状の持続期間	
6 週間未満	0
6 週間以上	1

Aletaha, D. et al. 2010 Rheumatoid arthritis classification criteria : An American College of Rheumatology/European League Against Rheumatism Collaborative Initiative. Arthritis Rheum. 62, 2010, 2569-81.

- 上記の基準では早期から関節リウマチを感度・特異度高く診断することができる。
  ⇒感度 62〜90％、特異度 48〜78％。

鑑別疾患

膠原病および 膠原病類縁疾患	〈抗核抗体陽性〉 全身性エリテマトーデス、強皮症、多発性筋炎・皮膚筋炎、血管炎症候群
	〈抗核抗体陰性〉 リウマチ性多発筋痛、強直性脊椎炎、乾癬性関節炎、成人 Still 病、シェーグレン症候群、腸炎性関節炎、反応性関節炎
変性疾患、結晶性関節炎	変形性関節症、痛風、偽痛風

○ 鑑別のポイント

- 通常、膠原病の関節炎は同一部位にとどまらず、関節破壊をきたすことは少ない。合併する関節外症状（おもに皮膚症状、脊椎症状）や、自己抗体などについて血液検査を行って鑑別する。
- 変形性関節症は関節周囲の骨増殖性変化（骨棘、骨硬化）をともなうが、関節リウマチ初期にはともなわない。

9章　関節リウマチ

ケアのポイント　関節リウマチのリハビリテーション

手指の運動
指をゆっくり握ったり開いたりしてそれぞれ3～5秒保持する。

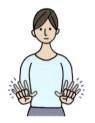

膝の運動
座った状態で足首にゴムバンドをかけ、足を交互に前後させる。それぞれ5秒保持する。

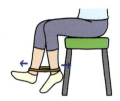

手首の運動
左右一緒に手関節を起こしたり下げたりした状態をそれぞれ3～5秒保持する。

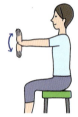

腰の運動
あおむけに寝た状態で腰を浮かせ3～5秒保持する。

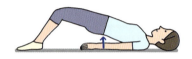

腕の運動
前にならえをして5～10秒保持する。さらに両手を上にあげたり左右に開いたりする。

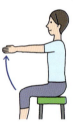

大腿の運動
膝を伸ばした状態で、膝の下にタオルを置き、膝裏で押しつけて大腿四頭筋を緊張させる。5秒保持する。

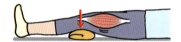

ケアのポイント — 関節リウマチの手の変形

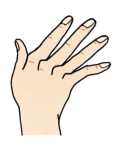

尺側偏位（MP関節）

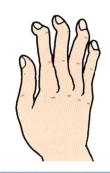

スワンネック変形
（PIP関節過伸展・DIP関節屈曲）

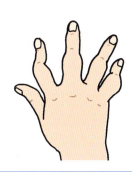

ボタンホール変形
（PIP関節屈曲・DIP関節過伸展）

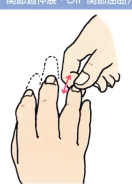

オペラグラス手
（指骨の融解）

指の骨が破壊されて、指が短くなる。
引っ張ると伸縮する。

手の変形が進んだ患者のための自助具

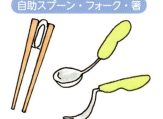

自助スプーン・フォーク・箸

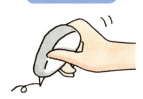

ユニバーサルペン

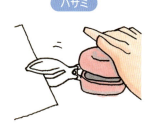

ハサミ

関節リウマチの治療

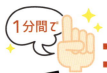

要するに
治療には、疼痛軽減、関節機能の改善、関節破壊進行の抑制を目標とした保存治療と、関節機能を再建する手術治療（→ p.368）がある。

3つのポイント

治療目標
- 臨床的寛解
- 機能的寛解
- 構造的寛解

中心的治療薬剤
- メトトレキサート（MTX）
- 副作用が少ないDMARDs
- 生物学的製剤との併用で効果が高まる

生物学的製剤
- 原因因子を抑制
- 治療効果⇒高い
- 価格⇒高い

 治療に用いられる薬剤

NSAIDs (nonsteroidal anti-inflammatory drugs；非ステロイド性抗炎症薬)
DMARDs (disease-modifying antirheumatic drugs；疾患修飾性抗リウマチ薬)
ステロイド薬
生物学的製剤
分子標的薬

DMARDs

		免疫調整薬 異常な免疫機能を正常化する（効果の強弱）	免疫抑制薬 すべての免疫機能を抑制する
効果	強		メトトレキサート、レフルノミド、etc.
	中	金チオリンゴ酸ナトリウム、サラゾスルファピリジン、ブシラミン、etc.	シクロスポリン、タクロリムス水和物、etc.
	弱	オーラノフィン、アクタリット、etc.	ミゾリビン、etc.

● 注意すべき副作用
湿疹（金チオリンゴ酸ナトリウム、オーラノフィン、サラゾスルファピリジン、ブシラミン）、蛋白尿（ブシラミン）、咳、熱（メトトレキサート※、レフルノミド）※メトトレキサート（→ p.364）

関節リウマチの治療

治療目標は？

3つの寛解

- 臨床的寛解：炎症反応と自他覚症状の消失
- 機能的寛解：身体機能の維持
- 構造的寛解：身体機能の維持 関節破壊の進行抑制

● 薬物療法を受けながら、関節リウマチに罹患していることを自覚することなく、日常生活可能な状態を治療目標とする（寛解）。

寛解を評価する尺度

- 臨床的寛解：DAS28 (disease activity score 28)
- 機能的寛解：HAQ (health assessment questionnaire)
- 構造的寛解：TSS (total sharp score)

エキスパートのつぶやき

◆外来診療で薬物療法の指標となる DAS28（疾患活動性スコア）

● 全身の28関節（下図）における圧痛関節数、腫脹関節数、患者全般的健康状態（VAS）、ESRで評価する。

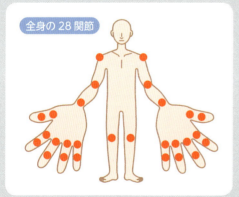

$0.56 \times \sqrt{圧痛関節数} + 0.28 \times \sqrt{腫脹関節数} + 0.70 \times ESR（赤沈）+ 0.014 \times 患者による全般的健康状態（VAS）$

DAS28	分類
5.1 を超える	高疾患活動性
3.2 以上 5.1 以下	中等度疾患活動性
2.6 以上 3.2 未満	低疾患活動性
2.6 未満	寛解

van Gestel, AM. et al. Validation of rheumatoid arthritis improvement criteria that include simplified joint counts. Arthritis Rheum. 41(10), 1998, 1845-50.

▶ 用語解説

HAQ：8つの質問に対して、現在の体の状態に当てはまる項目をチェックし、点数を合計するテスト。

TSS：手足の単純X線写真を用いて関節リウマチ患者の関節破壊を評価する方法。

中心的治療薬剤は？

> **メトトレキサート（MTX）の内服が治療の柱！**

● MTX の特徴
- 経口薬では MTX の間欠投与（週 1 回 12 時間おきに 2 ～ 3 回服用）の効果が高い。
- **効果が強力で副作用が少ない**ことから、もっとも長く飲み続けることができる **DMARDs**。
- 各ガイドラインで**第 1 選択薬**。
- MTX 単独で効果が不十分でも、**生物学的製剤治療と併用で効果が高まる**場合が多い。
- **アンカードラッグ**（中心的な薬剤）とよばれる。
- 6mg/ 週から開始し、16mg/ 週まで徐々に増量することで、用量依存的に効果が増強する。

● MTX の副作用

間質性肺炎	用量非依存、1 ～ 7%、服用 1 年以内の発現が多い
肝機能障害	用量依存
de novo 肝炎	用量非依存
骨髄抑制	用量依存
悪性リンパ腫	

※妊娠・授乳中、高度な腎障害、肝障害、呼吸障害は禁忌

> **エキスパートのつぶやき**
>
> ● de novo 肝炎とは
> 　B 型肝炎ウイルスの既往感染者やキャリアが、MTX や生物学的製剤などで治療中、あるいは終了時にウイルスが再活性化され、肝炎を発症することがある。重症化しやすいのが特徴で、時に劇症肝炎化する。

> **エキスパートのつぶやき**
>
> ● 葉酸投与
> 　低用量（～ 7mg/ 週）の葉酸併用によって、葉酸代謝拮抗作用をもつ MTX の副作用を減弱することができる。重篤な副作用発現時には、活性型葉酸剤であるロイコボリン投与を行う（ロイコボリン® レスキュー）。

生物学的製剤とは？

従来のDMARDsに比べて、高い治療効果をもつ

●生物学的製剤の特徴
- 関節リウマチの**原因になる因子を抑制**する目的で、遺伝子工学によって開発された。
- **治療効果は高い。**
- **価格も非常に高い**（月間薬価約10～15万円）。

●日本で使用可能な薬剤（後発品除く）は8剤（2018年現在）

商品名	レミケード	エンブレル	ヒュミラ	シンポニー	シムジア	ケブザラ	アクテムラ	オレンシア
一般名	インフリキシマブ	エタネルセプト	アダリムマブ	ゴリムマブ	セルトリズマブペゴル	サリルマブ	トシリズマブ	アバタセプト
略称	IFX	ETN	ADA	GLM	CZP	Sari	TCZ	ABA
標的	TNF-α	TNF-α	TNF-α	TNF-α	TNF-α	IL-6	IL-6	CD80/86
種別	抗ヒトTNFαモノクローナル抗体	完全ヒト型可溶性TNFα/LTαレセプター	ヒト型抗ヒトTNFαモノクローナル抗体	ヒト型抗ヒトTNFαモノクローナル抗体	ペグヒト化抗ヒトTNFαモノクローナル抗体Fab断片製剤	ヒト型抗ヒトIL-6受容体モノクローナル抗体	ヒト化抗ヒトIL-6レセプター受容体モノクローナル抗体	T細胞選択的共刺激調節剤
MTX	必須	必須ではない 併用のほうが◎	必須ではない 併用のほうが◎	必須ではない 併用のほうが◎	必須ではない 併用のほうが◎	原則不要 併用も可	原則不要 併用も可	原則不要 併用も可
投与	点滴	皮下注射	皮下注射	皮下注射	皮下注射	皮下注射	点滴／皮下注射	点滴／皮下注射

●生物学的製剤の副作用
- 重篤な副作用で、いずれの薬剤にも共通するのは**感染症**。
- 感染が起こる頻度はTNF-α阻害薬、IL-6阻害薬で1.4～6%、アバタセプトで約1%。
- 投与前に結核、B型肝炎、真菌症の検査が必要。

▶**用語解説**

TNF-α：腫瘍壊死因子。サイトカインの1つ。
IL-6：インターロイキン6。サイトカインの1つ。

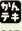

EULAR（ヨーロッパリウマチ学会）による治療推奨

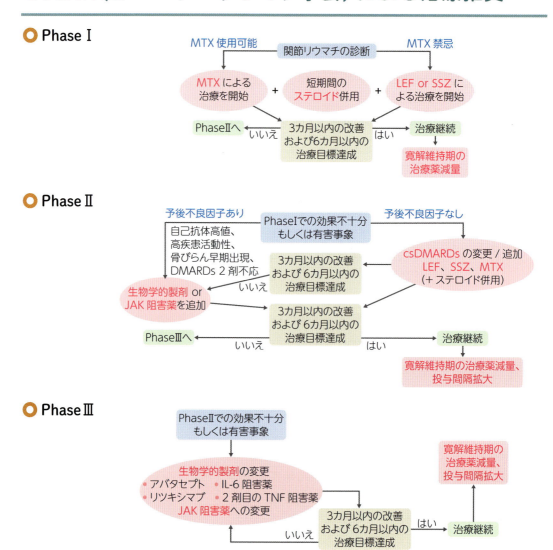

MTX：メトトレキサート、LEF：レフルノミド、SSZ：サラゾスルファピリジン、csDMARDs：従来のDMARDs
＊リツキシマブは日本では使用不可

Smolen,JS. et al. EULAR recommendations for the management of rheumatoid arthritis with synthetic and biological disease-modifying antirheumatic drugs: 2016 update. Ann Rheum Dis. 76(6), 2017, 960-77.

予後不良因子

● リウマトイド因子または抗 CCP 抗体高値陽性、早期からの骨びらんの存在、高い疾患活動性。

新しい低分子 DMARDs ⇒ JAK 阻害薬

● 関節リウマチの炎症を起こす細胞シグナル伝達を、細胞外で阻害する生物学的製剤に対し、細胞内で JAK（ヤヌスキナーゼ）という酵素を阻害して、シグナルが核に伝わるのを遮断し炎症を抑える。

商品名	ゼルヤンツ	オルミエント
一般名	トファシチニブ	バリシチニブ
略　称	Tofa	Bari
標的分子	JAK1/2/3	JAK1/2
MTX 併用	原則併用	原則併用

● **JAK 阻害薬の副作用**：感染症（結核、帯状疱疹、肺炎、敗血症）、肝機能障害、消化管穿孔、貧血。
● とくに帯状疱疹、呼吸器感染症は重症になることが多いため、注意が必要である。

> 🗨 **エキスパートのつぶやき**
>
> ✿**妊娠・授乳期の関節リウマチ治療**
> 　妊娠期間中に疾患活動性は低下することが多いが、治療継続が必要なことがある。また妊娠希望、授乳中の患者への薬物治療が必要なこともある。十分なエビデンスはないが、以下を参考に治療する。
> ● MTX、レフルノミド：催奇形性あり
> ● サラゾスルファピリジン：催奇形性なし
> ● 抗体製剤：胎盤通過性あり
> ● エタネルセプト、セルトリズマブペゴル：胎盤移行がきわめて少ない。高分子薬（生物学的製剤）は乳児の胃で消化されるため、授乳中も使用可能

関節リウマチの手術治療

- 自立歩行機能の回復のために**下肢の関節（股関節、膝関節、足関節）が優先**。
- 上肢は肩、肘、手、指の手術を行う。
- 薬物治療の進歩にかかわらず、**大関節の手術は増加**している。

◯ 滑膜切除術
- 増殖した滑膜を切除する。膝関節、手関節、肘関節などに対して行われることが多い。
- 疾患活動性のコントロールがよく、単関節の炎症が残存している際に行われる。

◯ 関節形成術
- 足趾に対して以前は中足骨頭切除術が行われていたが、近年薬物治療によるコントロールが行えるようになり、骨頭を温存して中足骨を短縮する手術が増えてきている。

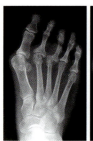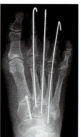

中足骨頭温存による関節形成術

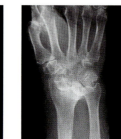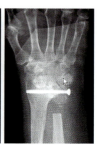

手関節形成術

◯ 関節固定術
- 足変形と、不安定性による機能障害が強い関節に対して行われる。手関節、手指、足関節に多い。

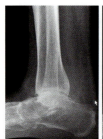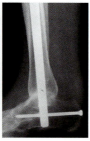

足関節固定術

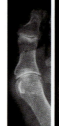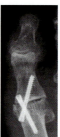

PIP固定術

人工関節置換術

- 膝、股関節に対するものは機能回復、長期成績ともに安定している。
- 肩、肘、手指に対する手術の成績も向上している。

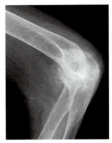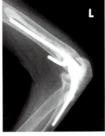

人工肘関節置換術

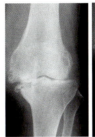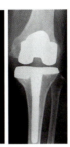

人工膝関節置換術

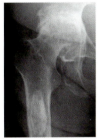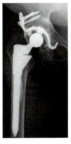

人工股関節置換術

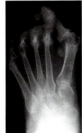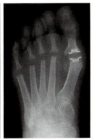

1趾MTPスワンソン人工関節置換術
2～5趾MTP切除関節形成術

腱移行術、腱移植術

- 手指伸筋腱の皮下断裂に対して、手関節形成術と併せて行われることが多い。

脊椎手術

- 関節リウマチで発生する環軸関節亜脱臼、環軸椎垂直脱臼に対して除圧術や脊椎固定術が行われる。

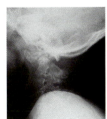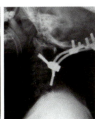

後頭頸椎固定

骨粗鬆症

osteoporosis

コレだけは覚えるコレだけシート

要するに
骨が弱くなり、折れやすくなっている状態。超高齢社会において問題となっている。

3つのポイント

特徴・症状
- 骨強度の低下
- 易骨折性
- 脆弱性骨折

疫学・病態
- 男性より女性に多い
- 80歳以上の女性の半数以上が罹患
- 骨形成を骨吸収が上回ると発症

検査
- 骨密度検査
- 血液検査
- 画像検査(単純X線)

骨梁

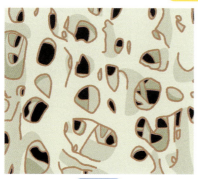
正常

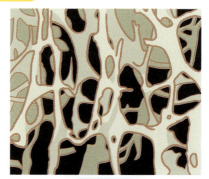
骨粗鬆症

骨梁とはその名の通り骨の梁(はり)のこと。建物でも梁が少なく、細くなると弱ってしまうのと同様に、骨も弱ってしまう。骨粗鬆になるとこの梁の本数も太さも減ってしまう。

特徴・症状は？

- 骨の強度（骨強度）が弱い状態。
- 原発性（原因なし）と続発性（原因あり）がある。
- 原発性 ⇒ 閉経や加齢にともない発症。
- 続発性 ⇒ 副甲状腺機能亢進やステロイド使用などが原因で発症。
- 骨が弱いので、簡単に骨が折れてしまうことが問題となる（易骨折性）。
- 転倒などの軽い衝撃で骨が折れてしまう（脆弱性骨折）。

> 骨粗鬆症 ⇒ 転んだだけで骨折
> ⇓
> 日常生活動作（ADL）の低下を引き起こす

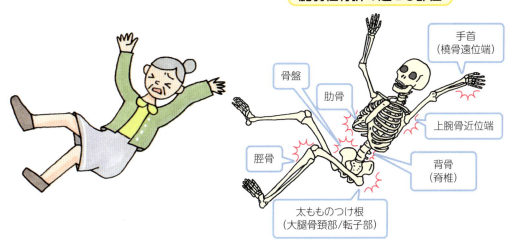

脆弱性骨折の起こる部位

10章　骨粗鬆症

 ## 疫学・病態は？

● 疫学
- 骨粗鬆症の有病率は推定 **1,280万人**（男性300万人、女性980万人）。
- **男性より女性に多く、80歳以上の女性の半数以上が罹患**している。

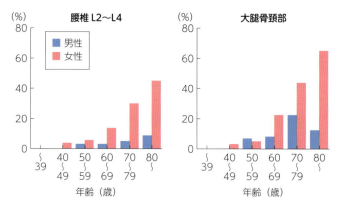

骨粗鬆症の年代別有病率（骨粗鬆症ガイドライン2015）

骨粗鬆症の予防と治療ガイドライン作成委員会編．"骨粗鬆症の疫学"．骨粗鬆症の予防と治療ガイドライン2015年版．東京，ライフサイエンス出版，2015, 4．

● 病態
- 骨は高齢者でもつねに吸収と形成を行い、新しく作り直されている（**骨リモデリング**）。
- **骨形成のスピードを骨吸収のスピードが上回ると骨粗鬆症**に至る。
- **骨形成は骨芽細胞**によって行われ、**骨吸収は破骨細胞**が行っている。

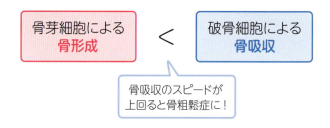

💬 エキスパートのつぶやき

● 破骨細胞とは
　生体内で唯一、骨吸収能を有している細胞。ふだんは骨芽細胞と協力して、骨のリモデリングで新陳代謝を担っている。調子に乗って張り切りすぎると骨粗鬆症を引き起こすため、悪者扱いされているかわいそうな細胞。成熟するためには **RANKL**（receptor activator of NF-B ligand）というサイトカインが必要である。

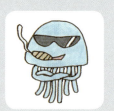

▶ 用語解説

骨リモデリング：骨芽細胞の骨形成と、破骨細胞の骨吸収による骨の新陳代謝。

骨粗鬆症

検査は？

- **骨の強度**は、**骨密度7割・骨質3割**が関係していると考えられている。
- 骨質は評価がむずかしいため、一般的には**骨密度**で評価を行う。
- 若年者の**骨密度平均値（YAM値）**に比べて、70%以下なら骨粗鬆症と診断する。
- 血液・尿検査で骨リモデリングの動きや、原因となる基礎疾患の有無を探る。
- 脊椎の「**いつのまにか骨折**」（**圧迫骨折**）がないか、**単純X線**で確認する。

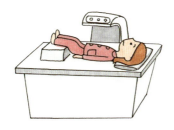
骨密度検査

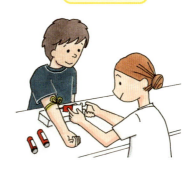
血液検査

脊椎圧迫骨折（いつのまにか骨折）

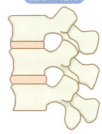
健康な椎体

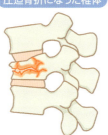
圧迫骨折になった椎体

骨粗鬆症の診断

①脆弱性骨折のうち "**脊椎圧迫骨折、大腿骨頸部／転子部骨折**" がある

②脆弱性骨折のうち "脊椎圧迫骨折、大腿骨頸部／転子部骨折**以外の骨折**" がある
→骨密度測定で **YAM値80%以下**

③脆弱性骨折がない
→骨密度測定で **YAM値70%以下**

↓

骨粗鬆症

▶用語解説

いつのまにか骨折：骨粗鬆症性の脊椎椎体骨折。痛みがなく自覚のないまま骨折に至るため、このようによばれる。"形態骨折"ともいう。（→p.170）

YAM：Young Adult Mean；若年成人平均値（腰椎では20〜44歳、大腿骨近位部では20〜29歳までの骨密度の平均値）。

骨粗鬆症の治療

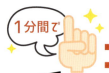

要するに

骨粗鬆症治療薬は骨吸収を行う破骨細胞のはたらきを抑える（骨吸収抑制薬）か、骨形成を行う骨芽細胞のはたらきを促す（骨形成促進薬）かである。

3つのポイント

治療薬
- 破骨細胞のはたらきを抑える骨吸収抑制薬
- 骨形成を促す骨形成促進薬
- ビタミン、カルシウム製剤などの補助的な薬

予後・合併症
- 基本的に無症状
- 脆弱性骨折を引き起こす
- 生命予後に影響あり

今後の課題
- 治療継続率が低い
- 脆弱性骨折の増加
- 本人のADL低下、周囲のQOL低下

● 骨粗鬆症の治療薬

分類		一般名	使用方法	作用部位
骨吸収抑制薬	ビスホスホネート	エチドロン酸、アレンドロン酸、リセドロン酸、ミノドロン酸、イバンドロン酸、ゾレドロン酸	内服：毎日、週1回、月1回 ゼリー：週1回 点滴：月1回、年1回	→ p.375 ①
	SERM	ラロキシフェン、バゼドキシフェン	内服：毎日	
	抗RANKL抗体	デノスマブ	皮下注射：半年に1回	→ p.375 ②
骨形成促進薬	PTH製剤	テリパラチド	自己注射：毎日 皮下注射：週1回	→ p.375 ③
	抗スクレロスチン抗体	ロモソズマブ	皮下注射：月1回	→ p.375 ④
その他	ビタミンD製剤	アルファカルシドール、カルシトリオール、エルデカルシトール	内服：毎日	
	カルシウム製剤		内服：毎日	

骨粗鬆症の治療

 治療薬は？

- 骨粗鬆症のキーマンは破骨細胞である。
- 破骨細胞のはたらきを抑える薬（骨吸収抑制薬）が、骨粗鬆症治療薬の中心となっている。
- 最近では、骨芽細胞に直接はたらきかけたり、骨細胞から骨芽細胞へのシグナルを調整することで、骨形成を促す薬（骨形成促進薬）も開発されている。

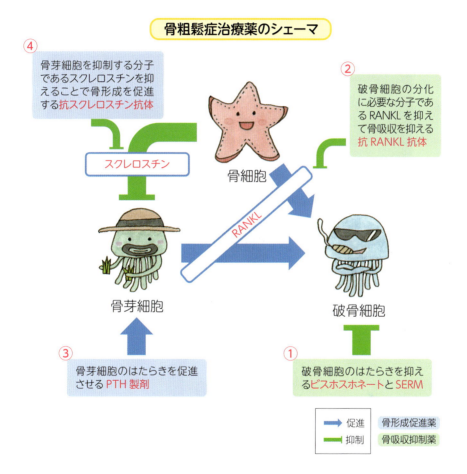

骨粗鬆症治療薬のシェーマ

① 破骨細胞のはたらきを抑えるビスホスホネートとSERM
② 破骨細胞の分化に必要な分子であるRANKLを抑えて骨吸収を抑える抗RANKL抗体
③ 骨芽細胞のはたらきを促進させるPTH製剤
④ 骨芽細胞を抑制する分子であるスクレロスチンを抑えることで骨形成を促進する抗スクレロスチン抗体

骨粗鬆症治療薬の作用部位で大きく4つに分類できる

10章　骨粗鬆症

予後・合併症は？

- 骨粗鬆症自体には、大きな症状をともなわないことが多いため、**治療が軽視されがち**な疾患である。
- 骨密度が低いことで引き起こされる脆弱性骨折は、ADLを著しく低下させ、**生命予後も悪化**させる。
- 骨密度が低いという事実だけでも、生命予後は悪化する。

大腿骨頸部骨折（→p.82）

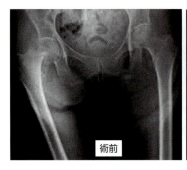
術前

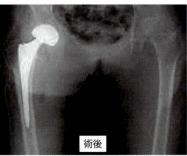
術後

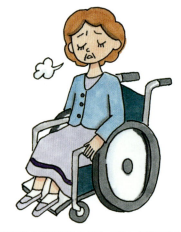

脆弱性骨折は患者のADLを著しく低下させる。

**治療は重要！
見てみぬふりは後々痛い目に合う！**

骨粗鬆症の治療

 ## 今後の課題は？

- 骨形成促進薬は使用できる期間が限られている。
- 骨吸収抑制薬は長年使用すると効果が薄れたり、非定型骨折、顎骨壊死などの副作用が問題となる。
- 薬の効果を自覚しにくいため、**治療継続率が低い**（医療者も骨粗鬆症を軽くみていることが多い）。
- 日本は世界有数の超高齢社会を迎えており、先進国では珍しく**脆弱性骨折の件数が増加**している。
- 脆弱性骨折を起こすと**本人のADL低下**だけでなく、**周囲の人のQOL低下**も引き起こしてしまう。

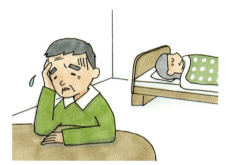

脆弱性骨折は周囲の人のQOLも低下させる。

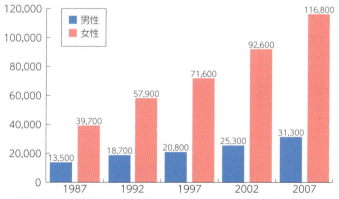

国内の大腿骨近位部骨折の件数

Orimo, H. et al. Hip fracture incidence in Japan: estimates of new patients in 2007 and 20-year trends. Arch Osteoporos. 2009, 71-7.

**骨粗鬆症を甘くみるな！
患者だけでなく医療者にも教育が必要!!**

▶ 用語解説

顎骨壊死：顎の骨が壊死する疾患。骨粗鬆症治療薬のとくに骨吸収抑制薬によって引き起こされる可能性があることが、指摘されている。

10章 骨粗鬆症

ケアのポイント　　　骨粗鬆症治療に大事なこと

> **大事なことは治療が必要な患者に**
> **① 治療を始めること**
> **② 治療を続けること**

①治療を始めるためのポイント

- 骨粗鬆症の注目度を上げる　　→ 認知度は低くないが、注目度はまだまだ低い！

- 積極的な骨密度検査　　→ 骨粗鬆症は症状に乏しいので、受け身ではいけません。

- 治療が必要な患者を見逃さない　　→ 大腿骨近位部あるいは椎体の骨折があれば、それだけで治療の対象です。

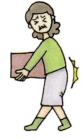
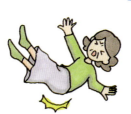

②治療を継続するためのポイント

- 患者が続けやすい薬剤を選択する　　→ 通いづらい人には年1回の点滴、内服しづらい人にはゼリー剤など。

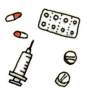

- 定期的に骨密度を測定し、患者のモチベーションを維持する　　→ すこしでも上がったら一緒に喜びましょう。

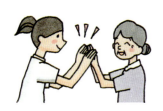

良性骨腫瘍
benign bone tumor

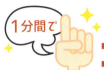

要するに
骨に発生した腫瘍または腫瘍に類似した疾患。悪性腫瘍と異なり転移しないが、再発することはある。

3つのポイント

特徴・症状
- 小児・若年者に多い
- 発見時の症状
 ⇒ 疼痛、骨突出、病的骨折
- 骨腫瘍の多くは良性

検査・診断
- 診断のポイント
 ⇒ 年齢、発生部位、単純X線所見
- 最終診断
 ⇒ 病理検査

治療・予後
- 手術適応
 ⇒ 疼痛、骨折の危険性
- 手術治療
 ⇒ 切除、掻爬
- 再発率高い
 ⇒ 骨巨細胞腫、骨嚢腫
 （単純性・動脈瘤様）

代表的な疾患と特徴

	好発年齢	発症部位	特徴	参考症例
骨軟骨腫（外骨腫）	・10歳代	・膝関節周囲（多発例は全身各部位に）	・骨の突出 ・多発例は家族性のことあり ・悪性化に注意	p.380、1
内軟骨腫	・なし	・手、足の指骨	・偶然あるいは病的骨折で発見されることも多い	p.382、5
非骨化性線維腫	・10歳前後	・膝関節周囲	・偶然発見され、経過観察することが多い	p.380、2
類骨骨腫	・10歳代	・大腿骨、脛骨、上腕骨	・疼痛（とくに夜間痛）、関節周囲炎症あり ・腫瘍は小さく、CTや骨シンチグラフィーが有用	p.381、4
骨巨細胞腫	・20歳代	・骨端部（長管骨成長線と関節の間）	・再発率が高い ・まれに肺転移あり	p.382、6
骨嚢腫（単純性・動脈瘤様）	・10歳前後	・上腕骨、大腿骨、踵骨	・病的骨折での発見あり ・再発率が高い	p.381、3

11章 骨・軟部腫瘍

 ## 特徴・症状は？

- **骨腫瘍の多くは良性**。
- **小児・若年者**での**発生が多い**。
- 膝関節周囲、上腕近位部に多い。
- **発見時の症状**は疼痛、骨突出、病的骨折がみられる。

単純X線撮影時に偶然発見されることが多い！

○症例1（単純X線画像）
右　　　　　左

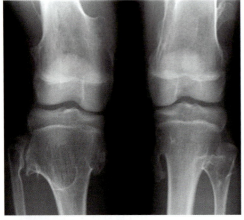

多発性骨軟骨腫（12歳、女児）
両大腿骨、脛骨、腓骨に隆起性病変。既存骨皮質が病変部に連続。

○症例2
正面　　　　側面

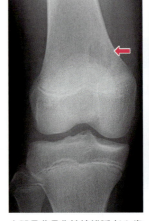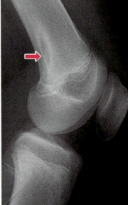

大腿骨非骨化性線維腫（11歳、女児）
大腿骨内側後方に周囲硬化像をともなった溶骨性変化（➡）。

軽微な外傷での骨折⇒骨腫瘍の病的骨折の除外を！

🟦 エキスパートのつぶやき

✿多発する良性骨腫瘍
- 骨軟骨腫（外骨腫）
- 内軟骨腫
    - ⇒ Ollier病（体の片側性に多発）
    - ⇒ Maffucci症候群（多発病変＋血管腫合併）
- 線維性骨異形成

▶用語解説

家族性：血縁関係のある家族に、同一の疾患が認められること。

骨皮質：骨の表面にある硬い部分。

良性骨腫瘍

検査・診断は？

●各検査の確認ポイント

診断では、年齢、発生部位、画像所見を参考にする。

	確認ポイント
単純X線	病巣周囲硬化像。境界明瞭。皮質骨の膨隆・菲薄化
CT	皮質骨の変化。石灰化の有無
MRI	骨外病変の有無確認。T2強調像で均一な高信号は軟骨、囊腫変化を示唆
骨シンチグラフィー	多発病変の確認
病理検査	最終診断で、悪性を疑うときはまず生検する

> 良性骨腫瘍の診断⇒年齢、発生部位、単純X線画像

●症例3

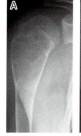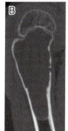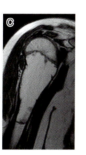

上腕骨単純性骨嚢腫（11歳、男児）
A・B：単純X線画像、CTで皮質骨の膨隆・菲薄化、内部境界明瞭な溶骨性変化。
C：MRI（T2）。均一な高信号。

●症例4

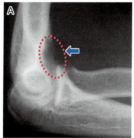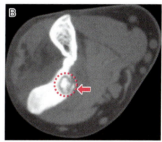

上腕骨類骨骨腫（21歳、男性）
A：単純X線画像。皮質骨溶骨性変化（➡）。
B：CT画像。中央の硬化性変化の周囲に溶骨性変化（nidus：病巣）（➡）。

💬 エキスパートのつぶやき

●長管骨内での好発部位
　Ⓐ骨端部…（骨端線と関節軟骨の間）
　　　　⇒骨巨細胞腫、軟骨芽細胞腫
　Ⓑ骨幹端部…（骨幹部と骨端線の間）
　　　　⇒骨軟骨腫、骨嚢腫、非骨化性線維腫

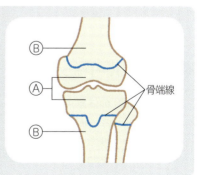

▶用語解説

骨シンチグラフィー：核医学検査の1つ。骨の代謝（骨吸収と骨形成）を反映させた画像が得られる検査。全身の骨を調べることができる。骨転移・骨折・骨髄炎などの病態を反映する。

治療・予後は？

- **疼痛**、ADL障害、病巣拡大、**骨折の危険性**、病理検査の必要性がある場合
  ⇒手術適応となる。

骨軟骨腫	腫瘍切除
内軟骨腫	腫瘍掻爬＋人工骨（and自家骨）充填
非骨化性線維腫	通常手術しない
類骨骨腫	掻爬。CTガイド下焼灼術
骨巨細胞腫	拡大掻爬＋人工骨 or 骨セメント充填。手術困難例にはデノスマブ投与
骨嚢腫	骨折後、自然治癒することもある。掻爬＋人工骨充填。減圧術（中空ピン刺入）。ステロイド注入

●症例5

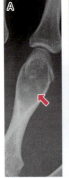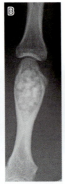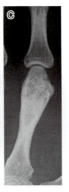

中手骨内軟骨腫（38歳、男性）
A：骨皮質の膨隆・菲薄化、病的骨折、内部溶骨性変化の中に石灰化。
B：掻爬、人工骨充填。
C：術後14カ月。人工骨消失、骨置換。

●症例6

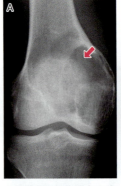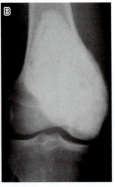

大腿骨骨巨細胞腫（53歳、男性）
A：大腿骨遠位骨端部を中心に、境界やや不鮮明な骨溶解像。
B：拡大掻爬後、骨セメント充填。

●予後

- **骨巨細胞腫、骨嚢腫（単純性・動脈瘤様）は再発率が高い**ため注意する。

💬 エキスパートのつぶやき

✦ 手術（掻爬）の注意点
開窓（皮質骨の一部に穴をあけること）部の大きさ
⇒小さい…腫瘍取り残す危険性
⇒大きい…骨折の危険性

▶用語解説

人工骨：リン酸カルシウムを主成分とした人工的に作製した骨欠損部を補う材料。
自家骨：患者自身から採取した移植用の骨。

デノスマブ：破骨細胞の機能を制御して骨吸収を抑制する。骨粗鬆症、骨転移、骨巨細胞腫の治療に使用。〔破骨細胞分化誘導因子（RANKL）に対するヒト型モノクローナル抗体。強力な骨吸収抑制作用を発揮する〕

悪性骨腫瘍
malignant bone tumor

1分間で コレだけは覚える コレだけシート

要するに

骨原発の悪性腫瘍。がんの骨転移とは異なる。転移が生じ悪化すると死に至るため、専門施設での治療が望ましい。

3つのポイント

症状・特徴
- 発見時の症状
 ⇒ 痛み、腫れ、病的骨折
- 若年者
 ⇒ 骨肉腫、ユーイング肉腫
- 好発部位
 ⇒ 膝関節周囲

検査・診断
- 単純X線画像
 ⇒ 溶骨性 or 硬化性変化、骨膜反応
- MRI・CT
 ⇒ 病巣範囲を確認
- 骨生検
 ⇒ 病理診断

治療・予後
- 手術治療
 ⇒ 広範囲切除、患肢再建
- 化学療法
 ⇒ 術前・術後に施行
- 予後
 ⇒ 肺転移すると不良

軟骨肉腫（左腸骨）

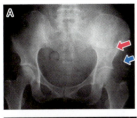
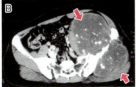

A：単純X線画像。左腸骨の硬化像（➡）と周囲軟部に石灰化（➡）。

B：CT画像。左腸骨内外側に、内部に石灰化をともなった腫瘤を認める。

ユーイング肉腫（左上腕骨）

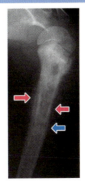

溶骨性と硬化性の両変化、骨膜反応（➡）、病的骨折（⬅）を示す。

骨肉腫術後（左大腿骨）

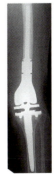

大腿骨遠位広範囲切除後。腫瘍用人工膝関節置換術を行った。

11章　骨・軟部腫瘍

症状・特徴

- 痛み、腫れ、病的骨折で発見されることが多い。
- 成長痛、スポーツ障害として見逃されることがある。
- 若年者：骨肉腫、ユーイング肉腫。
- 中高年：軟骨肉腫〔ただしもっとも多いのは転移性骨腫瘍（→p.396）〕。
- 好発部位：膝関節周囲（大腿骨遠位、脛骨近位）、大腿骨近位、上腕骨近位。
- 軟骨肉腫やユーイング肉腫は、骨盤や体幹骨にも発生しやすい。

> **10歳代、持続性疼痛あり**
> **⇒まずは画像検査で悪性骨腫瘍の可能性を除外する**

○症例1

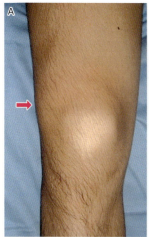
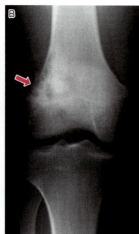
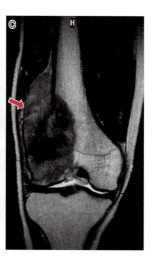

右大腿骨の骨肉腫（17歳）
A：肉眼所見。右大腿遠位外側の骨性の膨隆。
B：単純X線画像。大腿骨遠位外側骨幹端部中心に、骨溶解像と骨硬化像が混在。
C：MRI（T2）。右大腿骨遠位外側から骨外に腫瘍が拡大。

> **エキスパートのつぶやき**
>
> **✿臨床症状で悪性骨腫瘍を思い浮かべるべきポイント**
> - 若年者の膝周囲の痛み
> - 外傷既往がない、継続する痛み（とくに安静時痛）
> - 骨髄炎と間違われやすいユーイング肉腫
> - 高齢者にも骨肉腫の発生あり

▶用語解説

病的骨折：腫瘍や代謝性疾患などで骨がもろくなり、軽い外力で起こる骨折。

ユーイング肉腫：10歳代および10歳代未満に好発する高悪性度小円形細胞肉腫。骨肉腫よりも若年者に起こりやすい傾向がある。大腿骨、骨盤が好発部位。

悪性骨腫瘍

検査・診断は？

- 単純 X 線撮影は必須 ⇒ 画像診断でまず悪性を疑うことが大切。
- 単純 X 線画像で溶骨性・硬化性変化と骨膜反応の有無を確認する。
- 必要に応じて MRI、CT、骨シンチグラフィー、PET などを行う。
- MRI・CT で病巣範囲を確認する。
- 悪性が疑われるときには、骨生検（組織試験採取）で病理診断を行う。
- 骨肉腫では ALP、ユーイング肉腫では CRP の上昇を示すことがある。

> 悪性骨腫瘍が疑われた場合
> ⇒ 生検前から専門施設での精査・加療が望ましい！

● 症例 2

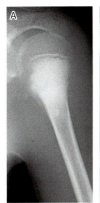 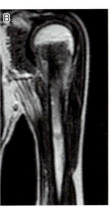 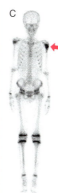 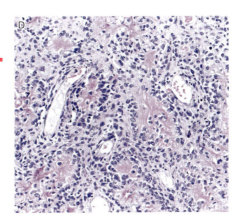

左上腕骨の骨肉腫（14 歳）
A：単純 X 線画像。強い骨硬化像と骨膜反応。
B：MRI（T2）。髄内は低信号から等信号、骨外に高信号を示す広がり。
C：骨シンチグラフィー。左上腕骨近位に強い集積像（➡）。
D：病理組織像（HE 染色）。著しく異型性の強い腫瘍細胞が骨形成、類骨形成をともない増殖。

💬 エキスパートのつぶやき

✿ 画像検査でチェックすべきポイント

単純 X 線画像	骨破壊、骨硬化、石灰化、骨膜反応
CT	微細な石灰化、病巣の広がり、3 次元的検討
MRI	病巣の広がり、質的評価（骨、軟骨、嚢腫、出血など）
骨シンチグラフィー	骨病変の活動性、骨転移検索
PET/CT	糖代謝亢進病変の検出、悪性度評価、再発・転移病巣検索

▶ 用語解説

ALP：アルカリホスファターゼの略。骨・肝胆道系疾患で上昇。
CRP：C 反応性タンパクの略。炎症が生じると上昇。
PET：positron emission tomography；陽電子放射層撮影。核医学検査の 1 つ。放射性薬剤を投与し、全身のがん細胞を見つける検査。

11 章 骨・軟部腫瘍

治療・予後は？

- 初回手術で切断することはほぼない。
- **手術**は**広範囲切除**（病巣を健常な組織で包んで切除）と**患肢再建**を行う。
- **転移巣としては肺がもっとも多い**（初診時にすでに転移していることもあり、**予後不良**になることが多い）。

● 悪性骨腫瘍の治療

患肢再建	腫瘍用人工関節、処理骨（凍結、温熱、放射線）、血管柄付き骨移植
化学療法	**骨肉腫、ユーイング肉腫には必須治療（術前、術後に施行）**、軟骨肉腫には行わない
手術できないときの局所治療	放射線治療、重粒子・陽子線治療

● 症例 3

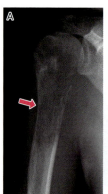 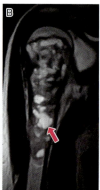 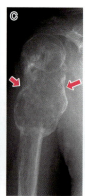 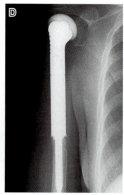

右上腕骨の骨肉腫（36歳）
A：単純X線画像。溶骨性変化。
B：MRI（T2）。骨外病変の乏しい髄内嚢腫様変化（白い部分）。
C：単純X線画像。術前化学療法後に骨硬化性変化（周囲の白い部分）。
D：術後の単純X線画像。広範囲腫瘍切除＋腫瘍用人工骨頭置換術。

予後不良因子
⇒診断時に肺転移あり、化学療法無効、四肢以外の腫瘍、局所再発など

💬 エキスパートのつぶやき

✿化学療法
- 手術前の化学療法は腫瘍の縮小、転移病巣の抑制を目的に施行。
- 骨肉腫ではドキソルビシン、シスプラチン、メトトレキサート、イホスファミドを使用。
- 著明な効果を示すときは単純X線像で硬化性変化、組織学的に壊死を生じる。

▶ **用語解説**

重粒子・陽子線治療：重粒子線・陽子線をがん細胞へ照射する放射線治療の1つ。従来の放射線治療よりも、高い治療効果が期待される。手術切除困難例、手術後著しい機能障害が生じる例がおもな適応。

骨・軟部腫瘍の検査・診断・治療のフローチャート

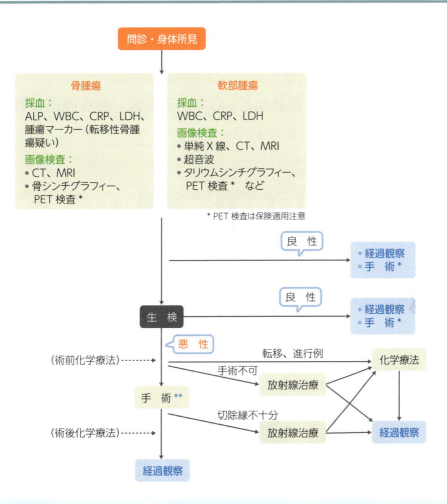

- 悪性骨・軟部腫瘍の手術可能例では、原則広範囲切除する。
- 化学療法は組織診断、全身状態などで検討する。
- 手術不能例では、放射線治療のほか、重粒子・陽子線治療を行うこともある。

良性軟部腫瘍
りょうせいなんぶしゅよう

benign soft tissue tumor

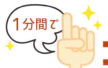

要するに

軟部組織（脂肪、筋肉、神経など）にできる腫瘍。悪性腫瘍と異なり転移しないが、再発することがある。

3つのポイント

特徴・症状
- 大きな腫瘍は悪性を疑う
- 増大速度はゆっくり
- 多発する腫瘍もあり

検査・診断
- 画像検査
  ⇒ MRI
- 最終診断
  ⇒ 病理検査
- 代表的疾患
  ⇒ 脂肪腫、血管腫、神経鞘腫など

治療・予後
- 手術治療
  ⇒ 切除術
- 手術
  ⇒ 必須ではない
- 再発率
  ⇒ 腫瘍によって異なる

左肩脂肪腫

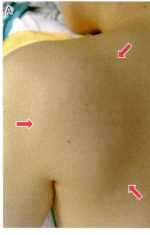
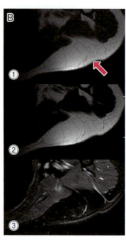
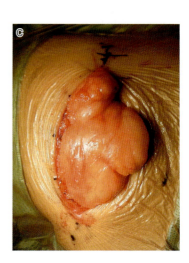

A：肉眼所見。左肩後方皮下に約12cmの軟らかい腫瘤。
B：MRI。① T1強調像-高信号、② T2強調像-高信号、③ T2強調脂肪抑制像-低信号。
C：術中所見。腫瘤より小さな皮切で、黄色の腫瘤を一塊に摘出。

良性軟部腫瘍

特徴・症状は？

- 形状から良・悪性鑑別はできない。
- 腫瘍が大きくなるスピードはゆっくり（**増大速度が遅く、サイズが小さい悪性腫瘍もある**ので注意が必要）。
- **脂肪腫**：境界がはっきりした軟らかい腫瘤。5cmを超えることもある。
- **神経鞘腫**：叩打痛が特徴であるが、痛みをともなわないこともある。
- **血管腫**：淡青から紫色調に見えることがあり（図1-A）、時に疼痛、腫脹をともなう。
- **多発する腫瘍**：脂肪腫、線維腫症、神経系腫瘍、血管腫、ガングリオンなど。

> 増殖スピードはゆっくり。種類が多い。

○ 症例1

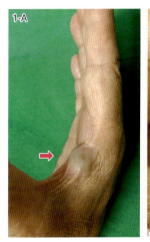 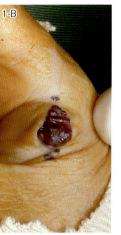

右手血管腫
淡青色調の腫瘤。1-Bは皮膚切開時、赤褐色の腫瘍。

○ 症例2

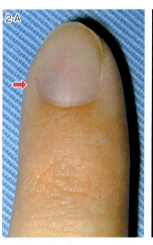 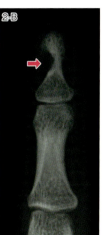

示指末節部のグロームス腫瘍
爪下に青色変化、疼痛あり、圧痛あり。2-Bは末節骨の一部が外部より圧排（→）。

💬 エキスパートのつぶやき

○ 良性軟部腫瘍の好発部位

手、足	ガングリオン、腱鞘巨細胞腫（限局型腱滑膜巨細胞腫）
膝	色素性絨毛結節性滑膜炎（びまん型腱滑膜巨細胞腫）
爪下	グロームス腫瘍（症例2）
肩甲骨下部	弾性線維腫

▶ 用語解説
叩打痛：体の一部を軽く叩いたときに生じる疼痛。

11章 骨・軟部腫瘍

検査・診断は？

- **MRIはほぼ必須**の検査だが、脂肪腫以外の診断はむずかしい。
- 必要に応じてCT、超音波検査、タリウムシンチグラフィー、PET検査など。
- **画像検査だけでは診断できない**ことが多い。
- **最終診断は病理検査**、手術前に**生検**（組織試験採取）を行うことが多い。
- **診断名は非常に多く**、最終的にはっきりしないこともある。
- 代表的なものに、**脂肪腫**、**血管腫**、**神経鞘腫**がある。

> 「発生部位＋MRI所見」は診断に有用
> ⇒だが、良悪性の診断ですらむずかしい！
> ⇒最終診断は病理検査

● 症例3

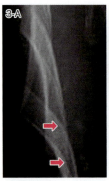

背部血管腫
3-A：単純X線画像で石灰化（➡）。
3-B：MRI（T2）で内部に低信号が点在（➡）。

● 症例4

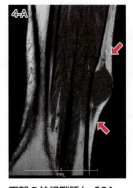

下腿の神経鞘腫（p.391、4-B・Cと同一症例）
MRI（T1）で腫瘤の上下に連続した低信号域（➡）。

● 症例5

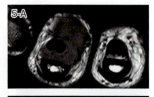
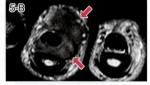

環指の腱鞘巨細胞腫（p.391、5-C・Dと同一症例）
腱を囲むように存在。
5-A（T1）：等信号。
5-B（T2）：まだらな弱い高信号（➡）。

💬 エキスパートのつぶやき

◯ MRIの特徴的変化

- 脂肪腫ではMRI T1、T2ともに高信号、脂肪抑制画像で低信号。
- 血管腫は境界明瞭なものと、周囲に浸潤している不明瞭なものがある。
- 境界が不明瞭な腫瘍もある（腹壁外デスモイド、血管腫、神経線維腫）。
- 腫瘤内部に出血をともなうときに急速に増大（神経鞘腫、血管腫など）。

▶ **用語解説**

タリウムシンチグラフィー：核医学検査の1つ。悪性腫瘍や治癒性の高い良性腫瘍の一部でタリウムが腫瘍細胞に取り込まれやすく、画像で強い集積像を示す。良悪性の鑑別診断として用いる（→ p.394）。

良性軟部腫瘍

治療・予後は？

- 軟部腫瘍では**悪性の否定ができるか**を、まず考慮する。
- 良性腫瘍と診断、もしくは可能性が高いとき
  ⇒**必ずしも手術の必要なし**（経過観察、生検のみの場合もあり）。
- 多くの腫瘍は手術（**単純切除術**）で根治。
- 神経系腫瘍が疑われる場合、手術だけでなく生検も注意する（神経脱落症状）。
- 局所再発しやすい腫瘍あり。
  （腹壁外デスモイド、腱鞘巨細胞腫、色素性絨毛結節性滑膜炎など）
- **再発率は腫瘍によって異なる**。

> 良性軟部腫瘍の治療⇒経過観察、生検、手術がある

○症例 4

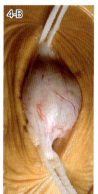
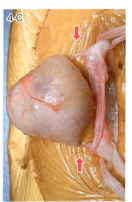

下腿の神経鞘腫（p.390、4-A と同じ症例）
4-B：腫瘍が腓腹神経と連続。
4-C：被膜を切開して神経線維を残し、腫瘍に入り込む神経線維（➡）のみ切離し、摘出。

○症例 5

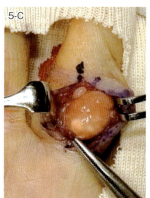
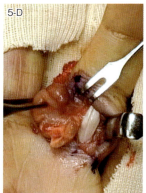

環指の腱鞘巨細胞腫（p.390、5-A・B と同じ症例）
5-C：黄色から茶褐色調の腫瘍。
5-D：屈筋腱を取り囲むように腫瘍が存在。このようなタイプは再発注意。

エキスパートのつぶやき

●良性軟部腫瘍手術での注意点
- **悪性腫瘍である可能性をつねに考えておく**（皮切の方向、止血、周囲組織を損傷しない⇒悪性であった場合切除範囲が大きくなる）。
- 摘出腫瘍の病理検査では、術前の生検と異なる結果が出ることがある。
- 神経系腫瘍の切除をする場合は、患者に十分な神経脱落症状の可能性を説明する。

▶用語解説

単純切除術：腫瘍のみを切除する術式。
神経脱落症状：神経が障害を受けたことによって生じるさまざまな症状。

悪性軟部腫瘍
malignant soft tissue tumor

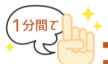

要するに

軟部組織（脂肪、筋肉、神経など）にできるがんと異なる悪性腫瘍で、転移が生じ悪化すると死に至る。軟部肉腫ともよばれる。

3つのポイント

悪性を疑う症状	検査・診断	治療・予後
● 大きさ5cm以上 ● 増大速度がはやい ● 深部（深在）にできる	● 画像検査 　⇒ MRI ● 病理検査 　⇒ 生検 ● 診断がむずかしい	● 手術治療 ● 化学療法 ● 放射線療法

左大腿の脂肪肉腫

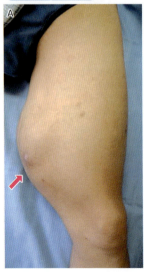
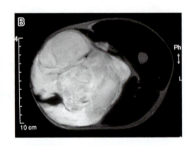
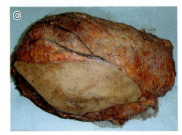

A：大腿内側に約20cmの腫瘤。
B：MRI。大腿深部の半分を占めている。
C：切除標本。正常組織を含めて広範囲で腫瘍切除されている。

悪性軟部腫瘍

 ## 悪性を疑う症状は？

- **大きさが5cmを超える**腫瘍は、悪性腫瘍の可能性が高い。
- 腫瘍が大きくなる**スピードがはやい**。
- **深在**（表在筋膜より深い筋肉や筋間）**にできる**ことが多い。
- 自発痛を生じることがある。
- **神経線維腫で腫瘤が大きくなったときは悪性化に注意**。
- **小児・若年者に発生する軟部腫瘍は悪性を疑う**（線維肉腫、横紋筋肉腫、滑膜肉腫など）。

> 体の深い部分にできた5cm以上のしこりが増大してきた！
> ⇒悪性を疑う

表在性（皮下に発生）　　深在性（表在筋膜より深部に発生）

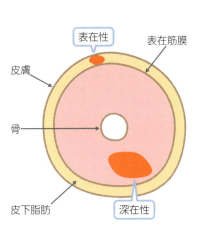
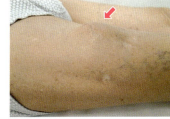
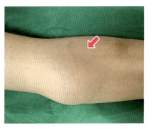
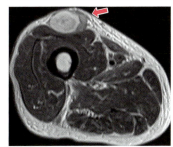
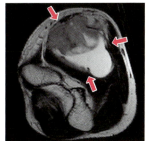

大腿の未分化多形肉腫。　　肘の滑膜肉腫。

エキスパートのつぶやき

● 例外的なケースが多くて困る！
- 皮下の小さな腫瘤でも悪性のことがある。
- 血腫、感染（膿瘍）、炎症と間違われることが多い。
  ⇒数日で大きくなる場合は、悪性軟部腫瘍よりもこれらの疾患を考える。
- 痛みは良性軟部腫瘍でも生じることがある。

検査・診断は？

- **MRIは必須**の検査。
- 必要に応じてCT、超音波検査、タリウムシンチグラフィー、PET検査などを行う。
- **画像検査だけでは診断できない。**
- **最終診断は病理検査**、手術前に**生検（組織試験採取）**を行うことが多い。
- **診断名**は非常に多く、最終的にはっきりしないこともある。

> 軟部腫瘍の診断はむずかしい！
> ⇒画像検査でも病理検査でもわからないことがある

○ 症例1

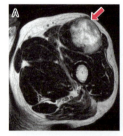 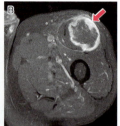 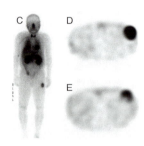 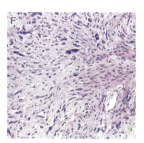

左大腿の未分化多形肉腫
A：MRI T2強調像。大腿直筋内に高信号の腫瘤。
B：MRI 脂肪抑制像（造影あり）。辺縁を中心に強い造影効果。
C、D：タリウムシンチグラフィー早期像。左大腿近位に強い集積。
E：タリウムシンチグラフィー後期像。集積残存→悪性パターン。
F：病理組織像（HE染色）。核分裂像や大型の核異型をともなった細胞あり。

💬 エキスパートのつぶやき

✿生検方法による利点と欠点

生検：腫瘍から一部組織を採取して、まず確定診断を行う。

| ①針生検 |
| ②切開生検 |
| ③切除生検 |

傷の大きさ：①＜②＜③
組織採取量：①＜②＜③

・手術（広範囲切除）のためには、傷が小さいほうがいい。
・診断のためには組織採取量が多いほうがいい。

悪性軟部腫瘍

 ## 治療・予後は？

- メインの治療は手術⇒広範囲切除（腫瘍周囲の健常な組織で、腫瘍を包むように切除）。
- 切除後、皮膚・筋肉・神経・血管などの移植・再建が必要なこともある。
- 化学療法は全例に行われる治療ではない。
- 広範囲切除できないときは、補助的に放射線療法を行う。
- 転移巣としては肺がもっとも多い。

> **悪性軟部腫瘍の治療原則⇒手術（広範囲切除）**

○ 症例 2

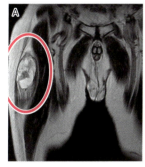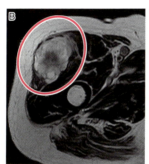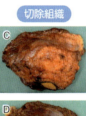

大腿の粘液線維肉腫の広範囲切除
A・B：腫瘍よりも大きく（筋肉や皮下組織を含めて）切除（○）。
C・D：切除組織で腫瘍は直接見えない。

> **予後不良因子⇒深在性、大きい、四肢以外、局所再発など**

エキスパートのつぶやき

⚙ 化学療法
- 術前腫瘍の縮小、転移病巣の抑制を目的に行う。
- 横紋筋肉腫、ユーイング肉腫は標準的治療である（手術前後にすることも多い）。
- 平滑筋肉腫、滑膜肉腫、脂肪肉腫など多くの腫瘍で有効性は確立されていない。
- 高齢者では有害事象のためできないことが多い。
- 根治的でなく病状維持目的での化学療法（セカンドライン）が行われることもある。

▶ 用語解説
転移巣：腫瘍細胞が転移し進展した部位。

11章 骨・軟部腫瘍

転移性骨腫瘍
metastatic bone tumor

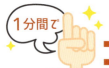

要するに

体内で発生したがん細胞が血管内に入り、血液と混じりながら骨に到達して成長したもの。直接生命を脅かすことはまれだが、運動制限をともなうため患者のQOLは著しく低下する。骨転移ともよばれる。

3つのポイント

特徴・症状
- 骨転移の多いがん
  ⇒ 乳がん、肺がん、前立腺がん、腎がん、骨髄腫
- 骨転移しやすい部位
  ⇒ 脊椎、骨盤、大腿骨、肋骨
- 注意すべき症状
  ⇒ 疼痛、麻痺

検査・骨関連事象
- 画像検査
  ⇒ 単純X線画像、CT、MRI
- 溶骨性変化、造骨性変化
- 骨関連事象（SRE）

評価・治療
- 局所・全身評価
  ⇒ 骨折、麻痺、予後
- 放射線治療 or 手術治療
- 手術治療
  （根治的 or 姑息的）

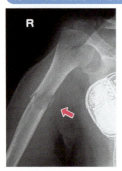

腎がん（右上腕骨に転移）
病的骨折
骨転移部で完全に骨折。

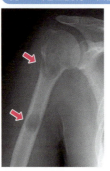

乳がん（右上腕骨に転移）
切迫骨折
溶骨性変化が進行し、骨折しそうな状況。

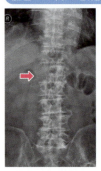

胆管がん（第1腰椎に転移）
pedicle sign（椎弓根消失像）
腫瘍によって椎弓根が破壊され溶骨性変化を示す。

英略語・単語

メタ：転移（metastasis）のことをメタと現場では呼称することがある。

転移性骨腫瘍

特徴・症状は？

- **既往歴**にがん。
- 中高年での発生が多い。
- 外傷既往なく**持続・増強する痛み、圧痛**。
- 脊椎発生例では麻痺症状（神経関連領域の筋力低下、感覚低下、排尿障害）に注意。
- 骨病変から、がんが発見されることもある。

> **がんの既往と痛み⇒転移性骨腫瘍を疑う！**

> **骨転移の多いがん：**
> **乳がん、肺がん、前立腺がん、腎がん、骨髄腫**
> **骨転移しやすい部位：**
> **脊椎（とくに腰椎、胸椎）、骨盤、大腿骨、肋骨**

●症例

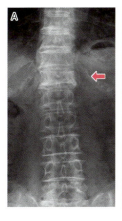
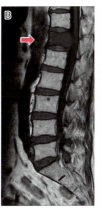
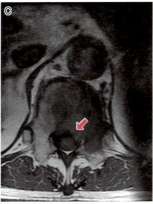

前立腺がんの胸椎転移
・主訴：左腰痛、左下肢痛、安静時にも痛み
・既往歴：前立腺がん
A：単純X線画像。第12胸椎椎体の高さが低くなっている。
B：MRI（T1 矢状断）。椎体が低信号となり、脊柱管へ広がっている。
C：MRI（T1 横断）。腫瘍が椎体左側2/3くらいに広がり、脊柱管内に進展している。

💬 エキスパートのつぶやき

○疼痛で注意すべき点
　痛いところを触り、骨の痛みか関連痛なのかを見分けることが重要。

背部痛、側胸部痛（肋間神経痛様）	胸椎転移
殿部の限局痛、圧痛	骨盤転移
殿部から大腿痛	腰椎転移（通常の腰椎疾患でも同様）
大腿部痛、股関節痛（限局した狭い範囲）	大腿骨転移

11章 骨・軟部腫瘍

11章 骨・軟部腫瘍

検査・骨関連事象は？

- PET検査、骨シンチグラフィー、CTなどの**全身検査**で発見されることが多い。
- **単純X線画像、CT、MRIなどの画像検査で病巣の広がり、骨折、麻痺を評価する。**
- 骨転移部では**溶骨性変化**や**造骨性変化**を示すことが多い。
- 骨病巣を契機にがんが発見されることもしばしばある⇒原発巣の検索を行う。

> **骨転移部は溶骨性変化が多い⇒病的骨折を生じやすい！**

転移した腫瘍の形態による違い

	単純X線・CT	代表的ながん種	特徴
①溶骨型	・骨の白さがなくなり、黒く抜ける	・腎がん ・甲状腺がん ・乳がん ・肺がん ・肝がん ・骨髄腫	・骨転移の多くは溶骨性 ・骨折しやすい
②造骨型	・病巣部が白い	・前立腺がん	・ほとんどは硬化性変化
③混合型	・白い部分と黒い部分が混在	・乳がん ・肺がん ・前立腺がん	・①と②のパターンが混在
④骨梁間型	・変化がないことも多い	・乳がん ・肺がん ・肝がん ・白血病	・骨新生や破壊がなくMRI、PET検査などで指摘

症例

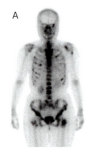
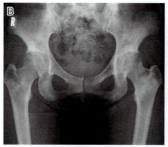
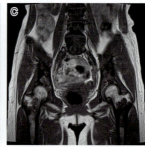

乳がんの多発骨転移
A：骨シンチグラフィー。脊椎、胸骨、肋骨、骨盤、大腿骨に病巣確認。
B：単純X線画像。骨盤、大腿骨に造骨性（白）、溶骨性（黒）変化が多数混在。
C：MRI（T1冠状像）。腰椎、骨盤、大腿骨に病変（低信号）。

骨関連事象（SRE：skeletal related events）

- 転移性骨腫瘍で起こるさまざまな事象のこと。
- SREの発生はADL、QOL、予後の低下につながる。
  - ⇒病的骨折
  - ⇒脊髄圧迫（麻痺症状、感覚障害、筋力低下、尿閉）
  - ⇒高カルシウム血症（悪心、意識混濁、腹痛、食欲不振など）
  - ⇒手術治療、放射線治療

転移性骨腫瘍

 ## 評価・治療は？

- **局所・全身状態**、**Performance Status（PS）***、**予後予測***、**骨折・麻痺リスク***の評価。
- 腫瘍に対して、治療期か緩和医療期かを判断⇒患者の機能改善希望の有無を確認。
- 上記評価をもとに病巣部への治療の必要性を決定⇒治療介入 or 経過観察。
- **集学的治療**（原発科、整形外科、放射線科、麻酔科、リハビリテーション科など）が必要。
- **治療目的**：腫瘍制御、除痛、病的骨折・麻痺予防。　　　（*→p.400 参照）

> 治療方針を決めるために全身状態、予後、骨折・麻痺リスクを評価

治療の種類

非手術治療

放射線治療	除痛、緩和目的 or 根治目的
薬物治療	化学療法、ホルモン療法、骨修飾薬（ゾレドロン酸、デノスマブ）
鎮痛療法	非ステロイド性鎮痛薬、オピオイドなど
装具療法	体幹装具、四肢装具、杖など

手術治療

- **根治的** or **姑息的**（根治を目指さない一時的な）手術

腫瘍発生部位		根治的手術	姑息的手術	
	脊椎	・脊椎全摘術	・除圧術（＋後方固定術 or 前方固定術）（図A）	・麻痺、不安定性のあるときに姑息的手術を選択することが多い ・全摘は手術侵襲が大きく、合併症のリスクが高い
	長管骨（大腿骨、上腕骨など）	・腫瘍切除＋再建術（人工関節置換術など）（図C）	・内固定術⇒髄内釘、プレート（＋病巣掻爬、骨セメント充填）（図B）	・全身状態、生命予後がよい場合は根治的手術を選択する ・切迫骨折でも積極的に手術治療を行うことが多い

図A　腎がん（多発脊椎転移）　　図B　肺がん（大腿骨切迫骨折）　　図C　大腸がん（大腿骨近位での病的骨折）

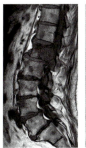
術前（MRI）　術後（単純X線画像）
第1腰椎椎弓除圧＋後方固定。

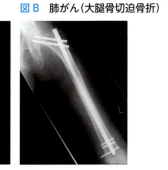
術後（単純X線画像）
髄内釘固定のみ。

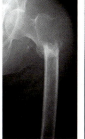
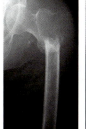
術前（単純X線画像）　術後（単純X線画像）
腫瘍切除＋人工骨頭置換。

▶用語解説
姑息的手術：完治を目指すのではなく、患者の苦痛の軽減や、一時的な症状の改善を目的とする手術。（↔根治的手術）

11章　骨・軟部腫瘍

ココまで知ってたら、
研修医レベル！

転移性骨腫瘍の重要スコア

Performance Status（PS）Score

0	まったく問題なく活動できる。発病前と同じ日常生活が制限なく行える。
1	肉体的に激しい活動は制限されるが、歩行可能で、軽作業や座っての作業は行うことができる。例：軽い家事、事務作業
2	歩行可能で自分の身の周りのことはすべて可能だが、作業はできない。日中の50％以上はベッド外で過ごす。
3	限られた自分の身の周りのことしかできない。日中の50％以上をベッドか椅子で過ごす。
4	まったく動けない。自分の身の周りのことはまったくできない。完全にベッドか椅子で過ごす。

Common Toxicity Criteria, Version2.0 Publish Date April 30, 1999,
http://ctep.cancer.gov/protocolDevelopment/electronic_applications/docs/ctcv20_4-30-992.pdf (2019年8月参照)
JCOG ホームページ (http://www.jcog.jp/)

骨転移予後因子と生存率（新片桐スコア）

予後因子			Regression coefficient	Score
原発巣	Slow growth	ホルモン依存性乳がん／前立腺がん／甲状腺がん／多発性骨髄腫／悪性リンパ腫		0
	Morerate growth	肺がん（分子標的治療薬あり）／ホルモン非依存性乳がん／前立腺がん／腎細胞がん／子宮体がん／卵巣がん／肉腫	0.99	2
	Rapid growth	肺がん（分子標的治療薬なし）／大腸がん／胃がん／膵臓がん／頭頸部がん／食道がん／泌尿器がん／悪性黒色腫／肝細胞がん／胆嚢がん／子宮頸がん／原発不明がん	1.70	3
内臓転移		リンパ節／内臓／脳転移	0.65	1
		播種性転移[1]	1.11	2
検査値		Abnormal[2]	0.64	1
		Critical[3]	1.04	2
ECOG PS		3 or 4	0.73	1
化学療法治療歴			0.32	1
多発骨転移			0.43	1
Total				10

[1] 播種性転移：胸膜、腹膜、軟膜播種
[2] Abnormal：CRP ≧ 0.4mg/dL、LDH ≧ 250IU/L, or 血清アルブミン <3.7g/dL.
[3] Critical：platelet<100,000/lL、血清カルシウム≧ 10.3mg/dL, or total ビリルビン≧ 1.4.

Prognostic score	生存率（95% 信頼区間）		
	6 カ月生存率（%）	12 カ月生存率（%）	24 カ月生存率（%）
0 〜 3	98.1	91.4	77.8
4 〜 6	74.0	49.3	27.6
7 〜 10	26.9	6.0	2.1

Katagiri,H. New prognostic factors and scoring system for patients with skeletal metastasis. Cancer Medicine. 3(5), 2014, 1359-67.

切迫骨折評価方法（Mirels' score）

スコア	部　位	画像での性状	転移巣の占拠範囲	疼　痛
1	上肢	造骨型	< 1/3	軽度
2	下肢（大腿骨近位部除く）	混合型	1/3 ～ 2/3	中等度
3	大腿骨近位部	溶骨型	> 2/3	高度・動作時痛

各スコアの合計点数
9 点以上：
　切迫状況で予防的手術を考慮
7 点以下：
　骨折リスク低い

Mirels,H. Metastatic disease in long bones. A proposed scoring system for diagnosing impending pathologic fractures. Clin Orthop Relat Res. 249, 1989, 256-64.

脊椎不安定性評価法（spine instability neoplastic score：SINS）

Element of SINS	Score
部位	
Junctional（後頭蓋 -C2、C7-Th2、Th11-L1、L5-S1）	3
Mobile spine（C3-C6、L2-4）	2
Semi-rigid（Th3-10）	1
Rigid（S2-5）	0
疼痛	
臥位で軽減　and/or　体動や脊椎への負荷で増強	
Yes	3
No	1
疼痛なし	0
骨病変の性状	
溶骨性	2
混合性	1
造骨性	0
画像評価による脊椎のアライメント	
亜脱臼／転位あり	4
新たな変形（円背／側弯）	2
正常のアライメント	0
椎体圧潰	
>50%	3
<50%	2
>50%椎体浸潤（圧潰なし）	1
上記以外	0
後側方浸潤	
（椎間関節、椎弓根、肋椎関節の骨折 or 腫瘍による置換）	
両側	3
片側	1
上記以外	0

合計スコア
0 ～ 6：安定
7 ～ 12：中等度不安定
13 ～：不安定

Fisher,CG. et al. A novel classification system for spinal instability in neoplastic disease : an evidence-based approach and expert consensus from the Spine Oncology Study Group. Spine. 35(22), 2010, E1221-9.

11章 骨・軟部腫瘍

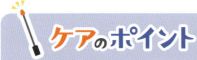

骨転移患者のマネジメントにおける注意点

- **長期骨修飾薬（ゾレドロン酸、デノスマブ）使用例**
  - 顎骨壊死、非定型大腿骨骨折に注意。
- **鎮痛薬、放射線治療で疼痛軽減した例**
  - 除痛されても骨折しやすい状況は継続しているため、体動に注意する。
  - 変性疾患（腰痛症、関節症など）による疼痛との鑑別が必要なこともある。
- **脊椎転移例**
  - ひねり（下図）、前後屈動作は避ける。
  - コルセットで完全に保護されるわけではないため、意識付けが大切。
  - 上・中位胸椎はコルセットの対応ができない。
  - 全身状態が悪いと、コルセット装着が困難なことも多い。
- **四肢骨転移で保存治療（手術しない）例**
  - ひねり動作・荷重注意（下図）。
  - 制限が必要であっても、年齢や病状によって無理なことが多い。
- **その他**
  - 原発腫瘍の説明はされていても、骨転移の説明はされていないことがある。
  - 骨転移病巣の評価が十分にされず、安静度の正確な指示が出ていないことも多い。

患者への動作指導

脊椎

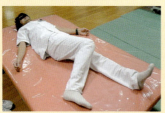
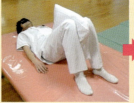
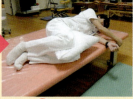

ひねり動作 ✗
弱い骨に負担がかかる

望ましい寝返り動作 ○
下肢と体幹が棒状に一体となっている

下肢

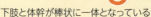
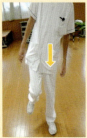
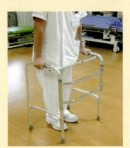

下肢への荷重 ✗
片脚で過度の負荷がかかる

ひねり動作 ✗
大腿骨にひねりが加わり骨折しやすい

フレーム型歩行器 ○
荷重を分散している

関節拘縮
joint contracture

1分間でコレだけは覚えるコレだけシート

要するに

外傷や手術による創痕や熱傷後の瘢痕など、関節包外の軟部組織が変性し硬くなることによって、関節可動域が減少した状態。

※関節内の病変（関節リウマチ、強直性脊椎炎など）によって、関節可動ができなくなった状態は関節強直とよぶ。

3つのポイント

原因・特徴・症状

- 原因
  ⇒ 外傷、熱傷、手術、結合組織の病気など
- 関節可動域の減少
- 関節周囲の軟部組織の硬化

検査

- 関節可動域測定
- 神経学的検査（神経障害の鑑別）
- 画像検査

治療・予後

- 物理療法、リハビリテーション（自動＆他動可動域訓練）、装具療法
- 手術（観血的関節授動術、軟部組織の剥離術）
- 予後は悪く、正常可動域まで回復することはむずかしい

関節拘縮の一例

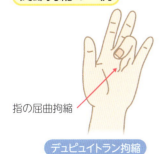
指の屈曲拘縮
デュピュイトラン拘縮

フォルクマン拘縮

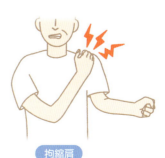
拘縮肩

12章　整形外科の合併症

原因・特徴・症状は？

○ 原因
- 外傷、熱傷、手術、結合組織の病気、長期間のギプス固定など。

○ 特徴
- 関節可動組織（筋肉）の拘縮 ⇒ 筋炎、Volkmann（フォルクマン）拘縮、痙性拘縮など
- 関節周囲組織（皮膚・靭帯・関節包）の拘縮 ⇒ 熱傷、創瘢痕、Dupuytren（デュピュイトラン）拘縮、関節包の石灰化など

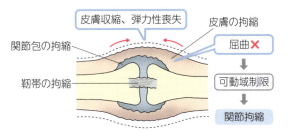

○ 症状
- 関節可動域の減少
- 関節周囲の軟部組織の硬化

> 骨折などの外傷や手術後の長期間の固定
> ⇒ 関節周囲のすべての軟部組織が硬くなり、拘縮の原因となる

検査は？

○ 検査

関節可動域測定		伸展 / 屈曲角度、自動 / 他動運動
神経学的検査（神経障害の鑑別）	運動	徒手筋力テスト（MMT）
	感覚	触覚、痛覚、温度覚、振動覚（音叉） 神経支配領域のしびれ・感覚鈍麻
電気生理学的検査		末梢神経伝導検査、針筋電図
画像検査	超音波	動的評価（実際に関節を動かしながらの評価）が可能
	X線、CT	骨性変化や関節内外の石灰化病変などの評価
	MRI	炎症の有無、軟部組織の変性の評価

治療・予後は？

●治療

保存治療	物理療法	・筋肉の緊張低下と各組織の伸張性（伸び縮みする能力）向上、疼痛緩和を目的に行われる。 ・寒冷療法：術後早期の腫脹や熱感が強いときに行われ、リハビリ後の局所の炎症を緩和する。 ・温熱療法：腫脹のない慢性期拘縮に有用だが、浮腫の増悪に注意する。 ・低周波や干渉波などの電気治療も疼痛緩和に有用である。
	関節可動域訓練	・自動または他動運動によって関節とその周囲組織を屈伸させる。 ・硬くなった組織の柔軟性を回復させることが目的。 ・訓練前に患部を温めて疼痛を緩和・軟化させると訓練しやすい。
	非観血的関節授動術	・全身麻酔または神経ブロック下で、他動的に多少強引に関節を屈伸させる。 例) 斜角筋ブロック下での拘縮肩に対する関節授動術。
	装具療法	・静的装具：良肢位に関節を保持、不良肢位での拘縮を改善させる。 ・動的装具：バネやゴムで持続的に外力を加えて拘縮を改善させる。おもに手指の拘縮に使用される（Capener装具）。 Capenerの指伸展装具
手術治療	観血的関節授動術	・関節内の瘢痕組織の除去や、拘縮した靱帯・関節包の切離を行う。
	軟部組織の剥離術	・靱帯や関節包の剥離だけでなく、癒着した筋や腱組織同士または骨との剥離を行う。

●予後

- 関節拘縮がいったん起きてしまうと、**可動域を改善させるのはむずかしい。**
- 長期間かつ粘り強くリハビリテーションを続ける必要がある。
- 組織に侵襲の加わった回数（怪我や手術）が多いほど、治療成績は悪い。
- 不適切なリハビリテーションは、複合性局所疼痛症候群（CRPS、→ p.410）の原因となる。

> **エキスパートのつぶやき**
> 予防のためには、良肢位固定、十分な疼痛コントロール、早期可動域訓練が重要。

関節拘縮はなによりも予防が大事！

疼痛

pain

- 国際疼痛学会によると、疼痛とは「実質的または潜在的な組織損傷に結びつく、あるいはこのような損傷を表す言葉を使って述べられる**不快な感覚・情動体験**」と定義される。
- 疼痛は**主観的な感覚**であり、**客観的に評価するのがむずかしい**。
- **社会的・心理的要因の関与**によって、**慢性化・難治化する**ことがある。

種類[注1]	特徴・症状	疾患例	治療[注2]	予後・合併症
侵害受容性疼痛（急性）	・組織障害を受けた局所で、発痛物質や感作物質が侵害受容器を刺激して生じる。 ・生体への警告としての反応。 ・損傷部位に痛みが限局し、圧痛をともなう。例外的に関連痛がある。 ・「ズキズキ」などの痛み。	・外傷・術後疼痛 ・感染 ・腫瘍（転移など）	◎NSAIDs（内服薬、外用薬） ◎アセトアミノフェン ○ステロイド ○筋弛緩薬 △オピオイド	・原因を除去できれば予後は良い。
神経障害性疼痛	・神経組織自体の損傷や、遷延する侵害刺激によって、疼痛伝達にかかわる神経自体に異常をきたして生じる。 ・障害された神経の支配領域にさまざまな痛みや感覚異常が発生。感覚低下と、しばしば運動障害、自律神経の異常をともなう。 ・「ビリビリ」などの不快な痛み。	・脊髄症 ・神経根症 ・外傷性神経損傷（断裂、圧迫など） ・絞扼性末梢神経障害 ・腫瘍（転移など）	◎神経障害性疼痛治療薬 ◎ノイロトロピン® ○神経ブロック ○三環系抗うつ薬 ○デュロキセチン ○オピオイド	・原因を除去しても、ほかの要因のために痛みは難治性となる。
慢性疼痛	・3カ月以上持続する。 ・侵害受容性疼痛と神経障害性疼痛が混合している。 ・痛みの持続 ⇒交感神経の緊張と運動神経の興奮。 ⇒血管収縮や筋緊張から血行障害を惹起し、発痛物質を多く発生させる。 ・神経の過剰反応を抑える脊髄内の下行性抑制系の機能低下によって、過剰に痛みを感じる状態にある。	[侵害受容優位] ・変形性関節症 ・変形性脊椎症 ・関節リウマチ ・慢性腰痛症 [神経障害優位] ・CRPS ・脊髄損傷後疼痛 ・帯状疱疹後疼痛	◎上記の疼痛治療薬を組み合わせる ◎リハビリテーション ○トリガーポイント注射 ○神経ブロック ○心理療法 △脊髄刺激療法	
心因性疼痛	・心理的要因（性格や社会的背景を含む）の関与。 ・心因性要素は上記3つの疼痛の修飾因子としても関与。 ・痛みそのものよりも、痛みに対する不安が強いこともある。	・器質的疾患なし（精神ではなく脳の認知機能の異常ともいわれる）	◎抗不安薬など ◎リハビリテーション ◎心理療法 ⇒これら3つの集学的治療が必要	

注1）いろいろな分類の方法がある
注2）◎：よく使われる、○：使われる、△：まれに使われる

疼痛

疼痛の例

侵害受容性疼痛（急性）
体のさまざまな部位に生じた炎症・刺激を、末梢神経が感知して起こる痛み。
⇒打撲、手術後

神経障害性疼痛
神経が障害されたり、神経の周囲に炎症が起こるなどして感じる痛み。
⇒腰椎椎間板ヘルニア、神経損傷

心因性疼痛
職場・家庭などのストレスから脳にトラブルが生じて起こる痛み。普段は問題ないが職場で増強する痛み。

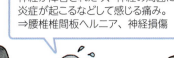

3カ月以上持続⇒慢性疼痛

痛覚伝導路と鎮痛薬の作用点

疼痛が伝わる仕組み

感覚伝達系：末梢侵害受容器が受けた炎症や機械的刺激は、感覚ニューロン（一次→二次→三次）を通して大脳皮質の体性感覚野へ伝わると、痛みとして感知される。

下行性疼痛抑制系：脳から脊髄を下行するセロトニン系やノルアドレナリン系神経が、脊髄後角に入る痛覚刺激を抑制する系のこと。慢性疼痛ではこの抑制系がうまく機能せず、痛みを感じやすい状態にあるといわれている。

― 感覚伝達系
下行性疼痛抑制系 ― セロトニン作動性ニューロン
― ノルアドレナリン作動性ニューロン

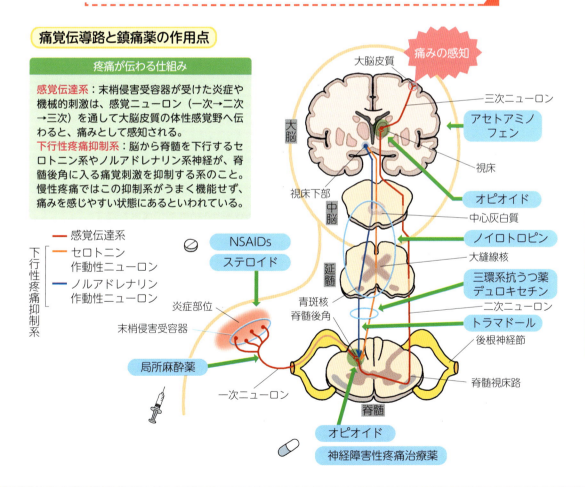

12章 整形外科の合併症

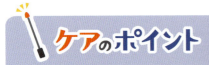 ケアのポイント　　　　　　　　　　　　　　　痛みの評価

●痛みの評価（問診・病歴聴取のための「OPQRST」）

Onset	・発症様式（突然、急に、亜急性に、ゆっくりと）
Provocative/Palliative factors	・増悪・寛解因子（姿勢、運動・労作、食事など）
Quality/Quantity	・性質（ズキズキ、刺すような、締め付けるような、ビリビリなど）
Region/Radiation/Related symptoms	・部位と放散の有無、関連症状
Severity	・強さ（VAS、NRSなど）
Time course	・時間経過、日内変動

- これらに加えて、「日常生活や仕事をするうえで、なにに困っているか」を聞くとよい

●痛みの評価法（強さの評価）

- **視覚的アナログスケール（visual analog scale；VAS）：10cmの直線上で痛みの強さを測定**

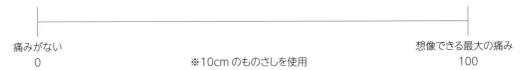

痛みがない　　　　　　　　　　　　　　　　　　　　　　　　　想像できる最大の痛み
0　　　　　　　　　※10cmのものさしを使用　　　　　　　　　　100

- **数値的評価スケール（numerical rating scale；NRS）：0〜10の数値で痛みを表す**

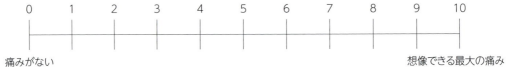

痛みがない　　　　　　　　　　　　　　　　　　　　　　　想像できる最大の痛み

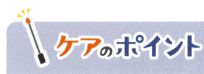

ケアのポイント　整形外科でよく使われる鎮痛薬一覧

薬剤名	薬剤の例（一般名）	作用部位と作用機序	副作用
非ステロイド性消炎鎮痛薬（NSAIDs）	・アスピリン ・ジクロフェナク ・ロキソプロフェン	・シクロオキシゲナーゼ（COX）活性阻害による抗炎症・鎮痛作用	・消化性潰瘍、肝障害、腎障害、喘息や抗凝固薬服用者では慎重投与
アセトアミノフェン	・アセトアミノフェン	・中枢神経系（大脳皮質、視床など）に作用して鎮痛作用を促す ・抗炎症作用はない	・肝機能障害
ステロイド	・プレドニゾロン ・メチルプレドニゾロン	・強力な抗炎症・鎮痛作用 ・免疫抑制作用もあるため感染症では禁忌	・易感染性、骨粗鬆症、糖尿病、副腎不全、大腿骨頭壊死など
神経障害性疼痛治療薬	・プレガバリン ・ミロガバリン	・神経伝達物質の放出を抑制 ・神経障害性疼痛に対し鎮痛作用	・眠気、めまい ・まれに体重増加
抗うつ薬	・デュロキセチン	・下行性抑制系の作用を促進させ、疼痛を減弱させる	・自殺企図、血圧上昇、口渇・尿閉（抗コリン作用）
オピオイド ※（ ）はオピオイドとしての強さ	・（弱）トラマドール ・（中）ブプレノルフィン ・（強）フェンタニル	・中枢神経系（脊髄後角など）に作用し、強力な鎮痛作用を示す ・非がん性慢性疼痛に適応	・薬物依存性、便秘、嘔吐・悪心、呼吸抑制
中枢性筋弛緩薬	・エペリゾン ・クロルフェネシンカルバミン ・チザニジン	・疼痛に対する脊髄反射を抑制し、脳から筋肉への筋肉緊張の伝達を抑える	・眠気、脱力感、ふらつき
ワクシニアウイルス接種家兎炎症皮膚抽出液	・ノイロトロピン®	・下行性抑制系の活性化、発痛物質であるブラジキニンの放出抑制、血流改善、神経保護作用など	
抗不安薬	・エチゾラム	・筋弛緩作用による筋緊張緩和、抗不安作用、催眠作用	・眠気、ふらつき、依存性

複合性局所疼痛症候群
complex regional pain syndrome：CRPS

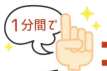

要するに

外傷や手術などの後に、その程度とは不釣り合いな激しい疼痛が遷延する。著明な腫脹、疼痛（痛覚過敏）をきたし、皮膚の萎縮、色調の変化、頑固な関節拘縮など多彩な症状を呈し、廃用肢に至ることもある。

3つのポイント

特徴・症状
- 原疾患に見合わない激しい疼痛
- 浮腫、しわの消失、色調の変化、発汗異常、骨萎縮
- 痛みによる運動障害、関節・筋拘縮、筋萎縮

検査・治療
検査
- 単純X線、MRI、骨シンチグラフィ、サーモグラフィ、神経伝導速度検査、感覚検査
- 投薬、リハビリテーション
- 心理的アプローチも含めた集学的治療

予後・合併症
- 予後不良
  ⇒難治性・進行性で廃用肢に至ることもある
- 早期治療では予後良好例もある

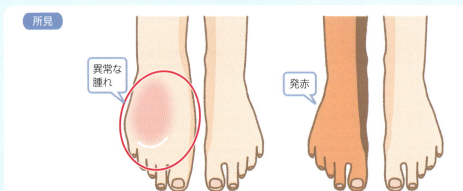

所見：異常な腫れ／発赤

複合性局所疼痛症候群

特徴・症状は？

- 原因と思われる要因（骨折、打撲、神経損傷、手術、点滴の際の留置針刺入操作など）の後に、**それに見合わない激しい疼痛**が、元の要因が治癒する時期になっても遷延する。
- 時間の経過でより強く、より広い範囲の痛みとなる。
- **発症機序は不明**である。
- 交感神経の異常興奮を示唆する症状が、しばしばみられる。
- 各症例や時期によって**症状は多彩**（**浮腫、しわの消失、色調の変化、発汗異常、骨萎縮**など）。
- 皮膚色が発赤／青白い、皮膚温が上昇／低下など相反する所見を示すことがある。
- 過去にはいろいろと病名・分類が変遷してきたが、1994年の国際疼痛学会（IASP）で「CRPS」に統一された。
- **痛みによる運動障害、関節・筋拘縮、筋萎縮などの後遺症**が残ることもある。
- 神経損傷がなく疼痛と自律神経症状を示す type 1 と、神経損傷をともなう type 2 に分類される。
- 利害関係を含めた**社会的・心理的な背景**をもつ症例もあり、安易に CRPS と診断すべきではない。

厚生労働省研究班の「日本版 CRPS 判定指標（臨床用）」2008年[*1, *2]

	A. 病期のいずれかの時期に、以下の自覚症状のうち2項目以上該当。ただし、それぞれの項目内のいずれかの症状を満たせばよい。	B. 診察時において、以下の他覚所見のうち2項目以上該当。
1	皮膚・爪・毛のうちいずれかに萎縮性変化	
2	関節可動域制限	
3	持続性ないし不釣り合いな痛み、しびれたような針で刺すような痛み（患者が自発的に述べる）、感覚過敏	アロディニア（触刺激ないしは熱刺激による）ないしは痛覚過敏（ピンプリック）
4	発汗の亢進ないしは低下	
5	浮腫	

1. 1994年の国際疼痛学会（IASP）の CRPS 診断基準を満たし、複数の専門医が CRPS と分類することを妥当と判断した患者群と四肢の痛みを有する CRPS 以外の患者とを弁別する指標である。臨床用判定指標を用いることにより感度 82.6%、特異度 78.8% で判定でき、研究用判定指標により感度 59%、特異度 91.8% で判定できる。
2. 臨床用判定指標は、治療方針の決定、専門施設への紹介判断などに使用されることを目的として作成した。治療法の有効性の評価など、均一な患者群を対象とすることが望まれる場合には、研究用判定指標を採用されたい。外傷歴がある患者の遷延する症状が CRPS によるものであるかを判断する状況（補償や訴訟など）で使用するべきではない。また、重症度・後遺障害の有無の判定指標ではない。
※研究用判定指標は割愛

*1 眞下節編：厚生労働科学研究こころの健康科学研究成果報告書.
*2 Sumitani, M. et al. Development of comprehensive diagnostic criteria for complex regional pain syndrome in the Japanese population. Pain (in press).

▶用語解説

アロディニア：通常は痛みを感じないような微小な刺激が、すべて強い痛みとして認識される感覚異常のこと。異痛症ともよばれる。

ピンプリック：痛覚刺激の評価テスト。針などの尖ったものを皮膚に当ててチクチクするかどうかを診る。

12章 整形外科の合併症

411

エキスパートのつぶやき

❖ CRPSの診断には注意が必要
わが国のCRPS判定指標は、治療方針の決定や専門医への紹介基準を目的とし、**患者の病態の重症度や後遺障害の有無の判定（補償や訴訟などに関連する）に使用すべきでない**として「ただし書き」を書き添えている。事故や外傷後で安易に診断すると、第三者行為として後遺症評価の係争となり得るので、注意が必要である。

検査・治療は？

- **診断は臨床症状で行う。**
- わが国のCRPS判定指標は、疑いの段階から早期診断・早期治療を行えるよう、すこし緩い基準となっているが、診断の確定はかなり慎重に行わなければならない。
- CRPSに**特異的な検査はない**。
- 画像上での軟部組織の腫脹や電気生理学的検査による神経障害は、診断の補助として用いられる。
- 単純X線では、急性反射性骨萎縮（Sudeck骨萎縮）といわれる原因不明の骨萎縮がみられる。
- 薬物治療、リハビリテーションを行うだけでなく、社会的・心理的な問題も解決できるよう**集学的治療**が必要である。
- 薬物ではノイロトロピン®、ステロイドの内服、神経障害性疼痛治療薬（プレガバリン、ミロガバリン）、抗うつ薬、抗けいれん薬などを使用する。
- リハビリテーションでは**温冷交代浴が有効**とされる。
- 進行すればするほど難治性となるため、**できるだけ早期からの治療介入を心がける**。

予後・合併症は？

- **早期に介入すれば予後は良い**とされる。
- しかし、**完成後のCRPSは社会的・心理的背景も含めて難治性で予後不良**であり、**廃用肢**となってしまう。

末梢神経障害

peripheral neuropathy

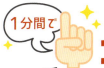

要するに

末梢神経がなんらかの原因によって損傷を受け、損傷を受けた神経の支配領域に症状が生じる。

※本項では、合併症などで生じる外因性の神経障害を扱う。
※手根管症候群（→p.244）などの内因性の神経障害や脊髄障害（→p.136）に関しては別項を参照。

3つのポイント

特徴・症状

閉鎖性損傷
原因⇒圧迫、阻血、牽引、その他

開放性損傷
原因⇒切創、挫滅創

- 損傷部位より末梢側（支配領域）の
  ⇒ 感覚障害
  　（しびれ、感覚鈍麻）
  ⇒ 運動障害
  　（筋力低下・筋萎縮）
  ⇒ 発汗障害・血流障害
  　など

検査・治療

検査
- 徒手筋力テスト、感覚の検査、Tinel徴候、電気生理学的検査、画像検査

- 原因の解除、手術
  （神経縫合など）

- 神経損傷後障害の予防
  （装具療法、可動域訓練など）

予後

- 軽度
  ⇒ 数日〜数週間で回復

- 重度
  ⇒ 回復までに数カ月〜数年かかる

- 将来的に症状が残存することも多い

12章　整形外科の合併症

特徴・症状は？

分類	病態	原因
閉鎖性損傷	圧迫	・骨折時の骨片、腫瘍などの占拠性病変 ・長時間の脚組み・正座、麻酔中や睡眠中の姿勢
	阻血	・コンパートメント症候群、動脈損傷による血流障害
	牽引	・バイクの交通事故や分娩時の上肢牽引外力による腕神経叢損傷
	その他	・注射針刺入時の損傷、注射液漏れによる化学的損傷、電撃傷、放射線治療など
開放性損傷	切創	・ガラスや刃物による鋭的な断裂
	挫滅創	・えぐられるような開放創

検査・治療は？

○検査

神経学的所見・検査	運動	・徒手筋力テスト （MMT：0〜5の6段階で評価）
	感覚	・触覚（刷毛、フィラメント）、痛覚（ピンプリック、ルーレット）、温度覚、振動覚（音叉）
	Tinel徴候	・神経の損傷部位を叩くと、支配領域にピリピリとした放散痛が走る現象。神経の回復は損傷部位から末梢に進んでいくため、放散痛を生じる部位も回復とともに末梢に移動していく
	電気生理学的検査	・末梢神経伝導検査、針筋電図検査
	画像検査	・超音波、CT、MRI （神経の圧迫・断裂の有無、腫瘍などの有無）

○治療

・**障害の原因を早期に取り除く**ことが基本的な治療。

保存治療	装具療法	・機能肢位を保ち、かつ残存した運動機能で動作の能率をすこしでも良くするために装着する
	電気的筋肉刺激（EMS）療法	・電気刺激で筋肉を刺激して他動的に筋収縮を促し、筋萎縮を防止する
	関節可動域訓練	・関節拘縮を予防する ・自動運動が困難であれば、自動介助運動、他動運動を行う
	薬物療法	・ビタミンB_{12}：神経細胞の代謝を促進するとされる ・神経障害性疼痛治療薬、ワクシニアウイルス接種家兎炎症皮膚抽出液など：神経因性疼痛の改善
手術治療		・神経断裂⇒神経縫合術、神経の欠損⇒神経移植術 ・神経の周囲組織の癒着が原因⇒神経剥離術 ・神経の回復が見込めない⇒麻痺した筋の代わりにほかの筋を利用する筋・腱移行術、ほかの神経に縫合する神経移行術

●英略語・単語

MMT：manual muscle testing；徒手筋力検査

末梢神経障害

 エキスパートのつぶやき

末梢神経損傷の組織学的分類は、Seddon分類とSunderland分類を理解しなければならない。Seddon分類は①一過性神経伝導障害、②軸索断裂、③神経断裂の3つに分類され、Sunderland分類は軸索断裂をさらに3つ（軸索断裂のみ、神経内膜も損傷、神経周膜も損傷）に分け、計5段階に分類している。軸索断裂は外見上は連続しているため、評価は非常にむずかしい。

予後は？

- 予後を説明するためには損傷形態を知っておかなければならない。
- そのため、回復・予後とともに損傷形態の分類（Seddon分類、Sunderland分類）を併記する。

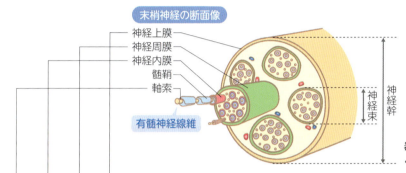

（病気がみえる vol.11 運動器・整形外科, 2017, 277 より転載）

損傷部位				Seddon 分類	Sunderland 分類	損傷形態	自然回復の見込み	予後（手術した場合も含む）*神経損傷の程度、年齢、糖尿病などの併存症、などによって影響される
軸索	内膜	周膜	上膜					
○	○	○	○	一過性神経伝導障害	1度	器質的な異常なし	完全に回復	数日〜数カ月
×	○	○	○	軸索断裂	2度	軸索断裂のみ	完全に回復	数カ月〜数年
×	×	○	○		3度	神経内膜も損傷	完全な回復は困難	数カ月〜数年 症状残存の可能性
×	×	×	○		4度	神経周膜も損傷	回復は困難（手術が必要）	半年〜数年 症状残存の可能性
×	×	×	×	神経断裂	5度	神経上膜も損傷	回復は困難（手術が必要）	

 エキスパートのつぶやき

末梢神経障害の回復は時間がかかることが多く、経過が長引けば患者の不安も強くなる。ある程度の回復の見込みを示し、社会復帰に向けた目標を決めて、リハビリテーションを中心に辛抱強く治療を進めることが重要である。

腓骨神経麻痺
peroneal nerve paralysis

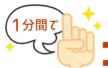

要するに

総腓骨神経が、腓骨頭付近で圧迫を受けることで生じる絞扼性神経障害。睡眠時や麻酔中の、下肢の外旋位による発生がもっとも多い。足背のしびれ・感覚鈍麻と、足関節・足趾を持ち上げられないなどの運動障害を生じる。

3つのポイント

原因・症状
- 睡眠中・麻酔中など長時間の仰臥位、脚組み、ギプスによる圧迫、骨折など
- 下腿の前外側〜足背のしびれ、感覚鈍麻
- 足関節・足趾の背屈(伸展)困難

検査・治療
検査
- 徒手筋力テスト、感覚の検査、Tinel徴候、電気生理学的検査、画像検査

- 圧迫の解除、手術
- 神経損傷後障害の予防（装具療法、可動域訓練など）

予後
- 圧迫を受けていた時間・程度による
- 軽度ほど回復も良い
- 圧迫を回避する予防が最重要！

腓骨神経麻痺

原因・症状は？

腓骨神経の走行

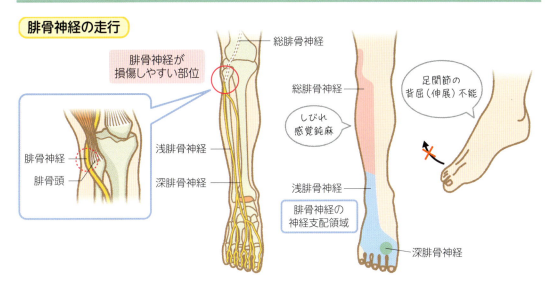

検査・治療は？

○検査

神経学的所見・検査	運動	・徒手筋力テスト（MMT） ・足関節・足趾の背屈（伸展）障害、下垂足
	感覚	・触覚、痛覚、温度覚、振動覚（音叉）の有無 ・神経支配領域のしびれ・感覚鈍麻
	Tinel徴候	・腓骨頭付近で腓骨神経を叩くと足背に向かってチクチクとした放散痛が走る
電気生理学的検査		・末梢神経伝導検査、針筋電図検査
画像検査		・超音波、CT、MRI （神経の圧迫の有無、腫瘍などの病変の確認）

▶用語解説

下垂足：足関節と足趾の背屈力が低下し、歩行時なども足の先が垂れた状態になる。drop foot。

12章　整形外科の合併症

○治療

保存治療	装具療法	・短下肢装具：足関節を背屈位に保持し、歩行を助ける。下垂足肢位での拘縮を予防する
	電気的筋肉刺激（EMS）療法	・電気刺激で下腿・足部の筋肉を刺激して他動的に筋収縮を促し、筋萎縮を防止する
	関節可動域訓練	・関節拘縮を予防する ・自動運動が困難であれば、自動介助運動、他動運動を行う
	薬物療法	・ビタミン B_{12}：神経細胞の代謝を促進するとされる ・神経障害性疼痛治療薬、ワクシニアウイルス接種家兎炎症皮膚抽出液など：神経因性疼痛の改善
手術治療		・関節固定術、腱移行術（いずれも重症例に適応あり）

（図中ラベル：短下肢装具）

💬 エキスパートのつぶやき

　手術中や集中治療室での姿勢によって腓骨神経麻痺を生じて後遺障害が残存した場合、患者から法的に訴えられることがある。医原性に神経障害を起こさないよう、ベッドなどと接地する面にクッションを置いて腓骨頭の除圧に努める予防がもっとも大事！

📅 予後は？

- 基本的に予後は良く、ほとんどの症例で症状は改善する。
- 麻酔管理下や睡眠薬使用下での圧迫は長時間に及ぶため、回復までにも長期間を要する。
- 腓骨神経が圧迫を受けていないか、体位をとるたびに確認し、予防に努めることが重要。

せん妄
delirium

1分間でコレだけは覚えるコレだけシート

要するに

身体疾患によって引き起こされる、急性で可逆的な精神や行動の障害。注意障害、意識障害に認知機能障害が合併した状態が短期間のうちに出現し、症状が変動する。

3つのポイント

関係する因子

- 準備因子
  ⇒ 高齢者、認知症、低ADL、外傷・骨折、複数の併存症など
- 直接因子
  ⇒ 薬剤、中枢神経疾患、全身性疾患（手術・外傷含む）など
- 誘発因子
  ⇒ 疼痛、発熱、環境変化、不安、不眠など

特徴・症状

"急な"
- 意識レベル低下、精神運動性の焦燥または静止、注意障害、認知機能障害、睡眠覚醒の障害

分類
- 過活動型、低活動型、混合型

治療・予後

- 原因因子の治療・解消
  ⇒ 原疾患と付随症状の治療、原因薬剤の調整、環境調整
- 薬物治療
  ⇒ 抗精神病薬など
- 原因を取り除くことができれば予後は良い

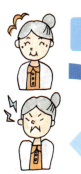

準備因子 ← 直接因子（薬剤・身体） ← 誘発因子

せん妄は「精神的な問題」ではない。抗精神病薬は症状を緩和するが、根本的な解決ではない。

12章　整形外科の合併症

関係する因子は？

● 準備因子 ＝ せん妄になりやすい因子

赤字は整形外科関連、青字はハイリスク

年齢	70歳以上の高齢者
性別	女性＜男性
認知機能	認知症、せん妄の既往
ADLレベル	要介護状態、体動困難、転倒の既往
感覚障害	視覚障害、聴覚障害
経口摂取困難	脱水、低栄養
薬剤	向精神薬の多剤併用、アルコール多飲、ベンゾジアゼピン系薬剤
身体合併症	複数の併存症、肝・腎障害、頭部疾患の既往、神経疾患、代謝異常、骨折・外傷、終末期、HIV感染

● 直接因子 ＝ 単一でせん妄を起こしうる因子

中枢神経系への活性をもつ物質の摂取	抗コリン薬・ベンゾジアゼピン系抗不安薬・睡眠薬・ステロイド・オピオイド・H_2ブロッカー・抗ヒスタミン薬などの医薬品、アルコール、覚醒剤など
依存性薬物からの離脱	アルコール、覚醒剤など
中枢神経疾患	脳血管障害、頭部外傷、脳腫瘍、感染症など
全身性疾患	敗血症、膠原病、悪性新生物、心不全、肝不全、呼吸不全、腎不全、血糖異常、外科手術、外傷、電解質異常（高カルシウム血症、低ナトリウム血症など）、代謝性疾患（ビタミン欠乏など）、内分泌疾患、血液疾患（貧血・DICなど）など

● 誘発因子 ＝ 単独ではせん妄を起こさないが、ほかの要因と重なることでせん妄を引き起こしうる因子

身体的要因	疼痛、発熱、便秘、尿閉、脱水・口渇、ドレーンや点滴ルートの留置、身体拘束、視力・聴力低下
精神的要因	抑うつ、不安
環境変化	入院、転棟、明るさ、騒音
睡眠障害	不眠、睡眠リズム障害

▶用語解説

可逆的：1度起きた変化が元に戻ることが可能な状態（⇔非可逆的）。

特徴・症状は？

●特徴

以下のような症状が**急に**現れた場合はせん妄を疑う。

- 意識レベル低下
- 精神運動性の焦燥または静止
- 注意障害
- 認知機能障害
- 睡眠覚醒の障害

●症状と分類（Liptzin & Levkoff による分類）

過活動型	低活動型	混合型
過覚醒、落ち着かなさ、早口または大声での会話、易怒性、好戦性、我慢できない、暴言、放歌、笑い、非協調性、多幸、怒り、徘徊、驚きやすさ、早い運動反応、転導性の亢進、会話の脱線、悪夢、固執した思考（3項目以上を満たす）	注意力低下、清明度の低下、発語減少・遅滞、傾眠、動作緩慢、凝視、無気力（4項目以上を満たす）	過活動型と低活動型の両方を満たす
活動性の増加・制御喪失	活動性の低下	1日のなかでも変動する

Liptzin,B. Levkoff,SE. An empirical study of delirium subtypes. Br J Psychiatry. 161, 1992, 843-5.

> **入院患者に急な精神状態の変化、睡眠リズム、言動の変化が起こった場合にはせん妄を疑う**

💬 エキスパートのつぶやき

●せん妄の診断基準（DSM-5*）

A	**注意の障害**：注意の方向付け、集中、維持、転換する能力の低下。 **意識の障害**：環境に対する見当識の低下。
B	**急性発症・重症度変化**：**短期間のうちに出現し（通常数時間〜数日）**、元となる注意および意識水準からの変化を示し、さらに**1日の経過中で重症度が変動する**傾向がある。
C	**認知機能障害**：**認知機能の障害をともなう**（例：記憶欠損、失見当識、言語、視空間認知、感覚）。
D	**除外**：基準AおよびCに示す障害は、ほかの既存の、確定した、または進行中の神経認知障害ではうまく説明されず、昏睡のような覚醒水準の著しい低下という状況下で起こるものではない。
E	**器質的疾患の存在**：病歴、身体診察、臨床検査所見から、その障害がほかの医学的疾患、物質中毒または離脱（すなわち乱用薬物や医薬品によるもの）、または毒物への曝露、または複数の病因による直接的な生理学的結果により引き起こされたという証拠がある。

＊DSM-5：米国精神医学会が出版している精神疾患の診断基準・診断分類

American Psychiatric Association 原著. DSM-5 精神疾患の分類と診断の手引. 日本精神神経学会 日本語版用語監修. 髙橋三郎ほか監訳. 東京, 医学書院, 2014, 448p.

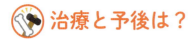 治療と予後は？

- ハイリスク因子を把握し、**事前に原因因子を治療・解消することが予防**になる。
- **早期発見・早期治療が重要。**
- 入院や手術後に「何かいつもと違う」と思ったら、まずせん妄を疑って対応する。
- 第1選択としての薬物治療は推奨されない。

● 直接因子、誘発因子の改善
- **身体疾患の治療**：骨折の治療、貧血・脱水の改善、疼痛コントロールなど
- **原因薬剤の中止・変更**：直接因子の薬剤を参照（→p.420）
- **環境調整**：離床促進、睡眠リズムの改善、病室の明るさ・音の調整など

● 薬物治療

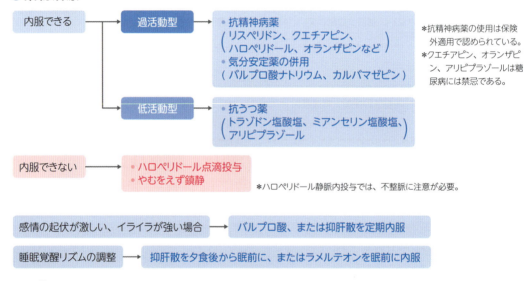

● 予後
- **適切に治療が行われれば、大部分は1週間前後で改善する。**
- 認知症が背景にあると治療に難渋することがある。

💬 エキスパートのつぶやき

- 「せん妄＝暴れる」ではない。また低活動型ではうつ病との鑑別が必要である。高齢者では認知症による症状とせん妄との鑑別をつねに心がけ、**手術前後や入院前後で急に性格や人柄が変化した場合は、まずせん妄を疑う。**
- 過活動型は、時に「**身体拘束**」が必要になることがあるが、これはせん妄の解決策ではない。患者の安全のための最小限の拘束にとどめるべきである。
- 精神科のある総合病院であれば、院内に「**精神科リエゾンチーム**」が設立されていることが多い。**精神科を中心に多職種と連携して、身体疾患にともなう精神症状に対してチーム医療のなかで治療やケアを行っている。**

ケアのポイント　　せん妄ケアのポイント

- たいていは、普段と異なる状況に突然置かれたことによる身体的・精神的ストレスが原因。
- そのため、できるだけ普段と同じような環境や生活リズムを取り戻すことが治療の原則である。
- ハイリスクの因子を把握して、予防に努めることが重要。
- 決して高齢者だけに起こるものではない。
- 重症外傷患者では、外傷による身体的ストレスや集中治療室という特殊な環境における精神的ストレスによって、若年者でもせん妄は起こり得る。

誘発因子の除去　看護師や家族ができるケア

ポイント①
・日中はカーテンを開けて明るく、夜間は照明を暗くする。
⇒睡眠リズムを改善させる

ポイント②
・時計やカレンダーを置く。
⇒時間感覚を忘れないようにさせる。

ポイント③
・ベッド柵を設置して落下や転倒を防止する。
・刃物などの危険物を撤去し、患者自身およびスタッフの身を守る。
⇒身体抑制はせざるを得ないことも多いが、せん妄の治療にはならない。

ポイント④
・可能なかぎり、車いすや歩行などによって離床を促す。
⇒ベッド上安静の継続は、生活・睡眠リズムを乱し、廃用症候群やVTEの原因にもなる。

ポイント⑤
・眼鏡など使い慣れた日用品や新聞を置く。
・以前好きだった音楽やラジオを聴かせるのもよい。
⇒病室を普段と同じ環境に近づける。

ポイント⑥
・点滴チューブやドレーン類の整理。
⇒不安にさせないよう、できるだけ減らすように心がける。

12章　整形外科の合併症

コンパートメント症候群
compartment syndrome

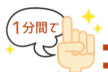

要するに

外傷などの後に四肢で膜状組織に囲まれた区域（筋区画＝コンパート）で組織が腫脹し、筋区画内圧が上昇して循環障害が生じることで疼痛を中心としたさまざまな症状が現れる。

※四肢以外にも腹部コンパートメント症候群というものがある

3つのポイント

原因・症状
- 原因
  ⇒ 筋区画に組織損傷を生じるすべての事象
- 激しい疼痛、運動麻痺、感覚異常

検査・治療
- Passive stretch test
- 筋区画内圧測定
- 手術
  ⇒ 減張切開

予後・合併症
- 組織壊死、神経障害、感染、阻血性拘縮
- 重篤な機能障害

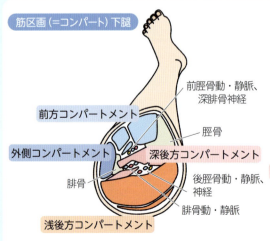

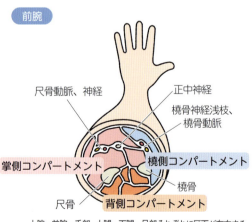

上腕・前腕・手部、大腿・下腿・足部それぞれに区画が存在する。筋ではないが、腹腔内にも区画がある。

コンパートメント症候群

 ## 原因・症状は？

●原因
- 筋区画内圧の上昇をきたす組織の傷害があればリスクとなる。
- 外傷や長時間の圧迫、不適切な点滴が原因となることがある。

外傷：骨折、筋挫傷（肉離れ）、四肢の術後、血管損傷、熱傷、蛇咬傷など。

長時間の圧迫：手術やICU管理中の体位・四肢の固定、睡眠薬使用下の同じ体位での長時間睡眠、ギプスによる圧迫。

不適切な点滴：広範な点滴漏れ、カテーテル抜去部位からの出血。

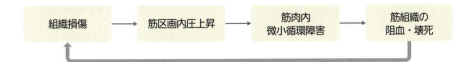

組織損傷 → 筋区画内圧上昇 → 筋肉内微小循環障害 → 筋組織の阻血・壊死

●症状
- 5P徴候〔Pain（疼痛）、Paresthesia（感覚異常）、Paralysis（麻痺）、Pulselessness（拍動消失）、Pallor（蒼白）〕がみられる。
- 5Pが揃っているときには、すでに重篤で手遅れとなっていることが多い。
- コンパートメント症候群が生じていても、末梢の動脈は触知できることがある。早期の拍動消失や蒼白は、むしろ血管損傷を疑うべき。
- 安静時であっても鎮痛薬が効かないような激しい疼痛を訴えれば、まずコンパートメント症候群を疑う。

> **意識障害や鎮静下の患者では、痛みの訴えがなく、症状がわかりにくいので要注意！**

●症例

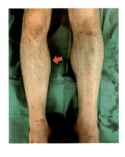

右下腿閉鎖性骨折後
腫脹・疼痛・感覚鈍麻・末梢動脈拍動触知あり。皮膚色は薄紫のうっ血色。

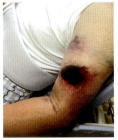

左上腕部打撲後
骨折なし、腫脹著明、疼痛・末梢動脈拍動あり。末梢皮膚はうっ血色。

12章 整形外科の合併症

検査・治療は？

○ 検査

>> **徒手検査**：passive stretch test（パッシブ ストレッチ テスト）
⇒ 内圧上昇が疑われる区画の筋肉が、伸ばされる方向に他動的に動かすとふくらはぎに激痛を生じる。

>> **筋区画内圧の測定**（医師施行）
⇒ 動脈圧測定用の圧トランスデューサーの先端に18G針を取り付けて、動脈圧モニターで測定する。

・needle manometer 法（Whiteside ら）
⇒ 血圧計、点滴チューブ、シリンジなどを組み合わせて測定する。

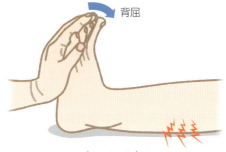
passive stretch test

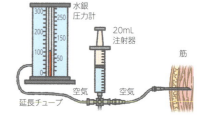
needle manometer 法

○ 治療

>> **緊急手術での減張切開**（図 A）
- 切開の方法は、部位によって変わるため、そのつど成書で確認する。
- 減張切開後、shoe lace 法（図 B）後に局所陰圧閉鎖療法を併用することもある。
- 1～2週間後に腫脹が改善したのを待って、閉創または植皮を行う。

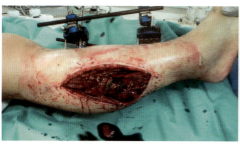

図 A：減張切開直後
血流障害をきたした筋組織が切開部から盛り上がるように出てくる。

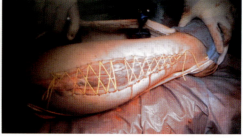

図 B：縫合後
減張切開後、靴ひものように糸をかけておき、腫脹の軽快に合わせて切開部の皮膚を幅寄せする（shoe lace 法）と、閉鎖しやすい。

診断

- 身体所見や筋区画内圧上昇など、すべての所見が揃うことはまれで、診断を確定できる身体所見・診断法はない。激しい疼痛やpassive stretch testで陽性がみられた場合には、ただちに医師に報告する。
- 患肢の挙上、冷却、圧迫の除去などを行い予防に努める。

> 激しい疼痛やpassive stretch test陽性がみられた場合には、ただちに医師に報告する！

予後・合併症は？

- 治療が遅れると、**筋壊死**、**拘縮**、**神経障害**が生じ、**重篤な機能障害**が残る。
- 廃用肢となった結果、切断を選択することもある。
- 小児の上肢外傷後に生じる前腕屈筋のコンパートメント症候群によって阻血性壊死に至り、手指・手関節に生じた拘縮を**フォルクマン拘縮**とよぶ。

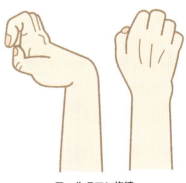

フォルクマン拘縮

> 減張切開の適応
> ⇒ 筋区画内圧 40mmHg 以上（正常 < 8mmHg）
> ⇒ 拡張期血圧 − 筋区画内圧の差 < 30mmHg

エキスパートのつぶやき

ベテランの医師でも、コンパートメント症候群の診断と手術適応の判断はむずかしい。判断に迷う場合は、持続的または数時間ごとの筋区画内圧モニタリングを行う（医師）。
治療が遅れると非常に重篤な後遺症をきたすため、疑ったらすぐに医師または上級医に相談する。

▶用語解説
廃用肢：機能を失った四肢。

血管損傷
けっかんそんしょう

vascular injury

1分間で コレだけは覚える コレだけシート

要するに

外傷や手術手技によって生じ得る。発生はまれだが、整形外科で扱う疾患のなかではもっとも緊急を要するため、診断と治療を遅らせてはならない。

3つのポイント

特徴・症状
- 出血性ショック
- ハードサイン
- 6P徴候

検査
- 徒手検査
  ⇒ Allenテスト
  ⇒ Blanchテスト
- ドップラー血流計
- 画像検査
  ⇒ 超音波検査
  ⇒ 造影CT
  ⇒ 血管造影

治療・合併症・予後
- 治療
  ⇒ 止血
    （直接・間接的圧迫）
  ⇒ 血行再建
    （吻合、静脈移植）
- 合併症
  ⇒ 虚血壊死
  ⇒ 再灌流後障害
- 予後 ⇒ 慢性血行障害

血管損傷の分類 1)を参考に作成

①血管攣縮
　血管自体の損傷はないが、周辺組織の損傷によって血管が収縮し、内腔の狭窄と血流減少が起こる。血栓形成はなく、一時的な血行障害。

②血管挫創
　鈍的外力によって血管壁が壊されて血栓を形成する。血管の連続はあるが、血流が減少・途絶していることがある。打撲、骨折、脱臼、牽引損傷に合併することが多い。

③血管裂創（部分断裂）
　完全断裂と異なり、血管断端が縮こまらないため大出血を起こしやすい。血腫ができると仮性動脈瘤を形成しやすく、伴走静脈の損傷をともなうと動静脈瘻を形成しやすい。

④血管裂創（完全断裂）
　末梢への血流は途絶するが、血管の断端は縮こまって血栓を形成するため、大出血を起こしにくい。

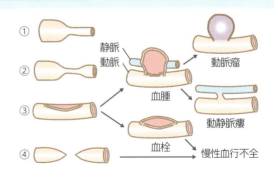

血管損傷

 ## 特徴・症状は？

- 血管損傷の症状は、**全身の循環不全（出血性ショック）**と**損傷血管より末梢の循環不全（6P徴候）**。
- 血流の途絶した組織の非可逆的な壊死を防止するためには、血流の再開は発生から6時間以内に行うことが理想的とされている。

6P徴候

① **P**ain（疼痛）
② **P**ulselessness（拍動消失）
③ **P**aleness（血流途絶・低下による皮膚蒼白）
④ **P**aresis（運動麻痺）：血流途絶後30分で完全麻痺
⑤ **P**aresthesia（感覚障害）：初期には感覚異常、その後感覚消失する
⑥ **P**rostration（虚脱）：阻血によって筋や皮膚の緊張が消失する

● 症例

ハードサイン

① 活動性の出血
② 増大する血腫
③ 血管雑音の聴取
④ 四肢末梢脈拍の低下
⑤ 四肢末梢阻血の6P徴候

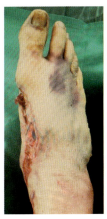

足部の動脈損傷
［ハードサインの項目］：③、④、⑤は当てはまるが、①、②は当てはまらなかった。

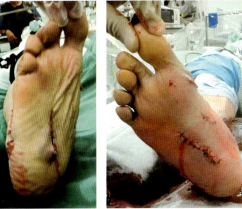

同症例の血行再建後
静脈を移植して動脈を再建した。

💬 エキスパートのつぶやき

　四肢には複数本の動脈や側副血行路が通っているため、1本の血管損傷だけで完全血流途絶となることはない。そのため、末梢で動脈の拍動を触知できても、血管損傷を否定することはできず、ハードサインや6P徴候が揃わないことも多々あるので注意が必要。

12章　整形外科の合併症

検査は？

徒手検査

Allen テスト

- おもに前腕での動脈損傷の評価に利用される。
- 橈骨動脈・尺骨動脈の両方を押さえた状態で患者に掌握動作を行わせた後、片方の動脈だけ解除する。
- 末梢の血流改善が乏しければ、解除した側の動脈は損傷している可能性がある。
- 指の動脈でも同様に評価できる。

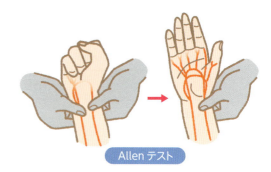

Allen テスト

Blanch テスト

- 爪を5秒間圧迫したのち解除して、爪床の血流が改善する（＝爪のピンク色が戻る）までの時間（capillary refilling time：毛細血管再充満時間）を計測する。
- 2秒以内に戻るなら正常。
- 血管損傷だけでなく、全身のショック状態での評価にも使われる。

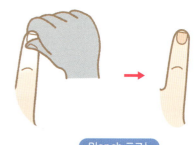

Blanch テスト

ドップラー血流計

- 血流の拍動を聴取して評価する。
- 当てる角度によって音の大きさが変わるため、手技がすこしむずかしい。

画像検査

超音波検査

- 画像的に血流を評価する。
- モードによっては血流速度の評価も可能。
- 深部の血管が骨の裏側にあると、超音波が届かず評価困難な場合がある。

血管損傷

≫ 造影CT

- 静脈内に造影剤を注射し、造影剤が全身に行き渡るタイミングで撮影を行うことで、血流を評価する。
- 血管の構造的評価が可能（内腔の狭窄の有無など）。
- ただし、血管内の造影効果があれば血流があることになるが、側副血行路から血流がきている可能性があり、血管損傷を否定はできない。
- 損傷が疑われる部位の血管構造を見逃さないようにする。

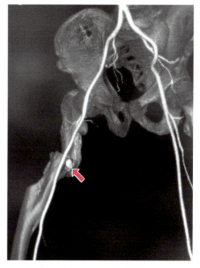

血管損傷：造影CT画像（3DCT）
右大腿動脈損傷：➡は血管壁が破れて血液が漏出しているところ。

≫ 血管造影

- 動脈内にカテーテルを挿入し、損傷が疑われる部位に局所的に造影剤を注入し、血管損傷を評価する。
- 血流の有無や内腔損傷を評価できる。
- 血管外漏出がみられれば、検査と同時に特殊な器具を使用しての止血も可能である。

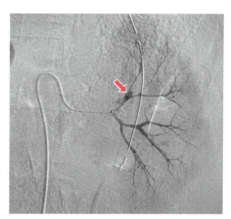

動脈損傷：血管造影検査の画像
腎動脈損傷例：➡のところで動脈が損傷しており造影剤が漏出している。

12章 整形外科の合併症

治療・合併症・予後は？

治療

○圧迫止血
- 明らかに出血している部位があれば、**まずは圧迫止血**する。
- **出血部位を直接圧迫する**方法と、四肢であれば**出血部位より近位部を圧迫する間接的圧迫法**（駆血帯や血圧計のマンシェットの利用など）がある。
- ショック状態にあれば、ショックの対応も同時に行う（『改訂5版 外傷初期診療ガイドラインJATEC』参照）。

○塞栓術
- おもに胸腹部骨盤内の血管損傷に対して行われる。
- 動脈内にカテーテルを挿入して血管造影しながら損傷血管を確認し、出血している血管内に特殊な素材（スポンゼル、コイル）を詰めて止血する。
- 出血のコントロールは可能だが、損傷部位より末梢には血流がいかなくなるため、組織壊死を起こすことがある。

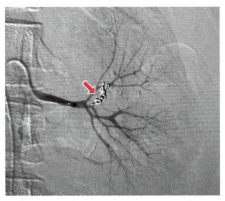

動脈損傷：血管損傷に対するコイル塞栓術の画像
腎動脈損傷例（→p.431と同症例）：損傷部位にコイルを詰めて止血した（➡）。

○血行再建
- 手術によって、損傷した部位の血流を再開させる。
- 断裂した血管同士の吻合や、血管内腔狭窄部位の切除、静脈移植などによって正常な血流の再開を目指す。
- マイクロサージャリー（微小血管外科）の技術が必要。

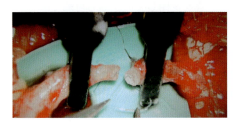

血行再建顕微鏡下血管吻合
黒いクリップの幅が1mm。

血管損傷

合併症

◉ 虚血壊死

- 損傷部位から末梢側に十分な血流が再開されないと組織は壊死を起こす。
- 血流再開の遅延、不十分な血流量、血管の再狭窄・閉鎖、血管周囲の広範囲な組織損傷などが原因。
- もっとも壊死しやすい組織は筋肉。
- 救肢できない場合は切断となる。

◉ 再灌流後障害（crash syndrome）

- 大腿部や上腕部での血管損傷の場合、血流が途絶している間に末梢側の組織の細胞は壊れていく。
- 血流再開とともに壊れた細胞内から漏出したカリウムが、血流に乗って一気に体内に戻ることで高カリウム血症を生じ、致死性不整脈を起こすことがある。
- 血流の再開した末梢組織では、著明な組織浮腫を起こしコンパートメント症候群（→p.424）を発症するリスクがある。
- 血流再開までに数時間かかるような場合には、血流再開後に予防的に減張切開を行ったほうがよい。

予 後

◉ 慢性血行障害

- 損傷血管の血流再開処置をしなくても血流が保たれていた場合、または血流再開できたが血流が十分でなかった場合には、末梢の冷感、易潰瘍形成、運動障害が後遺障害として残ることがある。

◉ 切断

- 完全途絶した血流を再開できない、再開したが再途絶した場合には切断術を余儀なくされる。

> ### 🗨 エキスパートのつぶやき
>
> 　刃物で切ったような鋭的損傷は予後が良い。広範囲の骨軟部組織損傷をともなう場合は、治療がむずかしい。
> 　血管損傷の予後は、単純に再血行化までの時間によって左右されず、周囲組織損傷（手術による組織侵襲を含む）の状態によって異なる。周囲組織損傷をともなう場合は切断率が約10倍に上がる。軟部組織損傷などを随伴する損傷は側副血行路を阻害し、血行再建部の被覆を不十分にする。またコンパートメント症候群の発生や感染の併発によって、損傷肢は切断を余儀なくされることもある。

12章　整形外科の合併症

静脈血栓塞栓症
venous thromboembolism：VTE

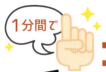

要するに

静脈血栓塞栓症（VTE）とは、骨盤・下肢の筋膜より深部を走行する深部静脈になんらかの原因で血栓が形成された深部静脈血栓症（DVT）と、遊離した血栓によって肺動脈が閉塞された肺血栓塞栓症（PTE）を併せた名称。

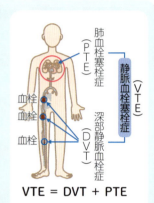

VTE = DVT + PTE

VTE		予防	特徴・症状・検査	治療	
	DVT	・弾性ストッキング ・間欠的空気圧迫法 ・下肢運動 ・抗凝固薬投与	**特徴・症状** ⇒腫脹、疼痛、熱感、Homans徴候 **検査** ⇒Dダイマー、下肢静脈エコー、造影CT	・抗凝固療法 ・血栓除去術 ・カテーテル治療	PTEの危険性
	PTE		**特徴・症状** ⇒突発的な胸痛、呼吸困難、ショック、意識消失 **検査** ⇒動脈血ガス、心エコー、造影CT	・ショックの対応 ・血栓溶解療法 ・抗凝固療法 ・血栓除去術 ・カテーテル治療	死亡の危険性

静脈血栓塞栓症

 リスク因子と予防法は？

整形外科分野でのリスク因子

- 症候性（＝症候のある）VTE の既往　・外傷　・骨盤、股関節骨折　・高齢者
- 手術（股関節・四肢手術＞脊椎手術＞開腹手術）　・肥満　・長期臥床　・下肢ギプス固定　・麻痺
- 脳血管障害　・先天性血栓性素因　・抗リン脂質抗体症候群　・悪性腫瘍　・化学療法

リスク因子を把握し、予防することが最重要！

深部静脈血栓症（DVT）の特徴

理学的予防法のタイミング

手術中	・術者による股・膝関節屈伸や下腿のマッサージ。 ・弾性ストッキング、間欠的空気圧迫法。
術後	・早期離床・歩行 ⇒できるだけ早く歩行させることがもっとも有効。 ・手術後の積極的な下肢運動 ⇒ベッド上でも、足関節運動を中心に下肢の運動をするよう指導する。

理学的予防法

弾性ストッキング	・表在静脈を圧迫することで、深部静脈の血流速度を増加させる。 ・足関節が 16 〜 20mmHg の圧迫圧で、サイズが合ったものを使用する。 ・閉塞性動脈硬化症やうっ血性心不全の症例では、使用を避ける。
間欠的空気圧迫法	・下肢または足底に巻いたカフに、間欠的に空気を注入し圧迫することで、血流を静脈に還流させる。 ・骨折などの外傷患者では受傷直後から、手術では術中から開始する。 ・下肢腫脹、長期間臥床、すでに血栓形成が疑われる患者では、原則として使用しない。
下肢運動	・足関節の底背屈運動を指導する。　背屈　底屈

12章　整形外科の合併症

435

12章　整形外科の合併症

≫ 手術中に使用している弾性ストッキング（ハイソックスタイプ）と間欠的空気圧迫法（フットポンプタイプ）

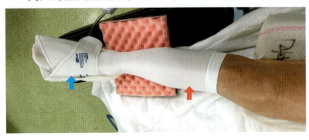

弾性ストッキング（➡）は膝上までのストッキングタイプもある。間欠的空気圧迫装置（➡）は、下腿のみのものと下腿から足部まであるものがある。
※写真は足部のみのもの。

≫ 薬物的予防法（抗凝固薬）

薬剤の種類「商品名」	使用法
ワルファリンカリウム 「ワーファリン」	・開始時 3mg/日の経口投与、1日1回至適用量で管理 　（血液検査の PT-INR で評価）
未分画ヘパリン 「ヘパリンカルシウム」	・1日1万単位を2回に分けて皮下注射 　（血液検査の APTT で評価）
	・手術までの待機期間が長い場合は、術前に持続投与可能
低分子ヘパリン 「クレキサン®」	・1日4千単位を2回に分けて皮下注射 ・術後24時間以上経って創部の止血確認後に開始
合成 Xa 阻害薬 「アリクストラ®」	・2.5mg または 1.5mg を1日1回皮下注射 ・術後24時間以上経って創部の止血確認後に開始
経口直接 Xa 阻害薬 「リクシアナ®」	・30mg を1日1回経口投与 ・術後12時間以上経って創部の止血確認後に開始

▶ 用語解説

PT-INR：プロトロンビン時間 国際標準比。
APTT：活性化部分トロンボプラスチン時間。

静脈血栓塞栓症

特徴・症状・検査法は？

●深部静脈血栓症（DVT）の特徴

症　状	・患肢の疼痛、腫脹、熱感、浮腫、表在静脈の怒張など ・**Homans 徴候**（足関節を背屈強制したときの腓腹部の自発痛） ・Lowenberg 徴候（腓腹部の把握痛、低圧でのマンシェットによる加圧時の疼痛） ＊症状が揃わなかったり、無症候のこともある
検　査	・D ダイマー ・下肢静脈エコー ・造影 CT

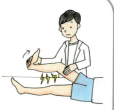
Homans 徴候

●肺血栓塞栓症（PTE）の特徴

症　状	・SpO_2 低下、冷汗、胸痛、呼吸困難、血圧低下、ショック、心停止、失神など ・術後や長期安静解除後の離床開始時に発症しやすい
検　査	・心電図 ・動脈血ガス ・心エコー ・造影 CT

冷や汗が出る　胸が痛い　呼吸が苦しい　失神する

DVT の画像

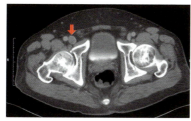
造影 CT（股関節部）：右大腿静脈の血栓（➡）。

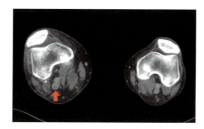
造影 CT（膝関節部）：右膝窩静脈の血栓（➡）。左右の全体の大きさを比べると腫れていることもわかる。

12章　整形外科の合併症

▶用語解説

D ダイマー：血栓形成の診断に有用な検査。
マンシェット：血圧測定などで腕に巻く加圧帯。

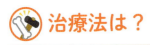 治療法は？

症候性VTEの治療は整形外科医の専門外のため、詳細は割愛する。

> **急性PTEには誰しも遭遇する可能性があるため、初期対応を知っておくべきである**

●急変時の対応
- バイタルサインのチェック、酸素投与、静脈ラインの確保、胸部単純X線。
- 動脈血酸素飽和度（SpO_2）モニター、心電図の装着、動脈血ガス分析（O_2濃度とCO_2濃度の両者の低下がみられる）。
- 担当医・上級医・循環器内科へのコンサルト。
- 心エコー（右心負荷所見がみられる）。

●血栓への対応
- 診断までに4時間以上かかることが予想される場合、確定診断を待たずに非経口抗凝固療法を開始する。
- 非経口抗凝固療法⇒未分画ヘパリンを、5千単位1回で静脈内投与し、その後も持続静脈内投与を行う。
- 状態が落ち着いていれば、確定診断のために造影CTを行う。
- 状態が不安定であれば、救命処置を優先する。
- 専門的には、経皮的心肺補助装置の装着、血栓溶解療法や外科的血栓除去術、下大静脈フィルター留置（カテーテル治療）などが行われる。

> **エキスパートのつぶやき**
>
> 2017年に日本整形外科学会から『症候性静脈血栓塞栓症ガイドライン』が出版された。以前のガイドラインでは、VTEのリスクを低〜最高リスクの4段階に分類し、それに合わせた予防法が行われていたが、抗凝固薬による出血合併症を鑑み、現在はリスク分類を用いずに、個々の症例についてVTEと出血リスクのバランスを考慮して、予防法を選択することを推奨している。
> また、予防すべき対象を"すべての"血栓から、"症候性の"血栓に変更している。

手術部位感染
しゅじゅつぶいかんせん

surgical site infection：SSI

1分間で コレだけは覚える コレだけシート

要するに

手術操作が及んだ部位に発生する感染。発生部位による分類と発症時期による分類がある。本来、無菌的部位である骨・関節は感染防御機能が低く、人工物の感染は術後長期にわたり感染リスクとなる。

3つのポイント

予防
- リスク因子の把握
  ⇒ 糖尿病、ステロイドの使用など
- 予防的対策
  ⇒ 創部の清潔保持
- 予防的抗菌薬投与
  ⇒ セフェム系抗菌薬

診断
- 身体所見
  ⇒ 創部の発赤・腫脹・疼痛・排膿、発熱
- 血液検査
- 画像検査
  ⇒ X線・造影CTなど

治療・予後
- 抗菌薬 ⇒ セフェム系抗菌薬など
- 手術
  ⇒ 感染巣の洗浄・除去、インプラント抜去
- 予後 ⇒ 骨髄炎、四肢切断など

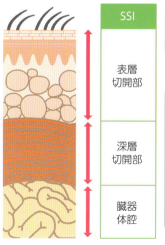

SSI	発生部位による分類	・切開創（浅層／深層）手術部位感染 ・臓器体腔手術部位感染	
表層切開部	発症時期による分類	・術後30日以内（人工物無し） ・術後90日以内（人工物有り）	
深層切開部	感染経路	・外因性（体外の原因）	・術中の落下細菌などによる感染
臓器体腔		・内因性（体内の原因）	・もともと保菌していた菌（皮膚、気道・鼻腔粘膜、腸管など）による感染
	発生率	・関節鏡視下手術 ⇒ 0.14〜0.48％、脊椎手術 ⇒ 0.6〜11.9％、人工関節置換術の初回手術 ⇒ 0.2〜3.8％、再置換術 ⇒ 0.5〜17.3％	
	原因菌	・メチシリン耐性黄色ブドウ球菌（MRSA）、黄色ブドウ球菌、表皮ブドウ球菌、その他の順に多く発生	

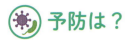 予防は？

リスク因子と対策

リスク因子	対策など
患者要因	
糖尿病	・血糖コントロールの目標値 　⇒術前血糖 110～130mg/dL、HbA1c＜6.5% 　⇒術後血糖＜200mg/dL
栄養状態 （肥満、低栄養）	・BMI≧30kg/m^{2}で人工関節手術感染率が4.2～6.7倍に上昇 ・低栄養状態（低タンパク血症）はSSIのリスクが上昇
喫煙	・手術の30日前までに禁煙、もちろん術後も継続
手術部位とは別の感染、 または定着菌	・感染部位の治療（う歯、肺炎など） ・黄色ブドウ球菌が鼻腔にいるとSSIリスクが上がる
手術前の入院期間	・術前の入院期間を最小限にする
膠原病、HIV感染	・薬剤（ステロイドなど）または疾患による免疫抑制のためSSIリスクが高い ・薬剤の調整と病勢コントロールが必要
手術要因	
術前の剃毛	・かみそりは皮膚を傷つけ、SSIリスクが上がるので禁止 ・手術開始直前に電動クリッパーなどを使用する
手術室の環境	・手術室内の人数制限、室内陽圧の保持・粉塵除去、手術用機器の滅菌、清潔野・不潔野の認識の統一
手術時間	・時間が長いほど感染率が上昇する
予防的抗菌薬投与 （→p.441）	・執刀前60分以内、以後2～5時間ごと
体温（低体温）	・患者体温を36.5℃以上に保持

エキスパートのつぶやき

　術者の手洗い方法の違い、患者皮膚の消毒薬の違い、術者の全身排気性スーツの装着、バイオクリーンルームの使用、手袋2枚重ね、手術室入室時の履物交換については、SSI発生率を下げるエビデンスはない。
　しかし、「エビデンスがない＝効果がない」ではない。医療者側の因子については、清潔な環境を維持すべく細心の注意を払い、共通の認識をもって感染防御に取り組むことが重要である。

▶**用語解説**
清潔野：消毒をした場所。
不潔野：未消毒の場所。

手術部位感染

⊙ 予防的抗菌薬投与

- 「予防的抗菌薬の目的＝ SSI 発生率の減少」である。
- 「予防的抗菌薬の投与 ≠ 無菌化」であり、**患者自身の防御機構でコントロールできるレベルまで細菌量を下げるために補助的に使用する。**

≫ どの抗菌薬を選択する？

- 「予防的抗菌薬の対象＝臓器に常在する菌」である。
- 整形外科の手術では皮膚常在菌（ブドウ球菌属、レンサ球菌）が対象。
- それらの菌に感受性のある**第一または第二世代セフェム系抗菌薬〔例：セファゾリン（CEZ）〕が第一選択**となる。
- セフェム系抗菌薬にアレルギーのある患者では、クリンダマイシン（CLDM）、バンコマイシン（VCM）、テイコプラニン（TEIC）から選択する。

≫ 初期投与のタイミングは？

- 執刀開始時の組織中に殺菌濃度が得られる時期に投与する。
  - ⇒例：CEZ や CLDM では執刀開始前の 60 分以内、VCM では 2 時間以内に投与する。

≫ 追加投与は必要か？

- 術中および創閉鎖後 2 ～ 3 時間まで有効濃度を維持できるよう、追加投与を行う。

⊙ 予防的抗菌薬投与法の例（腎機能正常者）

抗菌薬	1 回投与量（注射剤）	再投与の間隔
セファゾリン（CEZ）	1g（体重 80kg 未満）、2g（体重 80kg 以上） ※体重 120kg 以上は 3g	3 ～ 4 時間
クリンダマイシン（CLDM）	300 ～ 600mg	6 時間
バンコマイシン（VCM）	15mg/kg、最大 2g まで	8 時間
テイコプラニン（TEIC）	12mg/kg	12 時間
ゲンタマイシン（GM）	5mg/kg（肥満における体重の調整：理想体重＋超過体重× 0.4）	5 時間

≫ 術後いつまで投与したらよいか？

- 人工関節置換術では術後 48 時間以内が適切であるとされている。
- ほかの手術では投与期間に関するエビデンスがない。
- しかし、5 日以上の投与で耐性菌発生率の上昇が報告されているため、できるだけ短期間にとどめる。

12 章　整形外科の合併症

12章 整形外科の合併症

診断は？

- 以下の項目を総合的にみて判断する。

診断ポイント

身体所見	• 発熱　• 創部の炎症所見（発赤、腫脹、疼痛、熱感）　• 排膿
血液検査 （バイオマーカー）	• C反応性タンパク（CRP）　• 白血球数（WBC） • 赤血球沈降速度（ESR）　• プロカルシトニン、など
微生物検査	• 創部浸出液・関節液の細菌培養・グラム染色 • 血液培養（複数箇所から2セット採取する）
画像検査	単純X線	• 骨溶解像　• インプラント周囲のゆるみ • 軟部組織の腫脹
	CT	• X線でわかる所見の精査 • 液体貯留の有無（可能なら造影検査も行う）
	MRI	• 骨髄炎　• 軟部組織の炎症の評価
	核医学検査	• 感染にともなう炎症の評価

症例

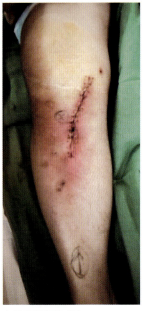

左膝関節術後感染
創部と周辺の発赤、腫脹、熱感がみられる。術中所見では皮下に膿性浸出液の貯留があった。

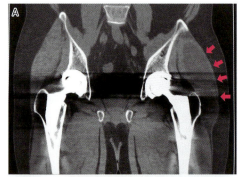
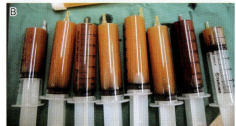

左人工股関節全置換術後の感染例
膠原病の治療でステロイド薬を内服している。
A：造影CT。筋層内に多量の液体貯留像がみられる（→）。
B：同部位からの穿刺液。多量の膿性排液が得られた。

手術部位感染

 ## 治療・予後は？

治療

術後感染治療の原則
- 「膿＝菌体の塊」であり、血流がないため抗菌薬は届きにくい。
- そのため膿の貯留が疑われる場合には、①膿および感染壊死した組織を外科的に除去（＝デブリドマン）して菌体数を減らし、②残った菌を抗菌薬で叩く、というのが治療の原則。
- 創部の細菌培養検査を行い、原因菌の検索と抗菌薬の感受性の評価も必要。
- 抗菌薬の選択には薬剤感受性だけでなく、宿主の状態、感染臓器、原因菌、抗菌薬の臓器移行性も考慮して決定する。

外科的治療
- **デブリドマン**：汚染組織を徹底的に除去する。原則、術後にドレーンを留置する。
- **インプラントは除去するべきか？**：ゆるみがなければ抜去せずに残すことが多い。交換可能なコンポーネントの交換で、インプラントの温存率が高まるとされる。

下腿骨折術後の骨髄炎の例

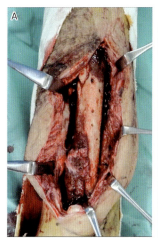
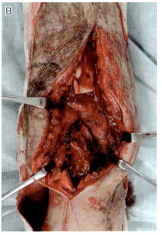

A：白く見える部分は感染壊死して血流のない骨。
B：外科的切除（デブリドマン）後。感染した組織は徹底的に切除しなければならない。本症例では、この後に骨の再建術を行った。

原因菌と抗菌薬（代表例）

黄色ブドウ球菌、表皮ブドウ球菌	セファゾリン（CEZ）
メチシリン耐性黄色ブドウ球菌（MRSA）	バンコマイシン（VCM）、テイコプラニン（TEIC）、リネゾリド（LZD）、ダプトマイシン（DAP）、テジゾリド（TZD）

＊予防的投与と異なり、SSIが治癒するまで長期投与することもある。

12章 整形外科の合併症

●予後

- **化膿性関節炎や骨髄炎**は難治であり、**複数回の手術や長期にわたる治療**は患者自身への身体的・精神的な負担が大きい。
- 最終的には関節が固まって動かなくなる**関節拘縮**となったり、慢性化した骨髄炎では感染を抱えたまま日常生活に戻らざるを得ないこともあり、**四肢切断**を希望する患者もいる。
- **日常生活動作（Activities of Daily Living）や生活の質（Quality of Life）を低下**させる。

💬 エキスパートのつぶやき

✪開放骨折における SSI 予防

- **開放骨折とは**
  外傷によって骨折部周囲の皮膚や軟部組織が損傷し、骨折部が外部環境と交通する損傷。清潔手術よりはるかに感染リスクがあり、開放骨折が重症であるほど感染率が上がる。

- **SSI 予防のための治療は？**
  できるだけ早期（理想は 3 時間以内）の抗菌薬投与、創部のデブリドマン・洗浄、骨折部の固定、創部の早期閉鎖が重要。

- **抗菌薬は？**
  第一世代セフェム系抗菌薬を推奨。グラム陰性桿菌の感染リスクが懸念される場合はアミノグリコシド系抗菌薬を併用する。

- **破傷風の予防**
  創部の土汚れは破傷風菌感染を考慮する。DPT 定期予防接種の獲得免疫は 10 年間とされる。そのため最終接種後 5 年以上経過では沈降破傷風トキソイドを追加免疫として接種、10 年以上経過では沈降破傷風トキソイドに加え、抗破傷風人免疫グロブリン 250 単位の投与を考慮する。

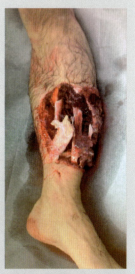

下腿の開放骨折

感染
かん せん

infection

感染とは

感染とは、病原微生物が寄生・増殖し、生体に好ましくない反応（疾患など）をきたした状態。
病原微生物が生体に侵入して定着・増殖することで、宿主が感染症を発症する。病原性のない微生物や不顕性感染など、感染しても発症しないこともある。

感染症の診断と治療の流れ

○ 症状

- 局所症状：発赤・腫脹・熱感・疼痛（＝赤腫熱痛）である。明らかな膿瘍があれば感染巣と確定する。
- 全身症状：発熱、全身倦怠感、食欲不振などが認められる。
高齢者では発熱がみられないこともあるので注意する。
全身の炎症反応の指標は、体温、白血球数、CRP（C反応性タンパク）が重要である。これらの指標をもとに感染症の治療効果判定を行う。
生化学検査によってウイルスなどの感染や敗血症の有無を判定する。

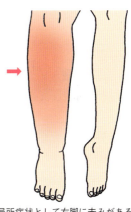
局所症状として右脚に赤みがある（蜂窩織炎）。

○ 検査

- 画像検査：局所の組織破壊や膿瘍形成などの所見を単純X線、CT、MRIから判断する。
- 細菌学的検査：感染治療ではもっとも重要な検査。原因菌を突き止め、抗菌薬感受性を確かめなければ適切な治療を行うことはできない。確実な細菌検査結果を得るためには、経験的抗菌薬治療を行う前に、病巣から適切な検体を十分量採取して検査することが必須である。

○ 経験的抗菌薬治療

細菌の培養・同定を行い抗菌薬感受性が判明するまでには72時間程度を要する。そのため可能性のある菌を想定して、菌の判明前に抗菌薬治療（経験的抗菌薬治療）を開始し、抗菌薬感受性が確定した後、もっとも感受性のある抗菌薬に変更する。

▶用語解説
宿主：動物や植物など、菌に寄生された生物。
敗血症：感染がきっかけで起こるさまざまな臓器機能不全。

軟部組織感染症
soft tissue infections

○軟部組織感染症一覧

病変の局在	病名	病態	原因菌	その他
表皮〜真皮	毛包炎	毛包に関連した毛包性膿皮症	黄色ブドウ球菌 表皮ブドウ球菌	単一毛包炎
表皮〜真皮	せつ（癤）	毛包に関連した毛包性膿皮症	黄色ブドウ球菌	単一の毛包炎が周囲に波及
表皮〜真皮	よう（癰）	毛包に関連した毛包性膿皮症	黄色ブドウ球菌	複数の毛包炎
表皮〜皮下	丹毒	皮膚に境界明瞭な浮腫性紅斑を呈し、熱感と痛みが強い	A群溶連菌	発熱や悪寒など全身症状を呈することもある
真皮〜皮下脂肪組織	蜂窩織炎	真皮から皮下脂肪組織に拡大するびまん性化膿性炎症	黄色ブドウ球菌やA群連鎖球菌	深部組織へ進展し、壊死性筋膜炎に至ることもある
脂肪組織と浅層筋膜	壊死性筋膜炎	水疱、血疱、潰瘍、紫斑を呈しながら急速に壊死が拡大する	A群連鎖球菌、腸内細菌群（大腸菌やクレブシエラ）やグラム陽性球菌、グラム陰性桿菌、嫌気性菌	ショックや多臓器不全から死に至ることもある重症軟部組織感染症
筋肉・筋膜	ガス壊疽	ガス産生菌による筋肉・筋膜の壊死性軟部組織感染症の総称	クロストリジウム性ガス壊疽 クロストリジウム以外の嫌気性菌、連鎖球菌や大腸菌などのガス産生菌で起こる非クロストリジウム性ガス壊疽	ショックや多臓器不全から死に至ることもある重症軟部組織感染症
特殊病態 手屈筋腱の腱鞘滑膜	化膿性腱鞘炎	手の屈筋腱に好発する感染	咬傷や刺傷など受傷形態によって菌種が異なる	急速に広がり腱の機能障害をきたす
特殊病態 神経毒素	破傷風	開口不能、痙笑、後弓反張	土壌中に胞芽として存在する破傷風菌	死に至ることもあり、早期に抗破傷風ヒト免疫グロブリン投与が必要

軟部組織感染症は、局在によって毛包炎、せつ（癤）、よう（癰）、丹毒、蜂窩織炎、ガス壊疽に分けられる。また、特殊な病態として化膿性腱鞘炎や破傷風が重要である。

毛包性膿皮症（毛包炎、せつ、よう）

毛包性膿皮症は毛包に関連した皮膚感染症であり、毛包炎、せつ、ようなどがある。

毛包炎

> 単一の毛包に限局した、比較的浅在性の細菌感染症。

毛包一致性の紅色丘疹や、周囲に紅暈をともなう膿疱を呈する。黄色ブドウ球菌と表皮ブドウ球菌がおもな原因菌。軽症例では自然軽快もある。セフェム系経口内服薬で治療する。

せつ（癤）

> 単一の毛包を中心とした、毛包周囲の急性炎症。

有痛性の毛包一致性の紅色丘疹が急速に増大して尖形の紅色腫脹となり、毛包開口部に膿栓を形成する。黄色ブドウ球菌がおもな原因菌。膿瘍が自壊すると排膿し、自然軽快もある。セフェム系経口内服薬で治療する。長期にわたってせつを繰り返す場合は、せつ腫症と診断し、耐性菌感染も考慮する。

よう（癰）

> 隣接する複数の毛包に炎症が及び、より深部に感染が波及した急性炎症。

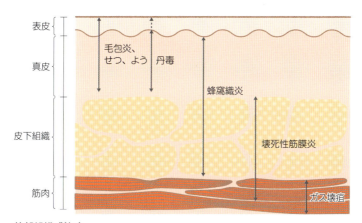

軟部組織感染症

▶用語解説

紅暈：患部の周囲を取り囲むように現れる赤み。

13章　整形外科関連感染症

膿瘍の形成や壊死はせつよりも強い。**黄色ブドウ球菌**がおもな原因菌。切開・ドレナージが必要である。セフェム系経口内服薬で治療する。糖尿病などの基礎疾患を検索する。

丹　毒

A群溶連菌によって起こる、皮下組織よりも浅い真皮レベルまでの皮膚感染症。

顔面や下肢に好発する。皮膚に境界明瞭な浮腫性紅斑を呈し、熱感と痛みが強い。発熱や悪寒など全身症状を呈することもある。

A群溶連菌をカバーするアモキシシリン（パセトシン®）、セファレキシン（ケフレックス®）などが勧められる。セフェム系経口内服薬で治療するが、中等症以上ではスルバクタム／アンピシリン（SBT/ABPC）などのペニシリン系薬を点滴投与する。

丹　毒		
好　発	顔（頬、耳、目の周り）・下肢	
病変の局在	表皮〜皮下	
症　状	張りと光沢のある紅斑・熱感・痛み・発熱・悪寒	

蜂窩織炎

真皮から皮下脂肪組織に拡大するびまん性化膿性炎症。

境界不明瞭な発赤、腫脹、熱感、圧痛をともない、硬結を呈し拡大していく。さらに進展すると排膿、壊死、潰瘍形成に至る。原因菌は、一般的には**黄色ブドウ球菌**や**A群連鎖球菌**が多い。

糖尿病患者などでは深部組織への進展によって、壊死性筋膜炎に至ることがあるため注意が必要である。

赤く腫れて高熱が出る

蜂窩織炎		
好　発	顔・四肢（おもに下肢）	
病変の局在	真皮〜皮下脂肪組織	
症　状	発赤・腫脹・熱感・圧痛　悪化すると排膿・壊死・潰瘍形成	

448

軟部組織感染症

壊死性筋膜炎

> 脂肪組織と浅層筋膜を侵す細菌感染症。

　水疱、血疱、潰瘍、紫斑を呈しながら急速に壊死が拡大する。

　全身状態の悪化を招き、ショックや多臓器不全から死に至ることもある重症軟部組織感染症である。数時間で急速に病巣が進展する場合は本疾患を疑い、ただちに疑わしい部分を皮膚切開して、筋膜組織の壊死の有無を確認し、壊死組織の一部をグラム染色、細菌培養感受性試験に提出する。可能な限り早期に、壊死組織をデブリドマンすることが予後に関連する。

　基礎疾患のない患者に多くみられる。単一菌による感染の原因菌はA群連鎖球菌がもっとも多い。糖尿病足部病変や難治潰瘍などの背景がある患者では、腸内細菌（大腸菌やクレブシエラ）やグラム陽性球菌、グラム陰性桿菌、嫌気性菌などが検出され、複数菌感染のパターンが多くみられる。

　ガス壊疽と鑑別するために単純X線やCTでガス像を検索する。会陰部に発生する壊死性筋膜炎はフルニエ壊疽とされ、急激で致死的な経過をたどることもあるため注意を要する。

壊死性筋膜炎	
好　発	四肢（おもに下肢）
病変の局在	脂肪組織と浅層筋膜
症　状	水疱・血疱・潰瘍・紫斑とともに、壊死が拡大

ガス壊疽

> ガス産生菌による筋肉・筋膜の壊死性軟部組織感染症の総称。

　土壌汚染のある土地での農作業中にできた外傷などから菌が侵入すると、24〜72時間で発症する。

　狭義には、クロストリジウム属の菌感染によって起こるクロストリジウム性ガス壊疽をガス壊疽とする。

　糖尿病患者などの易感染性宿主ではクロストリジウム以外の嫌気性菌、連鎖球菌や大腸菌などのガス産生菌で起こる非クロストリジウム性ガス壊疽と区別する。

　局所の発赤、腫脹、熱感などの感染徴候が数時間単位で急速に悪化し、皮膚色が紫色から黒色となり、激しい疼痛をともなう。発熱・血圧低下など全身症状が悪化すれば敗血症、多臓器不全症になり、致死性のものとなる。

ガス壊疽	
好　発	四肢（おもに下肢）
病変の局在	筋肉・筋膜
症　状	発赤・腫脹・熱感が急速に悪化し、皮膚色が黒に変色し激しい疼痛をともなう。

▶用語解説
紫斑：皮膚にできる赤紫色の皮下出血斑。

急速に**重篤化**するため、ただちに外科的デブリドマンによる壊死組織の根治的切除と適切な抗菌薬治療を行う。グラム染色でグラム陽性桿菌を認めればクロストリジウムによるガス壊疽と判断し、ペニシリンG（PCG）大量療法を行う。

触診にて、皮下気腫を握雪感（雪を握りしめるような感触）としてガスを触知できることや腐敗臭を確認できれば、ただちに単純X線やCTでガス像を検索し、診断確定と病巣の広がりを確認する。

特殊な病態

化膿性腱鞘炎

手の屈筋腱の感染性腱鞘滑膜炎。

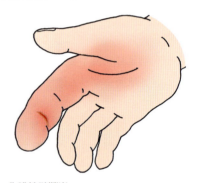

化膿性腱鞘炎

外傷によって細菌が侵入し、細菌感染が腱や腱鞘に沿って急速に広がっていく。病態の進展が早く、腱や腱鞘の機能障害をきたしてしまうことも多いため、**早急な外科的デブリドマン**と、**感染した滑膜の切除**が必要である。

軽微な手指の外傷から発症することもあり、Kanavel（カナベル）徴候（安静位の指の屈曲、紡錘状の腫脹、屈筋腱腱鞘に沿った圧痛、指の他動的伸展にともなう痛み）がみられた際には本疾患を疑い、手の外科専門医に相談する。

破傷風

> 破傷風菌が産生する毒素の1つである神経毒素(破傷風毒素)によって、強直性痙攣(きょうちょくせいけいれん)を引き起こす致死率の高い感染症。

全数把握対象疾患(5類感染症)であり、診断した医師は7日以内に最寄りの保健所に届け出なければならない。1968年以降、若年者を対象に予防接種法によるジフテリア・百日咳・破傷風混合ワクチン(DPT)の定期予防接種が開始されたことから、破傷風の患者・死亡者数は減少している。しかし、高齢者などの非対象者では十分な破傷風抗体を保有していないことから、国内発症者は中高年に多い。

破傷風菌は芽胞の形で土壌中に広く常在し、創傷部位から体内に侵入する。侵入した芽胞は感染部位で発芽・増殖して、破傷風毒素を産生し発症する。潜伏期間(3〜21日)の後に局所(痙笑(けいしょう)、開口障害、嚥下困難など)から始まり、全身(呼吸困難や後弓反張(こうきゅうはんちょう)など)に移行し、重篤な患者では呼吸筋の麻痺によって窒息死することがある。

治療は、抗破傷風ヒト免疫グロブリンの投与を発症早期に行うことが望ましい。さらに感染部位の十分な洗浄やデブリドマンを行い、抗菌薬を投与する。対症療法として、抗けいれん薬の投与、呼吸や血圧の管理も重要である。

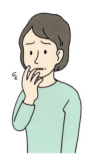

初期症状
初期症状は痙笑、開口障害、嚥下困難。

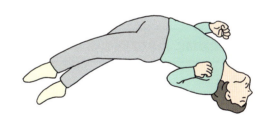

悪化例
悪化すると、呼吸困難や後弓反張が現れ、呼吸筋の麻痺による呼吸困難から窒息死に至ることもある。

全数把握対象疾患:感染予防法によって保健所への届け出が義務付けられている感染症。
芽胞:増殖に適さない環境になったときに形成する、耐久性の高い細胞の構造。一部の細菌でみられる。
痙笑:顔の筋肉が痙攣して引きつった状態。口が開かないため、苦笑いしているように見える。破傷風の特徴的な症状。
後弓反張:全身の伸展筋が緊張し、体が弓なりに反り返った状態。

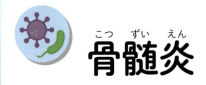
骨髄炎
osteomyelitis

急性・慢性による分類

骨髄炎とは**化膿菌による骨組織（骨皮質、骨髄、骨膜）の感染・炎症が起こり、化膿病巣を形成したもの**。
急性骨髄炎と**慢性骨髄炎**に大別される。

- **急性骨髄炎**：全身または局所に急激な炎症症状を呈するもの。外因性（接触性・外傷性）と血行性の感染経路がある。
- **慢性骨髄炎**：急性骨髄炎から進展し、慢性骨髄炎となる。
- **慢性骨髄炎の特殊型**：Brodie 骨膿瘍。

急性骨髄炎

急性骨髄炎は、感染経路によって**外因性（接触性・外傷性）と血行性**に分けられる。

- **外因性感染**
  外傷や手術時の直接的な汚染、または隣接組織からの波及によって、骨が細菌汚染されて感染に

	外因性感染	血行性感染
感染経路	・外傷や手術時の直接的な汚染 / 隣接組織からの感染の波及	・先行感染が血管を介して波及し進展
代表的な病態	・外傷後や術後の骨髄炎 ・乳児の化膿性股関節炎	・乳幼児の急性化膿性骨髄炎 ・成人の化膿性脊椎炎
機　序	・開放骨折、観血的整復内固定術、人工関節術後、関節内注射後、釘の踏み抜きによる足底刺創	・小児の骨幹端部に好発 ⇒小児期には長管骨骨幹端でループ状の血管網を形成するため、血流が緩徐に停滞し、血管を介して侵入してきた細菌が増殖する ・黄色ブドウ球菌が起炎菌として多い

骨髄炎

13章 整形外科関連感染症

進展したもの。

● **血行性感染**

　血流を介して感染が波及し、骨髄炎に進展したもの。乳幼児の急性化膿性骨髄炎や、成人の化膿性脊椎炎が代表的である。

◉ 急性骨髄炎の診断

血液検査、微生物学（細菌学）検査、画像診断を行う。

≫ 血液検査

　血球数、赤沈値、CRP が炎症の指標となる。

≫ 微生物学（細菌学）的検査

　確定診断は細菌培養検査であり、血液・膿汁からの起炎菌の検出が重要。起炎菌を分離同定して細菌感受性を把握することが、適切な治療のために必須である。

　確定診断に至るためには、確実な検体のサンプリングが重要である。病理組織検体を提出し、非特異的骨髄炎などと鑑別する。

≫ 画像診断

● **単純 X 線**

　初期はびまん性の骨萎縮のみであり、骨破壊が明瞭になるには 10 〜 21 日を要することから、この時点では単純 X 線画像のみでの判断は困難。しかし、急性骨髄炎は腐骨形成が進めば慢性化してしまうので、**臨床症状や局所所見からの早期診断が重要**である。

　次第に骨吸収、骨破壊、骨膜反応、骨硬化像をきたすようになり、慢性化すると腐骨とその周囲の骨柩形成が顕著となって、破壊像と骨硬化像が混ざった像となる。

● **MRI**

　病巣の広がりや膿瘍の検出には、もっとも有用。軟部組織病変の存在や骨髄浮腫の有無、病巣進展の評価には早期から有用である。

◉ 治療

骨髄炎の治療一般原則：手術と抗菌薬の併用治療が基本。

　血行性感染（小児骨髄炎や化膿性椎間板炎など）の急性期で異物や壊死骨のない場合は、**抗菌薬治療のみが基本**である。

　1 週間以内に感染症状の消失がない場合では、腐骨、瘻孔、膿瘍形成などの有無を画像診断で検討する。腐骨や骨柩が形成され、慢性化していることが確認されれば、抗菌薬の変更によって手術治療の追加を検討すべきである。腐骨、瘻孔、膿瘍などの壊死組織や不良肉芽組織などの感染組織の切除と、徹底した根治的病巣掻爬を行う。

慢性骨髄炎

> 急性骨髄炎から進展すると、慢性骨髄炎となる。

　初期感染巣に細菌感染が持続すると、炎症と膿瘍によって骨髄内膿瘍を形成する。さらにハバース管を通り関節内に進展し、膿瘍形成や骨膜下膿瘍を形成する。膿瘍による骨髄内圧の上昇と骨膜下膿瘍によって虚血状態となり、壊死性組織である腐骨が形成される。腐骨周囲の反応性炎症によって、周囲組織の骨新生と骨肥厚から骨柩が形成される。骨柩の一部は連続して汚溝を作り、瘻孔を形成しながら排膿する。腐骨とそれを取り囲む骨柩形成と感染性肉芽、瘻孔形成によって慢性化をきたしたものが慢性骨髄炎である。

　慢性化してしまうと**難治性**となり、**再発・再燃の危険も高く保存治療に難渋**する。20年以上にわたる長年の瘻孔の存在は、瘻孔壁の重層扁平上皮への排膿による刺激から悪性化をきたして、扁平上皮がんを合併（瘻孔がん）する可能性がある。

　高齢者においては、化膿性椎間板炎や糖尿病性足部障害による骨髄炎が問題になる。

　外傷性骨髄炎などによって骨欠損が生じ、異常可動性が生じたものを**感染性偽関節**（→p.118）という。

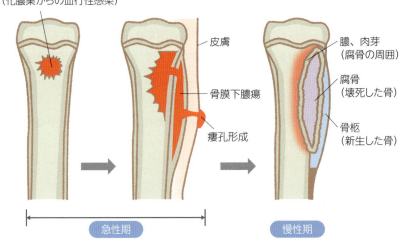

骨髄炎の進展様式

▶用語解説

瘻孔：炎症などによって生じた、体内と体外をつなぐ管状の欠損。

骨髄炎

慢性骨髄炎の特殊型：Brodie 骨膿瘍

13章　整形外科関連感染症

> 血行性化膿性骨髄炎の特殊型。亜急性に発症し病勢が頓挫して、病変が限局したもの。

　長管骨骨幹端や骨端部に**限局性の骨透亮像**としてみられる。**多くが無症状**で経過するが、抗菌薬治療でも再発を繰り返すものにはデブリドマンを行う。

● 慢性骨髄炎

急性骨髄炎から慢性化した骨髄炎	Brodie 骨膿瘍
• 細菌感染の持続による炎症と、壊死性組織である腐骨形成によって慢性化をきたし、瘻孔を形成する • 慢性化してしまうと難治性となり、再発・再燃と鎮静化を繰り返すことが多い	• 血行性化膿性骨髄炎の特殊型：亜急性に発症し病勢が頓挫して、病変が限局したもの • 無症状に経過することが多い • 起炎菌として黄色ブドウ球菌が多い

おもな骨髄炎

化膿性脊椎炎

脊椎分節動脈からの血行感染であり、隣接椎体と椎間板を侵す。

血行性感染のなかで頻度が高く、感染性心内膜炎や呼吸器感染、泌尿器感染に続発することが多い。また、人工透析患者、ステロイド投与、糖尿病などの易感染性宿主に発生することが多い。**起炎菌には黄色ブドウ球菌**がもっとも多い。

腰椎罹患が多く、頚椎の罹患頻度は低い。症状は発熱をともなう腰痛、斜頚。

● 画像診断

>> **MRI**：画像診断としてもっとも有用。

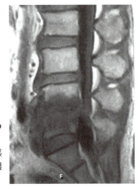

MRI：第4・5腰椎椎間板炎から進展した化膿性脊椎炎
椎体終板を破壊して、椎体内に感染が波及している。椎体前方に膿瘍を形成している。

>> **単純X線**：初期では有意な所見はみられないが、徐々に椎間板腔の狭小化、椎体終板の破壊、椎体前方の架橋化がみられる。

エキスパートのつぶやき

● 腸腰筋膿瘍

おもに腰椎に発生した脊椎炎の波及にともない、隣接する腸腰筋に膿瘍が波及したものを腸腰筋膿瘍という。腹腔内感染からの波及もある。腸腰筋内で縦方向に広がり、後腹膜から鼠径靱帯を越えて小転子にまで進展することもある。

症状は発熱をともなう腰痛、斜頚のほかに、股関節の痛みや間欠跛行を呈することがある。

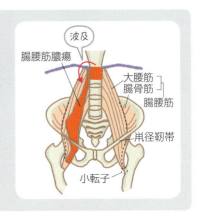

● 細菌学的診断

血液培養が陽性でない場合は、経験的抗菌薬治療を始める前に病変部のCTガイド下の針生検・培養を考慮する。黄色ブドウ球菌以外にも多くの起炎菌が報告されているので、細菌学的に起炎菌を確定することが望ましい。

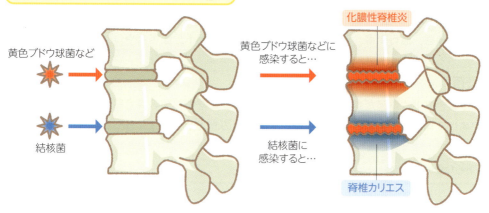

化膿性脊椎炎と脊椎カリエスの違い

● 治療

原則として抗菌薬による保存治療を行う。

経験的治療としては、広域ペニシリンまたは第1・2世代セフェム系抗菌薬がある。

● 手術適応

抗菌薬治療の不成功例、脊髄圧迫例、脊椎の安定性の回復目的、膿瘍のドレナージ目的。

13章　整形外科関連感染症

糖尿病性足部感染

> 糖尿病性の血行障害を基盤とする足部骨髄炎。

50歳以上に好発し、**糖尿病患者の15%**が骨髄炎に罹患するとされている。

●原因・危険因子

末梢神経障害、血行障害、潰瘍形成、足部の手入れが不十分な場合やコンプライアンスの悪さ。

●起炎菌

多くは黄色ブドウ球菌だが、浸潤した潰瘍面やグラム陰性桿菌の混合感染がみられる。

糖尿病性足部感染でよくみられる症例とその場合の起炎菌を**表1**にまとめる。

表1　おもな症例と起炎菌

症　例	起炎菌
蜂窩織炎（創や潰瘍面をともなわないもの）	β溶連菌や黄色ブドウ球菌
潰瘍形成したもの	黄色ブドウ球菌、β溶連菌
浸潤した潰瘍面	グラム陰性桿菌の混合感染
壊死が進展したもの	グラム陽性球菌やグラム陰性桿菌と嫌気性菌の混合感染が多い
感染が長期にわたりすでに抗菌薬治療が行われているもの	MRSA（メチシリン耐性黄色ブドウ球菌）やグラム陰性桿菌などの耐性菌感染が多い

●診断

疼痛などの局所症状はあまり多くない。血液検査や細菌学的検査よりも、局所炎症所見から臨床診断すべきである。

単純X線は早期診断にはあまり有用でないが、MRIは軟部組織の膿瘍の検出に優れており、骨髄炎の早期診断に有用。

確実な検体のサンプリングが重要。抗菌薬投与前の、膿瘍の穿刺や潰瘍部の生検、切除による確実な検体採取・培養検査を行うことが重要である。スワブ採取では起炎菌でない菌も同定されるため、注意が必要。

≫ 抗菌薬治療

感染していない潰瘍面には抗菌薬投与は不要だが、**感染創には抗菌薬治療が必要**である。創傷面の状態から起炎菌を推定して、初期治療として経験的抗菌薬治療を選択・決定する。**原則として初期抗菌薬治療は点滴静脈投与**とする。

骨髄炎

抗菌薬投与期間は、原則として感染徴候が消失するまでであり、創傷面が治癒するまでは必要でない。ガイドラインから推奨されている抗菌薬投与期間を**表2**に示す。

表2　糖尿病性足部感染に対する抗菌薬投与期間

軽症感染例	1～2週間、長くて1～2週間の追加投与
中等～重症感染例	2～4週間
骨髄炎例	デブリドマン後4～6週間投与が原則 感染性腐骨が残存していればさらに長期の投与が必要になる

≫ 手術治療

抗菌薬投与のみでは治療が困難なため、創部に対して適切な手術や処置を行うことが必須。中等症以上では手術が必要となる。

≫ 手術適応

深部膿瘍、広範囲の骨や関節の感染、広範な壊死巣や壊疽、壊死性筋膜炎の合併例。

手術の治療方針は、重症（進展）度と壊死骨の存在の有無、局所血行状態を勘案して術式や手術範囲を決定する。局所血流不良で創傷治癒が望めない場合は、切断術の適応となる。

13章　整形外科関連感染症

13章　整形外科関連感染症

人工関節感染

人工関節置換術の 1％以下で発症。術後 2 年以内に発生することが多い。症状は、関節痛、人工関節のゆるみにともなう不安定性がある。

●起因菌
黄色ブドウ球菌やコアグラーゼ陰性ブドウ球菌が多い。そのほかに腸内細菌科、*Pseudomonas* 属などもある。

●診断
関節液穿刺・培養検査。

≫ 人工関節の感染病理組織検査
好中球浸潤の有無が骨髄炎診断に有用。

好中球 5 個以上 / 高倍率視野であれば、感染を検出する感度は 43 ～ 84％、特異度は 93 ～ 97％になる。

●治療

原因微生物の分離培養と感受性試験の結果にもとづいた抗菌薬治療が基本となる。

≫ 手術治療
手術によって十分なデブリドマンを行えることが必須の要件である。

● 人工関節温存手術が可能なもの
以下の①～④のすべての要件を満たす症例のみ。術後は再感染に注意が必要。

①薬剤感受性の良好な細菌 (*Streptococcus* etc.)

②人工関節のゆるみがない

③感染期間が短い (感染発症から 2、3 日～ 2、3 週間以内)

④早期に広範囲にデブリドマンできた症例

投薬治療は 3 ～ 6 カ月間のキノロン系抗菌薬 (シプロキサンやクラビット) とリファンピシン内服を継続する。抗菌薬単独投与では耐性菌が生じやすいので、キノロン系抗菌薬の併用治療が勧められる。高齢者で手術リスクの高い症例には、とくに検討・適応されることも多い。

骨髄炎

≫ 一期的再置換術

　股関節では適応となることが多いが、膝・肩関節では困難である。薬剤感受性の良好な細菌が適応となり、耐性菌感染では適応ではない。抗菌薬含有セメントの併用が有用。

　十分なデブリドマンを行えることが重要であり、**瘻孔形成や著しい軟部組織感染がないことが要件**である。

≫ 二期的再置換術

　耐性菌感染や**軟部組織感染が著しい**症例、**膿瘍形成**など**感染のコントロールが困難な症例**に行う。人工関節を抜去し、徹底した感染巣の郭清、抗菌薬含有セメントビーズ留置によって、感染の沈静化を図る。8 〜 12 週の待機期間をおき、感染の沈静化を得られてから、人工関節の再置換術を行う。

　高齢者で手術リスクの高い症例、患肢機能の向上が望めない症例では、保存治療（抗菌薬長期投与のみ）、インプラント抜去のみ、関節固定術、切断術も検討される。

13章　整形外科関連感染症

結核性脊椎炎・骨関節炎

> 肺外結核の1つ。

　気道から侵入した結核菌が肺に初感染巣を形成した後、血行性感染によって波及し、二次病巣を形成したものが多い。時に、隣接リンパ節からの直接的な波及もある。ステロイド投与、糖尿病、HIV患者などの易感染性宿主や高齢者、結核の既往のある人が罹患しやすい。
　椎体や長管骨骨幹端が好発部位。椎体感染は**脊椎カリエス**ともいわれ、胸椎に好発する。椎体前方から隣接した椎間板と椎体を破壊して**傍脊柱筋膿瘍**に進展する。年月をかけて徐々に進展し、骨関節や椎体の破壊や変形、脊髄麻痺、膿の貯留が進んでいく。

● 症状

　持続性の局所疼痛だが、長期間に**緩徐に進行する**ことが特徴である。脊椎結核では、初期には軽度な腰背部の鈍痛や体動時痛から始まり、脊椎破壊の進行にともない、**Pottの3徴候**という3つの典型的症状〔下肢麻痺（脊髄麻痺）、脊椎後弯変形（亀背）、膿瘍形成（冷膿瘍）〕を呈する。
　発熱や倦怠感、体重減少などの全身症状があれば、結核菌の感染を疑うことが必要である。**約60％に骨外結核の病歴や結核を示唆する既往歴**が認められる。家族や同僚の結核罹患のエピソードにも注意が必要である。

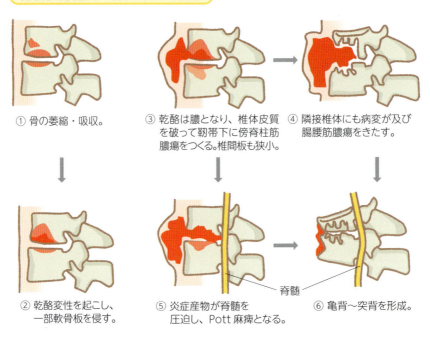

結核性脊椎炎・骨関節炎の機序

① 骨の萎縮・吸収。
② 乾酪変性を起こし、一部軟骨板を侵す。
③ 乾酪は膿となり、椎体皮質を破って靭帯下に傍脊柱筋膿瘍をつくる。椎間板も狭小。
④ 隣接椎体にも病変が及び腸腰筋膿瘍をきたす。
⑤ 炎症産物が脊髄を圧迫し、Pott麻痺となる。
⑥ 亀背～突背を形成。

脊椎カリエス：結核性の化膿性脊椎炎のこと。
傍脊柱筋膿瘍：脊柱起立筋と多裂筋で構成される、脊柱を取り巻く傍脊柱筋にできた膿瘍。

骨髄炎

診断

ツベルクリン反応、赤沈値、胸部X線所見が必要である。

細菌検査および組織検査のためには、なるべく早く検体の採取を行う。培養にて抗酸菌が陽性となる率は約60%であり、4〜8週間を要する。

検鏡検査はZiehl-Neelsen染色法にて結核菌を検出する。

病理組織所見では特異的な乾酪壊死と、その周囲の類上皮細胞浸潤がみられる。早期診断には、PCR法にて抗酸菌DNAを増幅・検出することが感度も高く迅速である。

結核の感染の有無を判定するには、QFTやT-SPOTなどのインターフェロンγ遊離試験（IGRA）が、感度も特異度も高い。

胸部X線検査で肺病変を確認することが必要である。X線所見では骨膜反応や骨増殖性変化の少ない骨破壊像を呈する。院内感染予防のためにも、排菌の有無をみるべく、喀痰・胃液の検査を行うことが必要である。

医師は結核患者と診断したときは、結核予防法第22条により、診断後2日以内に保健所に発生届を提出する。

治療

> 治療の基本は、長期の抗結核薬投与による保存治療である。

感染進行例では、手術で病巣の除去が必要になる。

▶用語解説

乾酪壊死：壊死の一種。乾酪（チーズ）のような見た目となるため、こうよばれる。

PCR法：遺伝子を増やし、目で見えるようにして評価する検査法。

IGRA：結核菌に対する高い感度と特異度を有する検査法 ⇒ QFTやT-SPOTなど検査法がある。

13章　整形外科関連感染症

化膿性関節炎

関節内に原因となる細菌が侵入した結果、滑膜組織や関節内組織に化膿性炎症をきたして膿性の滲出液が生じ、関節軟骨や骨の破壊が起こる。

●感染経路

細菌侵入経路には①血行性感染、②隣接組織からの感染の波及、③直接感染がある。細菌が関節に侵入すると滑膜組織に到達し、急性炎症反応を引き起こしながら膿瘍を形成し、関節軟骨の破壊をきたす。

さらに進行すると膿汁の貯留圧によって壊死や骨軟骨の破壊をきたし、骨髄炎に進展する。

●細菌侵入経路

	血行性感染	隣接組織からの感染の波及	直接感染
好　発	• 高齢者や易感染性宿主、新生児	• 乳幼児	• 医原性や外傷
病　態	• 敗血症や他臓器の感染から、血行性に関節に波及し感染したもの。 • 扁桃腺炎、上気道感染、カテーテル感染、尿路感染などから血行性に波及する。	• 乳幼児での化膿性股関節炎が典型的。 • 解剖学的に骨幹端が関節包内に含まれる関節（股関節、肩関節、肘関節）では、骨幹端部骨髄炎から関節へ波及するものが多い。	• 膝関節内注射に起因することが多い。 • 人工関節置換術の術後感染として約2%にみられる。 • 開放創からの感染もある。

●起炎菌

起炎菌はグラム陽性球菌が多くみられ、そのなかでも黄色ブドウ球菌がもっとも多く、60%以上を占める。

●症状

局所症状としては疼痛・腫脹・熱感・発赤の炎症症状がある。全身症状としては発熱、全身倦怠感、食欲不振などがみられる。しかし、高齢者では発熱がみられないこともあるため、注意を要する。

●乳幼児関節炎と成人関節炎の違い

化膿性関節炎のおもなものは乳幼児関節炎と成人関節炎である。乳幼児関節炎はおもに骨髄炎から股関節に波及したものであり、成人関節炎は膝関節穿刺による直接感染が多い。

骨髄炎

● 乳幼児関節炎と成人関節炎

	乳幼児関節炎	成人関節炎
好発部位	• 股関節	• 膝関節
病　態	• 隣接組織からの感染の波及（骨幹端部の骨髄炎から関節内に波及するものが多い）。	• 関節穿刺による直接感染が多い。 • 糖尿病や関節リウマチ、肝機能障害、ステロイド長期投与、慢性の皮膚疾患、HIV感染の合併などの基礎疾患を有するものは、血行性感染をきたしやすい。
症　状	• 乳幼児での化膿性股関節炎では、股関節屈曲・外転・外旋肢位を呈する。 • 運動時痛は、患肢を他動的に動かしたときやおむつ交換時の泣き喚き、開排制限（股の開き具合）から判断する。 • そのほかにも、患肢を動かさずに麻痺しているように見えたり、病的脱臼などの症状を呈する。 • 発熱のほかに哺乳力の減退、機嫌が悪い、むずかるなどがみられる。	• 関節内注射の既往歴を必ず確認する。 • 皮膚疾患や尿路感染、呼吸器感染など、血行性感染の原因となる先行感染に注意する。

● 診断と治療の流れ

≫ 細菌学的検査

　局所の急性炎症所見や既往歴、先行感染などから化膿性関節炎を疑ったら、**ただちに関節穿刺**を行う。

　関節液検査は、化膿性関節炎の診断確定ならびに治療選択にもっとも有用な検査である。**重要なことは、経験的抗菌薬治療を行う前に、罹患関節から適切な関節液検体を採取して検査することで**ある。グラム染色を行い、菌体の存在や性状を確認してから、経験的抗菌薬治療の選択を行う。関節液中の白血球数増多（5〜10万個/mm^{3}以上）があり、さらに好中球が菌体を貪食している像が得られれば、診断の確定に有用である。

　成人の慢性的な関節炎では、結核などの抗酸菌や真菌による感染も考慮する。

≫ 画像検査

画像検査で病変の局在や進展を確認する。

● X線検査

　鑑別診断のためには必須である。しかし、早期では有意な所見を呈さないことが多く、発症後10日以降にならないと初期変化が認められない。**骨髄炎への進展の有無を確認する目的でも必須**である。

　初期変化としては関節周囲の骨萎縮がみられ、しだいに関節裂隙の狭小化、関節面の不整や侵食像がみられるようになる。さらに進展すると、骨破壊や関節裂隙の消失に至る。

　乳幼児での化膿性股関節炎では、骨頭の外方偏位から亜脱臼（病的な拡張性脱臼）、骨端核の

▶ **用語解説**
貪食：ほかの菌や固形物を取り込むこと。

13章　整形外科関連感染症

| 臨床所見 | 症　状：関節痛、発赤、熱感、腫脹、関節水腫、関節可動域制限、歩行痛、発熱など
既往歴：関節注射、糖尿病、関節リウマチ、ステロイド投与、慢性皮膚疾患など |

↓

| 血液検査
画像検査 | CBC（末梢血液一般検査）、ESR（赤血球沈降速度）、CRP（C 反応性タンパク）
X線、エコー、MRI |

↓

| 細菌学的検査
（抗菌薬投与前） | 関節穿刺（単純X線イメージ下、エコーガイド下）
・関節液検査（グラム染色、白血球増多の確認）
・細菌培養同定検査
・抗菌薬感受性試験 |

↓ 化膿性関節炎と診断

| 経験的抗菌薬投与+手術（洗浄 / デブリドマン） |

診断と治療の流れ
- 化膿性関節炎を疑う症状があれば、必ず既往歴を詳細に聴取する。
- 血液・画像検査で疑いがあれば、抗菌薬を投与する前に関節穿刺を行う。
- 股関節では、X 線イメージ下やエコーガイド下の穿刺が有用。
- これらの検査で化膿性関節炎と診断したら、細菌培養同定検査の結果を待つことなく経験的抗菌薬投与を行うべきである。

不整・破壊・消失に至る。

● **MRI**

　関節内の膿汁の存在を T1 で低信号、T2 で高信号の水分貯留として鋭敏に描出できる。とくに**膿汁の存在範囲の特定**や**骨髄炎の合併**を T2 の高信号域として描出・評価するのに有用であり、術前評価には必須である。

● **超音波検査**

　とくに乳幼児化膿性股関節炎では、関節内液体貯留の確認やエコーガイド下の穿刺などが外来で簡便に行えることから有用である。

◉ **治療**

診断がついたら、早期に抗菌薬投与と排膿・洗浄・デブリドマンを行う。

引用・参考文献

1章 整形外科の総論

骨格筋の名前を覚えよう！

1）骨・神経・骨格筋の解剖と働き．ナースフル．https://nurseful.jp/nursefulshikkanbetsu/orthopedics/section_0_00/（2019 年 11 月参照）

2）片野由美ほか．新訂版 図解ワンポイント 生理学．東京，サイオ出版，2015, 328p.

神経の名前を覚えよう！

1）骨・神経・骨格筋の解剖と働き．ナースフル．https://nurseful.jp/nursefulshikkanbetsu/orthopedics/section_0_00/（2019 年 11 月参照）

2章 骨 折

骨折の総論

1）Salter,RB. & Harris, WR. Injuries involving the epiphyseal plate. J. Bone Joint Surg. 45-A, 1963, 587-622.

上腕骨近位端骨折

1）Neer,CS. Displaced proximal humeral fractures, Part 1. classification and evaluation. J. Bone Joint Surg. 52-A, 1970, 1077-89.

小児の肘周囲の外傷

1）Gartland,JJ. Management of supracondylar fractures of the humerus in children. Surg Gynecol Obstet. 109（2）, 1959, 145-54.

2）Salter,RB. & Harris, WR. Injuries involving the epiphyseal plate. J. Bone Joint Surg. 45-A, 1963, 587-622.

3）Milch,H. FRACTURES AND FRACTURE DISLOCATIONS OF THE HUMERAL CONDYLES. J Trauma. 4, 1964, 592-607. DOI：10.1097/00005373-196409000-00004

4）Jacob,RP. et al. Classification and aspects of treatment of fractures of the proximal humerus：BC Decker. Surgery of the Shoulder. 1984, 330-43.

橈骨遠位端骨折

1）日本手外科学会監修．橈骨遠位端骨折診療ガイドライン 2017．改訂第 2 版．東京，南江堂，2017, 143p.

手の舟状骨骨折

1）日本手外科学会広報委員会監修．舟状骨骨折．手外科シリーズ．2011.

ココまで知ってたら、研修医レベル！ Garden stage 分類

1）Garden,RS．Low-angle fixation in fractures of the femoral neck．J．Bone Joint Surg.

43-B, 1961, 647-63.

人工関節周囲の骨折

1) Duncan,CP. Fracture of the femur after hip replacement. Instr Course Lect. 44, 1995, 293-303.
2) Rorabeck,CH. et al. Fractures of the femur, tibia, and patella after total knee arthroplasty : decision making and principles of management. Instr Course Lect. 47, 1998, 449-58.
3) Su,ET. et al. Aproposed classification of supracondylar femur fractures above total knee arthroplasties. J Arthroplasty. 21(3), 2006, 405-8.

大腿骨遠位部と脛骨プラトー骨折

1) Schatzker,J. McBroom,R. Bruce,D. The tibial plateau fracture. The Toronto experience 1968-1975. Clin Orthop Relat Res. 138, 1979, 94-104.

足関節果部骨折

1) Weber,BG. Die Verletzungen des oberen Sprunggelenkes (The injuries of the upper ankle). 2nd edition. Huber, 1972.

踵骨骨折

1) Essex-Lopresti,P. The mechanism reducyion technique and results in fracyires of the os calcis. Brit. J. Surg. 39, 1952, 395-419.
2) Sanders,R. et al. Operative treatment in 120 displaced intraarticular calcaneal fractures. Results using a prognostic computed tomography scan classification. Clin Orthop Relat Res. 290, 1993, 87-95.

3章 脊椎

脊椎・脊髄の解剖

1) 坂井建雄ほか監訳. プロメテウス解剖学アトラス 解剖学総論／運動器系. 第3版. 東京, 医学書院. 2017, 628p.

脊椎損傷

1) 中村博亮. "脊椎損傷". 標準整形外科学. 13版. 中村利孝ほか監修. 東京, 医学書院, 2017, 843-55.

ココまで知ってたら、研修医レベル！　Three column theory と代表的な胸腰椎損傷

1) Denis,F. The three column spine and its significance in the classification of acute thoracolumbar spinal injuries. Spine (Phila Pa 1976). 8(8), 1983, 817-31.

脊髄損傷

1) 病気がみえる Vol.11 運動器・整形外科. 東京, メディックメディア, 2017, 252.

5章 肘関節・手関節・手指

肘部管症候群

1) Staples,JR. Cubital tunnel syndrome：current concepts. J Am Acad Orthop Surg. 25 (10)，2017, e215-24.

手根管症候群

1) Middleton,S. et al. Carpal tunnel syndrome. BMJ. 349, 2014, g6437 doi：10.1136/bmj.g6437.

橈骨神経麻痺

1) 日本整形外科学会．橈骨神経麻痺．https://www.joa.or.jp/public/sick/condition/radial_nerve_palsy.html(2019 年 11 月参照)
2) Seddon,HJ．A Classification of Nerve Injuries．Br Med J．2(4260)，1942，237-9.

野球肘（離断性骨軟骨炎）

1) Matsuura,T. et al. Conservative treatment for osteochondrosis of the humeral capitellum. Am J Sports Med. 36(5)．2008, 868-72.
2) Lewine,EB. et al. Early Results of Drilling and/or Microfracture for Grade IV Osteochondritis Dissecans of the Capitellum. J Pediatr Orthop. 36(8), 2016, 803-9.
3) Baker,CL 3rd. et al. Osteochondritis dissecans of the capitellum. Am J Sports Med. 38(9), 2010, 1917-28.
4) Lyons,ML. et al. Osteochondral autograft plug transfer for treatment of osteochondritis dissecans of the capitellum in adolescent athletes. J Shoulder Elbow Surg. 24(7)，2015, 1098-105.

ココまで知ってたら、研修医レベル！　合併症：橈骨管症候群

1) Nimura,et al. Joint Capsule Attachment to the Extensor Carpi Radialis Brevis Origin: An Anatomical Study With Possible Implications Regarding the Etiology of Lateral Epicondylitis. J Hand Surg Am. 2014 Feb;39(2):219-25. doi: 10.1016/j.jhsa.2013.11.036.gg

ばね指

1) 日本手外科学会広報委員会監修．ばね指（弾発指）．手外科シリーズ．2011.

ドケルバン病

1) Weiss,AP. et al. Treatment of de Quervain'sdisease. J Hand Surg Am. 19 (4)，1994, 595-8.

手指切断

1) 日本形成外科学会．手、足の先天異常、外傷．http://www.jsprs.or.jp/general/disease/extremities_malformation/(2019 年 11 月参照)

6章 股関節

1）久保俊一編著. 股関節学. 京都, 金芳堂, 2014, 1265p.

股関節の解剖

1）久保俊一編著. 股関節学. 京都, 金芳堂, 2014, 1265p.

変形性股関節症

1）京セラ株式会社. 人工股関節置換術. https://www.kyocera.co.jp/prdct/medical/general/joint/hip_joint.html(2019 年 11 月参照)

大腿骨頭壊死症

1）高岡邦夫ほか. 特発性大腿骨頭壊死症 診断基準・治療指針策定ワーキンググループ：特発性大腿骨頭壊死症診断基準・病型・病期分類. 厚生労働省特定疾患対策事業骨関節系調査研究班 特発性大腿骨頭壊死症調査研究分科会報告書. 2001.

7章 膝関節

1）中村利孝ほか監修. 標準整形外科学. 第 13 版. 東京, 医学書院, 2017, 1056.

8章 足部・足関節

1）田中康仁. "足の診察・検査". 標準整形外科学. 13 版. 中村利孝ほか監修. 東京, 医学書院, 2017, 683-8.

9章 関節リウマチ

関節リウマチ

1）Fuchs,HA. et al. Evidence of significant radiographic damage in rheumatoid arthritis within the first 2 years of disease. J Rheumatol. 16(5), 1989, 585-91.

ココまで知ってたら、研修医レベル！　ACR/EULAR 関節リウマチ分類基準 2010

1）Aletaha,D. et al. 2010 Rheumatoid arthritis classification criteria：An American College of Rheumatology/European League Against Rheumatism Collaborative Initiative. Arthritis Rheum. 62, 2010, 2569-81.

関節リウマチの治療

1）van Gestel,AM. et al. Validation of rheumatoid arthritis improvement criteria that

引用・参考文献

include simplified joint counts. Arthritis Rheum. 41(10), 1998, 1845-50.

ココまで知ってたら、研修医レベル！　EULAR（ヨーロッパリウマチ学会）による治療推奨

1) Smolen,JS. et al. EULAR recommendations for the management of rheumatoid arthritis with synthetic and biological disease-modifying antirheumatic drugs: 2016 update. Ann Rheum Dis. 76(6), 2017, 960-77.

10章　骨粗鬆症

骨粗鬆症

1) 骨粗鬆症の予防と治療ガイドライン作成委員会編．" 骨粗鬆症の疫学 "．骨粗鬆症の予防と治療ガイドライン 2015 年版．東京，ライフサイエンス出版，2015，4．

骨粗鬆症の治療

1) Orimo,H. et al. Hip fracture incidence in Japan：estimates of new patients in 2007 and 20-year trends. Arch Osteoporos. 2009, 71-7.

11章　骨・軟部腫瘍

1) 村田博昭ほか．骨転移患者に対する入院リハビリテーションを介した整形外科の早期介入への取り組み．整形外科．69(11)，2018，1120-3．

ココまで知ってたら、研修医レベル！　転移性骨腫瘍の重要スコア

1) Common Toxicity Criteria, Version2.0 Publish Date April 30, 1999, http://ctep.cancer.gov/protocolDevelopment/electronic_applications/docs/ctcv20_4-30-992.pdf（2019 年 8 月参照）
2) JCOG ホームページ（http://www.jcog.jp/）
3) Katagiri,H. New prognostic factors and scoring system for patients with skeletal metastasis. Cancer Medicine. 3(5), 2014, 1359-67.
4) Mirels,H. Metastatic disease in long bones. A proposed scoring system for diagnosing impending pathologic fractures. Clin Orthop Relat Res. 249, 1989, 256-64.
5) Fisher,CG. et al. A novel classification system for spinal instability in neoplastic disease：an evidence-based approach and expert consensus from the Spine Oncology Study Group. Spine. 35(22), 2010, E1221-9.

12章　整形外科の合併症

関節拘縮

1) 土屋弘行ほか編．今日の整形外科治療指針．第 7 版．東京，医学書院，2016，952p．
2) 病気がみえる Vol.11 運動器・整形外科．東京，メディックメディア，2017，504p．

疼痛

1) 中村利孝ほか監修. 標準整形外科学. 第 13 版. 東京, 医学書院, 2017, 1056.
2) 日本ペインクリニック学会治療指針検討委員会編. ペインクリニック治療指針. 改訂第 5 版. 東京, 真興交易 (株) 医書出版部, 2016, 242p.
3) 厚生労働行政推進調査事業費補助金慢性の痛み政策研究事業「慢性の痛み診療・教育の基盤となるシステム構築に関する研究」研究班監修. 慢性疼痛治療ガイドライン. 東京, 真興交易 (株) 医書出版部, 2018, 342p.
4) 日本ペインクリニック学会神経障害性疼痛薬物療法ガイドライン改訂版作成ワーキンググループ編. 神経障害性疼痛薬物療法ガイドライン. 改訂第 2 版. 東京, 真興交易 (株) 医書出版部, 2016, 258p.
5) 日本神経治療学会監修. 標準的神経治療：慢性疼痛. 2010. https://www.jsnt.gr.jp/guideline/img/mansei.pdf (2019 年 8 月参照参照)

複合性局所疼痛症候群

1) 眞下節編. 厚生労働科学研究こころの健康科学研究成果報告書.
2) Sumitani,M. et al. Development of comprehensive diagnostic criteria for complex regional pain syndrome in the Japanese population. Pain (in press) .
3) 中村利孝ほか監修. 標準整形外科学. 第 13 版. 東京, 医学書院, 2017, 1056.
4) 日本ペインクリニック学会治療指針検討委員会編. ペインクリニック治療指針. 改訂第 5 版. 東京, 真興交易 (株) 医書出版部, 2016, 242p.
5) 冨士武史ほか編. 専門医の整形外科外来診療 Clinical Practice for Advanced Orthopaedic Surgeons：最新の診断・治療. 東京, 南江堂, 2017, 445p.
6) 土屋弘行ほか編. 今日の整形外科治療指針. 第 7 版. 東京, 医学書院, 2016, 952p.

末梢神経障害

1) 中村利孝ほか監修. 標準整形外科学. 第 13 版. 東京, 医学書院, 2017, 1056.
2) 冨士武史ほか編. 専門医の整形外科外来診療 Clinical Practice for Advanced Orthopaedic Surgeons：最新の診断・治療. 東京, 南江堂, 2017, 445p.
3) 土屋弘行ほか編. 今日の整形外科治療指針. 第 7 版. 東京, 医学書院, 2016, 952p.
4) 日本外傷学会監修. 外傷専門診療ガイドライン JETEC：戦略と戦術 , そしてチームマネジメント. 改訂第 2 版. 東京, へるす出版, 2018, 489p.
5) 病気がみえる Vol.11 運動器・整形外科. 東京, メディックメディア, 2017, 277.

腓骨神経麻痺

1) 土屋弘行ほか編. 今日の整形外科治療指針. 第 7 版. 東京, 医学書院, 2016, 952p.
2) 冨士武史ほか編. 専門医の整形外科外来診療 Clinical Practice for Advanced Orthopaedic Surgeons：最新の診断・治療. 東京, 南江堂, 2017, 445p.

せん妄

1) American Psychiatric Association 原著. DSM-5 精神疾患の分類と診断の手引. 日本精神神経学会 日本語版用語監修. 高橋三郎ほか監訳. 東京, 医学書院, 2014, 448p.
2) Lipowski,ZJ. Delirium (acute confusional states) . JAMA. 258 (13) , 1987, 1789-92.
3) Liptzin,B. Levkoff,SE. An empirical study of delirium subtypes. Br J Psychiatry. 161. 1992, 843-5.
4) 日本総合病院精神医学会せん妄指針改訂班編 . せん妄の臨床指針：せん妄の治療指針 . 第 2 版 . 東京, 星和書店, 2015, 148p.

引用・参考文献

5）日本看護倫理学会 臨床倫理ガイドライン検討委員会編．身体拘束予防ガイドライン．東京，日本看護倫理学会，2015．http://jnea.net/pdf/guideline_shintai_2015.pdf（2019 年 8 月参照）

6）和田健．せん妄の臨床：リアルワールド・プラクティス．東京，新興医学出版社，2012，191p.

コンパートメント症候群

1）黒住健人．整形外科の合併症③：コンパートメント症候群．関節外科．35（6），2016．

2）中村利孝ほか監修．標準整形外科学．第 13 版．東京，医学書院，2017，1056．

3）長野昭ほか編．整形外科専門医テキスト．東京，南江堂，2010，987p.

4）日本外傷学会監修．外傷専門診療ガイドライン JETEC：戦略と戦術，そしてチームマネジメント．改訂第 2 版．東京，へるす出版，2018，489p.

血管損傷

1）斎藤英彦ほか編．手外科診療ハンドブック．改訂第 2 版．東京，南江堂，2014，459p.

2）日本外傷学会監修．外傷専門診療ガイドライン JETEC：戦略と戦術，そしてチームマネジメント．改訂第 2 版．東京，へるす出版，2018，489p.

3）土屋弘行ほか編．今日の整形外科治療指針．第 7 版．東京，医学書院，2016，952p.

静脈血栓塞栓症

1）日本整形外科学会診療ガイドライン委員会，日本整形外科学会症候性静脈血栓塞栓症予防ガイドライン策定委員会編．日本整形外科学会症候性静脈血栓塞栓症予防ガイドライン 2017．日本整形外科学会監修．東京，南江堂，2017，85p.

2）伊藤正明ほか．肺血栓塞栓症および深部静脈血栓症の診断、治療、予防に関するガイドライン．2017 年改訂版．http://www.j-circ.or.jp/guideline/pdf/JCS2017_ito_h.pdf（2019 年 8 月参照）

手術部位感染

1）日本整形外科学会診療ガイドライン委員会，骨・関節術後感染予防ガイドライン策定委員会編．骨・関節術後感染予防ガイドライン 2015．改訂第 2 版．日本整形外科学会，日本骨・関節感染症学会監修．東京，南江堂，2015，134p.

2）術後感染予防抗菌薬適正使用に関するガイドライン作成委員会．術後感染予防抗菌薬適正使用のための実践ガイドライン．日本外科感染症学会雑誌．13（2），2016，79-158．

3）江木盛時．糖尿病患者の周術期管理．日臨麻会誌．32（7），2012，842-50．

4）日本麻酔科学会．周術期禁煙ガイドライン．2015．https://anesth.or.jp/files/pdf/20150409-1guidelin.pdf（2019 年 8 月参照）

5）Lora-Tamayo,J. A large multicenter study of methicillin-susceptible and methicillin-resistant Staphylococcus aureus prosthetic joint infections managed with implant retention. Clin Infect Dis. 56（2），2013，182-94.

索引（数字・欧文）

数字

6P 徴候	429

A

A1 pulley	267, 270
abaductor polliciso lougus	271
ABI	155
acetabular fracture	80
acetabulum	282
Achilles tendon rupture	**328**
ACL	300, 301, 308
ACR/EULAR 関節リウマチ分類基準 2010	359
acromioclavicular joint	200
adductor brevis	283
adductor longus	283
adductor magnus	283
adhesive capsulitis	**204**
AKO	304
Allen テスト	430
Allis 徴候	297
ankle brachial pressure index	155
ankle joint	321
anterior cruciate ligament	300, 308
anterior longitudinal ligament	123
AO	102
AO/OTA 包括分類	35
APL	271
apophyseal joint	123
arachnoid	130

around the knee osteotomy	304
arteriosclerosis obliterans	155
arthrodesis	338
articular labrum	282
ASO	155
atlantodental joint	124
atlas	124
avascular necrosis of the femoral head	**289**
axillary artery	202
axis	124
A 帯	19

B

Bankart 修復術	229, 231
Bankart 病変	229, 230
Barton 骨折	70
baseball elbow	**252**
benigh bone tumor	**379**
benigh soft tissue tumor	**388**
biceps femoris	282
Blanch テスト	430
Böhler 角	113
bone transport	119
brachial plexus	202
breast bone	127
Brodie 骨膿瘍	455

C

C5 palsy	**192**
C5 麻痺	**192**
calcaneal fracture	**112**
calcific tendinitis	**218**
cam type	293

Cannulated Cancellous Screw	84
capillary refilling time	430
carpal bones	234
carpal tunnel syndrome	72, **244**
cauda equina	130
CCS	84
CDH	**146**
central cervical cord injury without bone injury	**178**
cerebrospinal fluid leakage	**196**
cervical disc herniation	**146**
cervical spine	122
cervical spondylotic myelopathy	**136**
Chance 骨折	169
chilectomy	338
Chopart joint	37, 321
circlage wire	51
clavicle	200
clavicle fracture	**59**
clawhand	239
closed fracture	35
closed-wedge	306, 307
CM 関節	6, 37, 234
Cobb 角	181
coccyx	122
cock-up splint	250
Colles 骨折	70
combined type	293
common carotid artery	125
common iliac artery	284
compartment syndrome	**424**

474

索 引

complex regional pain
　syndrome　72, 213, **410**
congenital clubfoot　**343**
Continuous Passive
　Motion　319
core suture　263
costal cartilage　127
CPM　319
crash syndrome　433
CRP　347, 356, 358
CRPS　72, 213, **410**
CTS　72
cubital tunnel syndrome
　　　　　238
C 反応性タンパク　347, 358

D

Damage Control
　Orthopaedics　49, 80
DAS28　363
DCO　49, 80, 99, 108
DDH　**296**
delirium　**419**
de novo 肝炎　364
de Quervain disease　**271**
deep palmar arch　235
definitive fixation　49
delayed union　**116**
deltoid muscle　201
dens　124
dermatome　130
developmental dysplasia
　of the hip　**296**
DIP 関節　6, 37, 234,
　　　　261, 320, 354
disease activity score 28
　　　　　363

distal femur fracture　**100**
distal interphalangeal
　joint　234, 261, 354
distal radius fracture　**68**
DMARDs　362
dome　110
dorsal interossei　237
drop foot　417
drop hand　57
DVT　315, 434
D ダイマー　437

E

Early Total Care　80
ECRB　236
ECRL　236
ECU　236
EDC　237
EDM　237
Eichhoff テスト　272
EIP　237
Elson test　262
EPB　237
EPL　72, 237
erector spinae　128
ESR　356, 358
Essex-Lopresti 分類　113
ETC　80
EULAR による治療推奨　366
exchange nailing　117
extensor carpi radialis
　brevis　236
extensor carpi radialis
　longus　236
extensor carpi ulnaris　236
extensor digiti minimi
　proprius　237

extensor digitorum
　communis　237
extensor indicis proprius
　　　　　237
extensor pollicis brevis
　　　　237, 271
extensor pollicis longus
　　　　72, 237
external carotid artery　125
external iliac artery　284
external oblique　129
extravasation　79

F

FAI　**293**
FAST　79
FCR　236
FCU　236
FDP　236, 261
FDS　236, 261
femoral artery　284
femoral head　282
femoral neck fracture　**82**
femoral nerve　285
femoral shaft fracture　**97**
femoroacetabular
　impingement　**293**
femorotibial angle　303
femorotibial joint　300
femur　300
fibula　300
flatfoot　**348**
flexor carpi radialis　236
flexor carpi ulnaris　236
flexor digitorum
　profundus　236, 261

475

flexor digitorum
　　superficialis　236, 261
flexor pollicis longus
　　　　　　　72, 236
Focused Assessment with
　　Sonography for Trauma
　　　　　　　　79
forefoot　　　　　37
FPL　　　　　72, 236
Frankel 分類　　　175
Froment 徴候　　　239
frozen shoulder　**204**
FT joint　　　　300
FTA　　　　　　303
FT 関節　　　　　300

G

ganglion　　　　**275**
Garden stage 分類　86
Gartland 分類　　　65
gemellus inferior　283
gemellus superior　283
Gissane 角　　　　113
glenoid labrum　　282
gluteus maximus　282
gluteus medius　　283
gluteus minimus　283
gout　　　　　　**346**
Grind テスト　　　272
growth plate　　　40
Guyon 管　　　　243
Guyon 管症候群　241, 243

H

hallux rigidus　　**337**
hallux valgus　　**331**
hallux valgus angle　332
hamstring　　　　301

hand finger amputation
　　　　　　　278
Hangman 骨折　　168
HAQ　　　　　　363
health assessment
　　questionnaire　363
high tibial osteotomy　304
hindfoot　　　　37
hip　　　　　　282
hip joint　　　　282
Hip-Knee-Ankle angle　303
HKA angle　　　303
Homans 徴候　　　437
Hook テスト　　　111
HTO　　　　304, 306
humeral shaft fracture　**56**
humerus　　200, 234
HV　　　　　　**331**
HV 角　　　　　332
H 帯　　　　　　19

I

IGRA　　　　　463
IL-6　　　　　　365
iliacus　　　　　282
iliocostalis　　　128
IM nail　　　　　46
index　　　　　37
induced membrane
　　technique　　119
infected nonunion　**118**
infection　　　　**445**
inferior articular process
　　　　　　　123
inferior gemellus　283
inferior gluteal artery　284
inferior gluteal nerve　285

infraspinatus muscle　201
inner nerve bundle　202
internal carotid artery　125
internal iliac artery　284
internal oblique　129
interphalangeal joint　322
interspinous ligament　123
intervertebral disc　123
intramedurally nailing　46
IP 関節　37, 65, 320, 322
isthmic spondylolisthesis
　　　　　　　160
I 帯　　　　　　19

J・K

Jackson テスト　138
Jacob 分類　　　66
JAK 阻害薬　　　367
joint contracture　**403**
joint depression type　113
Keegan 型頚椎症　147
K-line　　　　　134
knee ligament injury　**308**
knee osteoarthritis　**304**

L

labrum　　　　　282
lamina　　　　　122
lateral collateral ligament
　　　　　　301, 308
lateral epicondylitis of the
　　humerus　　**256**
lateral femoral cutaneous
　　nerve　　　285
lateral ligament injury of
　　the ankle　　**339**
lateral meniscus　301, 312
lateral nerve bundle　202

索引

latissimus dorsi	128
leptomeninx	130
Lauge-Hansen 分類	110
LCL	301, 308
LDH	**150**
Lewis and Rorabeck 分類	
	96
limbus	282
liquorrhea	**196**
Lisfranc joint	37, 321
Lister 結節	271
little	37
LM	301, 312
Lowenberg 徴候	437
LSCS	**154**
lumbar disc herniation	**150**
lumbar spinal canal stenosis	
	154
lumbar spine	122
lumbricals	237

M

malleolar fracture	**109**
malignant bone tumor	383
malignant soft tissue	
tumor	392
malunion	**120**
mamillary process	127
manual muscle testing	
	195, 414
Masquelet 法	119
MCL	301, 308
McMurray テスト	314
mechanical axis of the	
lower extremity	303
medial collateral ligament	
	301, 308

medial meniscus	301, 312
median nerve	235
meniscal injury	**312**
metacarpal bones	234
metacarpophalangeal	
joint	76, 234, 354
metastatic bone tumor	
	396
metatarsophalangeal joint	
	322, 331, 337, 346
middle	37
midfoot	37
Milch 分類	66
MIPO 法	47
MM	301, 312
MMP-3	358
MMT	195, 414
mortise	110
MP 関節	6, 7,37, 57, 65,
	234, 320, 331,
	337, 346, 354
MTP 関節	7
MTX	364
multifidus	126

N・O

Neer 分類	54
nonunion	**116**
obliquus capitis inferior	
	126
obturator artery	284
obturator externus	283
obturator internus	283
obturator nerve	285
occult fracture	87
OCD	**252**
open fracture	35

open reduction and	
internal fixation	46
open-wedge	306, 307
OPLL	**132**
ORIF	46
Orthopaedic Trauma	
Association	102
osborne 靭帯	242
Osgood-Schlatter disease	
	316
ossification of posterior	
longitudinal ligament	
	132
osteoarthritis of the ankle	
	334
osteoarthritis of the hip	
	286
osteoarthritis of the knee	
	304
osteoarthritis of the	
shoulder	**219**
osteoblast	3
osteochondritis dissecans	
	252
osteoclast	3
osteomyelitis	**452**
osteoporosis	**370**
osteoporotic vertebral	
fracture	**170**
OTA	102

P

pachymeninx	130
pain	**406**
palmar interossei	237
Palmar Tilt	71
partial weight bearing	39

477

patella	300	posterior longitudinal		reconstruction nail	48
patella fracture	**105**	ligament	123	rectus capitis posterior	
patellofemoral joint	300	Posterior Lumbar		major	126
PCL	300, 301, 308	Interbody Fusion	159	rectus femoris	282
PCR 法	463	posterior nerve bundle	202	recurrent shoulder	
PE	315	Posterolateral Lumbar		dislocation	**228**
pectoralis major muscle		Fusion	159	remodeling	3
	201	postoperative epidural		RF	358
pedicle	122	hematoma	**188**	rheumatoid arthritis	**354**
pelvic fracture	**77**	profunda femoris artery	284	rib	127
pelvic ring fracture	80	proximal humeral fracture		rib fracture	**62**
periarthritis			**52**	RICE 療法	310, 314, 341
scapulohumeralis	**204**	proximal interphalangeal		ring	37
peripheral neuropathy	**413**	joint	234, 261, 354	Riordan 法	250
peripheral suture	263	PRP	258	rocker-bottom foot	345
peri-prosthetic fracture	**94**	psoas major	129, 282	ROM	55
peroneal nerve paralysis		PTE	434	rotational acetabular	
	416	pulley	270	osteotomy	287
PF joint	300	PWB	39	rotator cuff tear	**210**
PF 関節	300	**Q・R**		RS	71
PGE₁	156	quadratus femoris	283	**S**	
phalanges	234	quadratus lumborum	129	sacral sparing	173
Phalen テスト	245	quadriceps femoris	301	sacrum	122
pincer type	293	RA	**354**	Salter-Harris 分類	66
PIP 関節	6, 37, 234,	radial artery	235	Sanders 分類	113
	261, 320, 354	Radial inclination	71	saphenous artery	302
piriformis	283	radial nerve	235	saphenous nerve	302
plafond	110	radial nerve palsy	**248**	sartorius	282
Platelet Rich Plasma	258	Radial Shortening	71	scaphoid fracture	**74**
PLF	159	radiculopathy	**136**	scapula	200
PLIF	159	radius	234	scapulohumeral joint	200
Ponseti 法	344	range of motion	55	Schatzker 分類	103
popliteal artery	302	RANKL	372	SCI	**172**
popliteal vein	302	RAO	287	sciatic nerve	285
posterior cruciate ligament		receptor activator of NF-B		scoliosis	**180**
	300, 308	ligand	372	Seddon 分類	251, 415

PGE₁ → PGE_1

索 引

semimembranosus 282
semispinalis cervicis 126
semitendinosus 282
shoulder joint 200
SHS 84, 91
skeletal traction 45
skin traction 45
sliding hip screw 84, 91
SLR テスト 151
Smith 骨折 70
snapping finger **266**
snuff box 75
soft tissue infections **446**
spinal canal 123
spinal cord injury **172**
spinal injury **164**
spinalis 128
spinalis cervicis 126
spondylolysis **160**
Spurling テスト 138
SSI **439**
straight leg raising test 151
subclavian artery 202
subscapularis muscle 201
subtalar joint 321
Sunderland 分類 415
superficial palmar arch 235
superior articular process 123
superior gluteal artery 284
superior gluteal nerve 285
supraspinatus muscle 201
supraspinous ligament 123
surgical site infection **439**
Su 分類 96
syndesmosis 109

Syndesmosis screw 111

T

T2T 356
tarsometatarsal joint 321
TCVO 306
temporary fixation 49
tendon injury of the hand **261**
tennis elbow **256**
tensor fasciae latae 282
teres minor muscle 201
THA 287
Thompson テスト 329
thoracic spine 122
thorax 127
three column theory 169
thumb 37
tibia 300
tibial nerve 302
tibial plateau fracture **100**
tibial shaft fracture **106**
Tinel 徴候 238
Tinel テスト 245
thoracic spine 122
thorax 127
TKA 304, 306
TMT 321
TNF-α 365
tongue type 113
torticollis **144**
total hip arthroplasty 287
total knee arthroplasty 304
total sharp score 363
transverse costal facet 127
transverse foramen 125
transverse process 127

transversus abdominis 129
trapezius 128
trapezius muscle 201
traumatic shoulder dislocation **224**
treat to target 356
trochanteric fracture **89**
TSS 363

U

UKA 304, 306
ulna 234
ulnar artery 235
ulnar nerve 235
ulnar plus variance 71
unicompartmental knee arthroplasty 304

V・W

Vancouver 分類 95
vascular injury **428**
venous thromboembolism **434**
vertebral arch 122
vertebral artery 125
vertebral body 122
vertebral column 122
VTE 315, **434**
Weber 分類 110
weitbrecht 支帯 86

X・Y・Z、その他

X 線動態撮影 165
YAM 値 373
yellow ligament 123
Young Adult Mean 373
Z 線 19
γ ネイル 91

索 引 (和文)

あ

アキレス腱	20, 323, 328
アキレス腱断裂	**328**
アキレス腱縫合術	330
悪性骨腫瘍	**383**
悪性軟部腫瘍	**392**
アクチン	19, 20
足のアーチ	321
亜全摘	193
亜脱臼	42
圧痛	317
圧迫骨折	169
アライメント	183
アンカードラッグ	364
安静痛	205
アンダーアーム型装具	182

い

胃・十二指腸潰瘍	175
萎縮性偽関節	117
異所性骨化	175
一時的(仮)固定法	49
一次縫合	197
一重束再建術	311
一期的再置換術	461
いつのまにか骨折	373
一般感覚	25
イリザロフ創外固定器	49
イリザロフ法	119, 121
インストゥルメンテーション 手術	166
インターロイキン6	365
咽頭・喉頭浮腫	135, 141, 142, 149
インピンジメントサイン	294

陰部大腿神経	30
インプラント周囲骨折	95

う・え

腕相撲骨折	57
運動神経	22
運動痛	205
腋窩神経	17, 18, 27, 28, 29
腋窩動脈	29, 125, 202
壊死性筋膜炎	449
遠位趾節間関節	320
遠位指節間関節	6, 234, 261, 354
炎症性斜頚	145
遠心性神経	22
遠心路	23
円板状半月	313

お

横骨折	34, 56, 105, 107
横手根靭帯	243, 244
黄色靭帯	123, 132, 154
凹足	327, 344
横足根関節	320
横断型脊髄損傷	177
横突起	122, 125, 126, 127
横突孔	125
横突肋骨窩	127
オズグッド‐シュラッター病	**316**
オペラグラス手	361

か

カーフポンプ	318
外果	7, 101, 109
外顆	7
回外	12, 259
回外筋	249
外頚動脈	125

外傷性肩関節脱臼	**224**, 225
外傷性肩関節脱臼骨折	225
外傷性骨折	34
外傷後脊髄空洞症	175
回旋運動	10
外旋テスト	111
外側塊骨折	168
外側胸筋神経	28
外側距踵靭帯	326
外側楔状骨	7, 112, 320
外側広筋	17, 301, 302
外側骨端動脈	284
外側神経束	202
外側側副靭帯	300, 308, 312
外側大腿回旋動脈	87, 284
外側大腿皮神経	30, 285
外側顆骨折	64
外側半月板	33, 300, 312
外側閉鎖式	306
介達外力	53
介達牽引	45
外腸骨静脈	78
外腸骨動脈	78, 284
開張足	327
外転足	327
ガイドワイヤー	48
回内	12, 259
回内位	65
回内筋群	242
開排	297
灰白質	24, 130
外反膝	303, 306
外反足	327
外反肘	67
外反扁平足	327
外反母趾	**331**

480

索引

外反母趾角	332
外腹斜筋	17, 129
外閉鎖筋	283
解剖学的嗅ぎタバコ窩	75
開放骨折	35, 78, 108, 444
海綿骨	4, 32
外肋間筋	128
外肋間膜	128
下関節突起	122, 123
下棘骨折	105
顎関節	9
下頚神経節	27
下肩甲下神経	28
下肢機能軸	303
下肢伸展挙上テスト	151
顆上	97
顆上骨折	64, 97
下神経幹	27
下垂牽引	226
下垂指	249
下垂手	57, 248
ガス壊疽	449
下双子筋	283
下腿三頭筋	18
肩外旋	222
肩外転	211, 222
肩関節	9, 10, 200
肩関節 OA	219
肩関節拘縮	204
肩関節周囲炎	**204**
肩関節脱臼	43, 224
肩関節脱臼骨折	36
肩関節の動き	203
肩屈曲	207
肩伸展	207, 213

肩すぼめ運動	184
肩引き下げテスト	138
滑液包	88
顎骨壊死	377
カットアウト	85, 92
滑膜	15, 33, 88, 354
滑膜切除術	368
下殿神経	18, 285
下殿動脈	284
可動関節	9
下頭斜筋	126
角状変形	120
化膿性関節炎	464
化膿性腱鞘炎	450
化膿性脊椎炎	456
芽胞	451
陥凹	329
寛解	356, 363
感覚神経	22
ガングリオン	**275**
間欠的空気圧迫法	318, 435, 436
観血的整復	41
観血的整復内固定	46
間欠跛行	155
寛骨	77
寛骨臼	282
寛骨臼回転骨切り術	287
寛骨臼形成不全	296
寛骨臼骨折	77, 80
環指	37
環軸関節	9
環軸関節脱臼	168
環軸椎回旋位固定	145
眼性斜頚	145
関節	9, 15, 33

関節液	15, 33, 305, 358
関節縁切除術	338
関節窩	229
関節陥没型	113
関節形成術	368
関節血症	309
関節拘縮	39, **403**
関節強直	39
関節固定術	334, 338, 368
関節唇	15, 229, 282
関節水症	309
関節内骨折	36, 77, 100
関節軟骨	4, 13, 15, 32, 33
関節包	15, 33, 82, 89, 282
関節リウマチ	**354**
関節裂隙	206, 220, 282, 286, 305
感染	**445**
感染性偽関節	**118**
完全麻痺	173
環椎	124
環椎骨折	168
嵌頓	314
乾酪壊死	463

き

偽関節	57, 74, 85, **116**, 135, 342
気胸	63
基節骨	6, 7, 37, 234, 320, 331, 337
ギッサン角	113
気道閉塞	149
機能性側弯症	181
機能的寛解	363
ギプス固定	44, 45, 73, 76
ギプスシーネ固定	44

481

ギプスシャーレ固定	44	棘上靭帯	123	**け**
ギプス包帯	44	棘突起	122, 126, 127, 136	頚胸椎装具	166
逆流性食道炎	171	棘突起骨折	168	頚棘筋	126
逆行性髄内釘	99	虚血壊死	433	経験的抗菌薬治療	445
臼蓋	282	距骨	4, 7, 109, 110,	脛骨	4, 7, 13, 33, 100, 101,
球関節	9, 10, 282		112, 320, 326		109, 110, 111, 300, 304,
求心性神経	22	距骨下関節	320, 321		308, 312, 317, 326
求心路	23	距骨関節面	110	脛骨外側顆	101
急性骨髄炎	452	距踵関節	321	脛骨顆外反骨切り術	306
胸郭	5, 127	挙上牽引	226	脛骨顆部骨折	100
狭義の肩関節	200	距腿関節	321	脛骨結節	301
胸筋神経	17	棘間靭帯	123	脛骨骨幹部骨折	**106**
胸肩峰動脈	125	近位趾節間関節	320	脛骨神経	18, 30, 31,
強剛母指	267	近位指節間関節	6, 234,		302, 324
強剛母趾	**337**		261, 354	脛骨粗面	317
胸骨	5, 127	筋外膜	19	脛骨天蓋	110
頬骨	4	筋原線維	19	脛骨内側顆	101
胸骨体	5, 6	筋周膜	19	脛骨プラトー骨折	**100**
胸骨柄	5	筋鞘	19	脛舟靭帯	326
胸鎖関節	9	筋性斜頚	145	痙縮	175
胸鎖乳突筋	17, 126	筋節	19	痙笑	451
鏡視下腱移植術	212	筋線維	19	脛踵靭帯	326
鏡視下腱板縫合術	212	筋線維群	19	頚神経	24, 27
胸神経	24, 27	筋束	19	頚髄	23, 24
胸髄	23, 24	筋肉	19	頚髄前角	147
胸大動脈	125	筋皮神経	17, 27, 28, 29	痙性斜頚	145
強直性痙攣	451	**く**		痙性麻痺	137, 151
胸椎	5, 27, 122	屈筋	20	頚長筋	126
胸背神経	18, 27, 28	屈筋群	242	頚椎	5, 27, 122
胸背動脈	125	屈筋腱	265, 270	頚椎後弯	141
胸腰椎損傷	169	屈筋腱損傷	261	頚椎症	136
棘下筋	201	屈筋腱断裂	269	頚椎症性神経根症	**136**
棘下筋腱	210	くも膜	130	頚椎症性脊髄症	**136**
棘筋	128, 129	くも膜下腔	196	頚椎損傷	168
棘上筋	126, 201	クラビクルバンド	61	頚椎椎間板ヘルニア	**146**
棘上筋腱	210	グリソン牽引	148	頚半棘筋	126

脛腓間スクリュー	111	腱板断裂性関節症	220	鉤足	327
脛腓靭帯結合	109	肩峰	6	後足部	37, 320
経皮的くも膜下ドレナージ		腱縫合	263	後側方固定術	159
	199	**こ**		構築性側弯症	181
ケージ	159	抗 CCP 抗体	355, 358	高尿酸血症	347
ケーブル固定	51	高位脛骨骨切り術	304, 306	広背筋	18, 128, 201
結核性脊椎炎	462	紅暈	447	項部硬直	199
血管損傷	**428**	高エネルギー外傷	165	後部脊髄損傷	177
血胸	63	後果	109	後方経路腰椎椎体間固定術	
血腫	149	後角	130		162
月状骨	6, 74, 234	抗環状シトルリン化ペプチド		後方固定術	171
結晶沈着性関節炎	346	抗体	358	後方除圧固定術	162
血餅	191	交感神経	22, 23	後方除圧術	134, 139, 162
腱	19, 20	後弓反張	451	後方脱臼	43, 292
牽引療法	45	抗凝固薬	189, 436	後方脱臼骨折	168
肩甲下筋	201	後距腓靭帯	326, 339	後方椎体間固定術	159
肩甲下筋腱	210	後脛距靭帯	326	硬膜	130, 196
肩甲挙筋	126	広頚筋	126	硬膜下血腫	199
肩甲骨	4, 5, 6, 126, 200	後脛骨筋	323	硬膜修復	197, 199
肩甲骨周囲筋の運動	207	後脛骨動脈	324	硬膜損傷	153
肩甲骨の上縁	126	後頚動脈	284	股関節	9, 10, 282
肩甲骨を引き寄せる体操		後脛腓靭帯	326	股関節 OA	286
	207, 215	後結節	126	股関節屈曲	294
腱交差症候群	272	膠原病	359	股関節内旋	294
肩甲上神経	27, 28	後骨間神経	249	股関節の動き	285
肩甲上腕関節	200	後骨間神経麻痺	249	五十肩	204
肩甲舌骨筋	126	後根	24, 130	骨・軟部腫瘍	34
肩甲背神経	28	後十字靭帯	33, 300, 301,	骨萎縮	175
肩鎖関節	9, 200		308, 312	骨格筋	16, 17, 18, 19, 20
腱鞘	265, 267, 270	後縦靭帯	123, 132	骨芽細胞	3, 372, 375
腱鞘巨細胞腫	276	後縦靭帯骨化症	**132**	骨幹	40
腱鞘切開術	273	拘縮	205	骨間距踵靭帯	326
剣状突起	5	甲状腺	125	骨間筋	239, 242
腱鞘内注射	268, 273	甲状軟骨	125	骨関節炎	462
腱板	210	後神経束	202	骨幹端	40
腱板断裂	**210**	構造的寛解	363	骨幹端部	4, 32, 36

骨幹部	4, 32, 36, 40, 97	固有小指伸筋腱	265	軸椎歯突起骨折	168
骨吸収	3, 372	コラーゲン	13	軸変形	120
骨吸収抑制薬	374	コンパートメント症候群	106,	止血薬	189
骨棘	136, 154, 286, 304, 305		**424**	指骨	234
コックアップスプリント	250	コンプライアンス	264	趾骨	4, 7
骨形成	3, 372	**さ**		自己複製能	2
骨形成促進薬	374	再灌流後障害	433	示指	37
骨孔	311	再狭窄	163	指神経	270
骨硬化像	253, 305	採骨部痛	149	指節骨	4, 6
骨細胞	375	最終固定法	49	持続的他動運動	319
骨質	373	最上胸動脈	125	膝蓋腱	33, 300, 301, 302,
骨髄炎	**452**	再接着術	280		304, 311, 317
骨性斜頚	145	再脱臼	229	膝蓋骨	4, 7, 33, 300,
骨穿孔術	254	最長筋	128, 129		301, 304, 317
骨粗鬆症	34, 69, 83, 90, **370**	サイトカイン	354	膝蓋骨骨折	**105**
骨粗鬆症性椎体骨折	**170**	鎖骨	4, 5, 6, 27, 200	膝蓋大腿関節	300
骨端	40	坐骨	7, 77, 80	膝窩静脈	302
骨端核	181	鎖骨下筋神経	27, 28	膝窩動脈	302
骨端線	298	鎖骨下動脈	125, 202	膝窩部	302
骨端軟骨	40	鎖骨骨折	**59**	疾患活動性スコア	363
骨端部	4, 32, 36	坐骨骨折	80	湿潤療法	280
骨頭回転骨切り術	291	坐骨神経	18, 30, 31,	膝動脈	302
骨嚢胞	286		285, 325	指定難病	290
骨盤骨折	**77**	坐骨大腿靭帯	88	指動脈	270
骨盤輪	77	挫滅	279	歯突起	124
骨盤輪骨折	77, 80	三角巾	214, 227, 232	自発痛	317
骨膜	4, 32, 82, 89	三角筋	17, 18, 201, 212	紫斑	449
骨密度	373	三角骨	6, 74, 234	尺側手根屈筋	18, 236, 242
骨密度平均値	373	三角靭帯	326	尺側手根屈筋腱	243
骨癒合不全	85, **116**, 149	**し**		尺側手根伸筋	18, 236
骨リモデリング	372	シェーグレン症候群	357	尺側プラス変位	71
骨梁	370	自家骨軟骨移植術	254	尺側偏位	355, 361
固定隣接椎間障害	141, 142	軸索	415	斜頚	**144**
固有示指伸筋	237	軸性疼痛	135, 141, 142, 194	斜骨折	34
固有示指伸筋腱	265	軸椎	124, 126	車軸関節	9, 12
固有小指伸筋	237	軸椎関節突起間骨折	168	尺屈	272

索引

尺骨	4, 6, 12, 68, 234, 260, 271	上関節突起	122, 123	上腕骨外側顆骨折	64, 66
尺骨茎状突起	12, 69	上棘骨折	105	上腕骨外側上顆炎	**256**
尺骨神経	18, 27, 28, 29, 235, 238, 239, 242, 243	上頚神経節	27	上腕骨顆上骨折	64, 65
尺骨神経背側枝	243	小結節	54	上腕骨滑車	6
尺骨動脈	28	上肩甲下神経	28	上腕骨近位端	54
縦骨折	105	症候性側弯症	181	上腕骨近位端骨折	**52**
舟状骨	6, 7, 74, 112, 234, 320	上行大動脈	125	上腕骨骨幹部骨折	**56**
終椎	181	小後頭直筋	126	上腕骨小頭	6, 253
舟底足変形	345	踵骨	4, 7, 112, 320, 323, 326, 328	上腕骨小頭の血行	255
終動脈	255	踵骨骨折	**112**	上腕骨頭	6, 54, 229
手関節	9, 13, 234	小指	37	上腕三頭筋	18, 20
宿主	445	小指屈筋	243	上腕動脈	65
褥瘡	175	硝子軟骨	14, 33	上腕二頭筋	17, 20
手根管	244	上神経幹	27	食道損傷	149
手根管開放術	246	上双子筋	283	ショック指数	79
手根管症候群	72, **244**	踵足	327	ショパール関節	7, 37, 320
手根骨	4, 6, 74, 234	掌側骨間筋	237	徐脈	175
手根中手関節	6, 234	掌側ロッキングプレート固定	73	自律神経	21, 22
手指	234	小殿筋	283	自律神経節	23
手指巧緻運動障害	133, 184	小転子	7	自立神経過反射	175
種子骨	105	上殿神経	18, 285	伸筋	20
手指切断	**278**	上殿動脈	284	伸筋腱損傷	261
手術部位感染	**439**	上頭斜筋	126	伸筋腱中央索損傷	262
出血性ショック	78	小児の肘周囲の外傷	**64**	神経	21
術後血腫	153	小脳出血	199	神経幹	415
術後硬膜外血腫	**188**	踵腓靭帯	326, 339	神経系	22
術後脱臼	288	上被膜下動脈	284	神経根	130, 136, 146
腫瘍壊死因子	365	静脈血栓塞栓症	315, **434**	神経根・硬膜損傷	149
順行性髄内釘	99	小菱形筋	126	神経根損傷	153
除圧固定術	156	小菱形骨	6, 74, 234, 244	神経支配	17, 18
除圧術	240	上腕筋	242	神経上膜	415
小円筋	201	上腕骨	4, 6, 20, 54, 200, 234, 260	神経周膜	415
小円筋腱	210	上腕骨外側上顆	260	神経前方移行術	240
				神経束	415
				神経損傷	163
				神経伝導速度検査	245

485

神経伝導路	22	髄内ワイヤー固定	61	脊柱管内ヘルニア	151
神経内膜	415	水疱	351	脊柱起立筋	128, 129
人工肩関節置換術	221, 223	髄膜炎	199	脊柱後弯変形	167, 171
人工関節感染	460	スーチャーアンカー	231	脊柱側弯症	**180**
人工関節周囲の骨折	**94**	頭蓋骨	4	脊柱の後弯化	135, 141, 142
人工関節置換術	369	頭蓋直達牽引	166	脊柱不撓性	153
人工股関節全置換術	287, 288, 291	頭蓋内出血	199	脊柱変形	167
		スクリュー固定	51	赤沈	358
人工骨頭置換術	55, 84, 291	スクレロスチン	375	脊椎カリエス	457, 462
人工足関節置換術	336	スタイマンピン	51	脊椎損傷	**164**
人工膝関節全置換術	304, 306	ステム	96	癤（せつ）	447
		ストッキネット	44	石灰沈着性腱板炎	206, **218**
人工膝関節単顆置換術	304, 306	スプリント	264	舌骨	125, 126
		スワンネック変形	361	節後線維	23
深指屈筋	236, 261	**せ**		節後ニューロン	23
深指屈筋腱	244, 265	清潔野	440	舌状骨折型	113
深指屈筋腱単独損傷	262	脆弱性骨折	69, 83, 90, 371	節前線維	23
深掌動脈弓	235	成人関節炎	465	節前ニューロン	23
新鮮脱臼	43	成人脊柱変形	183	線維輪	5, 123, 147
迅速簡易超音波検査	79	正中環軸関節	124	遷延癒合	61, **116**
靭帯	15, 33	正中神経	17, 27, 28, 29, 65, 235, 244, 245, 270	前角	130
靭帯再建術	311, 341			全荷重	39
靭帯損傷	42	成長軟骨板	40	潜函病	290
靭帯縫合術	341	静的因子	137	前距腓靭帯	326, 339
シンデスモーシス	109	生物学的製剤	365	前距腓靭帯損傷	339
深腓骨神経	17	脊髄	21, 22, 132, 136, 146, 154	前距骨靭帯	326
深部感覚	25			前脛骨筋	17, 323
深部静脈血栓症	315, 434	脊髄症	133, 137	前脛骨動脈	324
す		脊髄神経	23, 24	前脛腓靭帯	326
随意収縮	173	脊髄神経節	24	前結節	126
髄液漏	**196**	脊髄損傷	**172**	仙骨	5, 7, 77, 80
髄核	5, 123, 146	脊髄半側損傷	177	仙骨神経	24
髄腔	4, 32	脊髄麻痺	183	仙骨神経叢	30, 31, 285
髄鞘	415	脊髄モニタリング	193	前根	24, 130
髄内釘	48, 91	脊柱	5, 122	浅指屈筋	236, 261
髄内釘固定	46, 55, 58	脊柱管	123, 136	浅指屈筋腱	244, 265

索 引

前十字靭帯	33, 300, 301, 304, 308, 312	
前縦靭帯	123	
浅掌動脈弓	235	
仙髄	23, 24	
全数把握対象疾患	451	
前脊髄動脈	128	
尖足	327, 344	
尖足位固定	330	
前足部	37, 320	
仙腸関節	7, 9, 77, 80	
仙椎	122	
先天性筋性斜頚	145	
先天性股関節脱臼	**296**	
先天性内反足	**343**	
浅腓骨神経	17	
前部脊髄損傷	177	
前方固定術	139, 148	
前方除圧固定術	134, 140	
前方脱臼	43, 292	
前方脱臼骨折	168	
前方引き出しテスト	340	
せん妄	**419**	
前腕筋群	260	

そ

創外固定	46, 73, 108
装具固定 (外旋)	227
装具固定 (内旋)	227
総頚動脈	125
総指伸筋	18, 237, 242
総指伸筋腱	265
総腸骨静脈	78
総腸骨動脈	78, 284
総腓骨神経	30, 31, 302
僧帽筋	18, 126, 128, 201
足関節	9, 11, 320

足関節 OA	334
足関節外側靭帯	339
足関節外側靭帯損傷	**339**
足関節外反	335
足関節果部骨折	**109**
足関節固定術	336
足関節上腕血圧比	155
足関節内骨折	36
足関節内反	335
足底挿板	333, 336
足背動脈	325
足部	320
足部・足関節の動き	322
足部の神経支配	324
側方転位	120
足根骨	4, 7, 112, 113
足根中足関節	320
蹲踞	338
損傷高位	173

た

第 1 楔状骨	320
第 2 楔状骨	320
第 3 楔状骨	320
第 3 腓骨筋	323
大円筋	201
体幹硬性装具	171
体幹上肢固定	58
大胸筋	17, 201
大結節	54
大後頭直筋	126
帯状硬化像	289
体性感覚	25
体性神経	21, 22
大腿筋膜	212
大腿筋膜張筋	282, 283
大腿脛骨角	303

大腿脛骨関節	300
大腿骨	4, 7, 13, 33, 300, 304, 308, 317
大腿骨遠位部骨折	**100**
大腿骨外側顆	101
大腿骨顆上骨折	100
大腿骨顆部	7
大腿骨顆部骨折	100
大腿骨寛骨臼インピンジメント	**293**
大腿骨近位部	82, 89
大腿骨頚部骨折	**82**
大腿骨骨幹部	97
大腿骨骨幹部骨折	**97**
大腿骨コンポーネント	96
大腿骨転子部骨折	**89**
大腿骨頭	7, 282
大腿骨頭壊死症	85, **289**
大腿骨頭壊死の病型 (Type)	290
大腿骨内側顆	101
大腿四頭筋	17, 301
大腿四頭筋腱	33, 300, 301, 302, 304, 317
大腿神経	17, 30, 285
大腿深動脈	284
大腿直筋	17, 282, 283, 301, 302
大腿動脈	78, 284
大腿二頭筋	18, 302
大腿二頭筋長頭	282, 283
大腿皮膚溝	297
大腿方形筋	283
大殿筋	18, 282, 283
大転子	7
大動脈	128

487

大動脈弓	125	中指	37	長母指外転筋	271
大内転筋	283	中指伸展テスト	257	長母指屈筋	236, 323
大伏在静脈	302	中手骨	4, 6, 37, 234	長母指屈筋腱	244
大腰筋	129, 282, 283	中手骨頭	270	長母指屈筋腱断裂	72
大菱形筋	126	中手指節関節	6, 76, 234, 354	長母趾伸筋	323
大菱形骨	6, 74, 234, 244	中神経幹	27	長母指伸筋	17, 18, 237
楕円関節	9, 13	中心性脊髄損傷	177	長母指伸筋腱	265
タオルギャザリング	333	中枢神経	21, 22	長母指伸筋腱断裂	72
多血小板血漿	258	中節骨	6, 7, 37, 234, 320	腸腰筋膿瘍	456
脱臼	**42**	中足骨	4, 7, 37,	腸肋筋	128, 129
脱臼骨折	36, 169		320, 331, 337	直視下腱鞘切開術	268
脱臼不安定感	229	中足趾節関節	7, 320,	直達牽引	45
多発外傷	78, 98		331, 337, 346	陳旧性脱臼	43
多発骨折	98	中足部	37, 320		
多分化能	2	中殿筋	18, 283	椎間関節	123
多方向牽引	226	肘頭	6, 260	椎間孔拡大術	140, 195
多裂筋	126, 128, 129	肘内障	64, **67**	椎間板	5, 123, 136, 146, 154
弾性ストッキング	318, 435	肘部管症候群	**238**	椎間板摘出術	152
断端形成術	280	虫様筋	237, 242	椎間板内注入療法	153
短橈側手根伸筋	236, 260	長管骨	4, 32, 36, 107	椎弓	5, 122, 154
丹毒	448	長胸神経	28	椎弓形成術	134, 139
短内転筋	283	腸骨	7, 77, 80, 140	椎弓骨折	168
短腓骨筋	323	腸骨下腹神経	30	椎弓根	122
短母指伸筋	237, 271	腸骨筋	282, 283	椎弓根スクリュー	159
		腸骨骨折	80	椎弓切除術	134, 139,
恥骨	7, 77, 80	腸骨鼡径神経	30		156, 158, 162
恥骨結合	7, 77	腸骨大腿靭帯	88	椎弓板	122
恥骨骨折	80	腸骨稜	181	椎孔	5, 127
恥骨大腿靭帯	88	長趾屈筋	323	椎骨	5
恥骨離開	80	長趾伸筋	17, 323	椎骨動脈	125
遅発性骨頭壊死陥没	85	長掌筋	17	椎体	5, 122, 123, 127,
遅発性神経（脊髄）障害	167	頂椎	181		130, 132, 136, 154
中間楔状骨	7, 112, 320	長橈側手根伸筋	236	椎体形成術	171
中間広筋	17	長内転筋	283	椎体楔状圧迫骨折	168
中空スクリュー	84	蝶番関節	9, 11, 303	椎体終板	140
中頚神経節	27	長腓骨筋	17, 323	痛風	**346**

488

索引

痛風腎	347
土踏まず	348

て

底屈	11
定型的骨折	59
低血圧	175
底側踵舟靭帯	326
テニス肘	**256**
テニス肘用バンド	259
手の腱損傷	**261**
手の舟状骨骨折	**74**
デブリドマン	443
デルマトーム	26, 130, 131
転位	53
転位型骨折	86
転移性骨腫瘍	**396**
電気凝固	189
転子下	82, 89, 97
転子下骨折	97
転子部	7, 82, 89
転子部骨折	89, 93
テンション・バンド・ワイヤ リング	51, 105, 111

と

投球骨折	57
橈屈	272
凍結肩	204
橈骨	4, 6, 12, 68, 271
橈骨遠位端	68
橈骨遠位端骨折	**68**
橈骨遠位端尺側傾斜角	71
橈骨遠位端掌側傾斜角	71
橈骨管症候群	260
橈骨茎状突起	272
橈骨手根関節	13

橈骨神経	17, 18, 27, 28, 29, 235, 249, 260
橈骨神経浅枝	249, 260, 274
橈骨神経麻痺	**248**
橈骨頭	6, 12, 64
橈骨動脈	28, 29, 235
橈骨動脈瘤	276
橈骨輪状靭帯	67
橈尺関節	9
等尺性運動	184
豆状骨	6, 74, 234, 243
橈側手根屈筋	17, 236
橈側手根伸筋	18
頭長筋	126
疼痛	**406**
動的因子	137
糖尿病性足部感染	458
頭半棘筋	126
頭板状筋	126
頭部押し下げテスト	138
特殊感覚	25
特発性側弯症	181
ドケルバン病	**271**
徒手筋力検査	195, 414
徒手整復	41
ドロップアウト	183
貪食	465

な

内果	7, 101, 109
内顆	7
内胸動脈	125
内頚動脈	125
内固定材料の折損	163
内臓感覚	25
内側顆骨折	64
内側胸筋神経	28

内側楔状型開大式	306
内側楔状骨	7, 112, 320
内側広筋	17, 301, 302
内側上顆	240, 242
内側上腕皮神経	27, 28
内側神経束	202
内側前腕皮神経	27, 28
内側足底動脈	325
内側側副靭帯	300, 304, 308, 312
内側大腿回旋動脈	88, 284
内側半月板	33, 300, 304, 312
内腸骨動脈	78, 284
内転筋群	17
内転足	327
内反膝	303, 306
内反尖足	327
内反足	327
内反肘	65
内反骨切り術	291
内腹斜筋	129
内閉鎖筋	283
軟骨下骨	13
軟骨細胞	13
軟骨内骨化	38
軟骨変性	304
軟部組織感染症	**446**
軟膜	130

に・ね・の

二期的再置換術	461
肉芽	280
二次性変形性膝関節症	310
二重束再建術	311
二分靭帯	326
乳頭突起	127

乳幼児関節炎	465	半月板損傷	**312**	非転位型骨折	86
乳様突起	126	半腱様筋	18, 282, 283, 302	腓腹筋	18, 323
尿酸値	347	半腱様筋腱	311	腓腹筋外側頭	302
尿路感染症	175	反張位	166	腓腹筋内側頭	302
尿路結石	175	反張位整復ギプス固定	166	皮膚分節	130
捻挫	**42, 339**	反復性肩関節脱臼	**228**	皮弁形成術	280
脳脊髄液	196	半膜様筋	18, 282, 283, 302	表在感覚	25
は		**ひ**		病的骨折	34, 98
ハードサイン	429	皮下腱鞘切開術	268	ヒラメ筋	18, 323
ハーバートスクリュー	76	皮下骨折	35	疲労骨折	34
肺炎	175	非観血的整復	41	ピン固定	51
肺外結核	462	肥厚性偽関節	117	**ふ**	
背屈	11	腓骨	4, 7, 33, 101,	ファンクショナルブレース	
敗血症	445		109, 110, 111, 140,		58
肺血栓塞栓症	434		300, 312, 317, 326	フィブリン糊	197
肺梗塞	315	尾骨	5, 77	フィラデルフィアカラー	
背側骨間筋	237	腓骨筋	323		139, 140
薄筋	302	非骨傷性中心性頚髄損傷	**178**	フォルクマン拘縮	65, 427
薄筋腱	311	腓骨神経	324	不可逆変化	191
白質	24, 130	腓骨神経麻痺	**416**	腹横筋	129
破骨細胞	3, 354, 372, 375	尾骨神経	24	副交感神経	22, 23
葉酸	364	腓骨頭	7	複合性局所疼痛症候群	72,
破傷風	444, 451	腓骨動脈	324		213, **410**
バストバンド	63	膝関節	9, 11, 13, 33, 300	伏在神経	302
発育性股関節形成不全	**296**	膝関節 OA	304	副神経	17, 18
バニオン	331, 332	膝関節内骨折	36	腹直筋	17, 129
ばね症状	266	膝くずれ	309	不潔野	440
ばね指	**266**	膝屈曲訓練	319	不全切断	279
馬尾	24, 130	膝周囲骨切り術	304	不全麻痺	173
馬尾症状	155	膝靭帯損傷	**308**	フットポンプ	318, 436
ハムストリング	301	膝伸展訓練	319	不動関節	9
破裂骨折	169	肘関節	9, 11, 20, 234	部分荷重	39
ハローベスト	166	肘関節脱臼	43	ブラウン - セカール症候群	
反回神経麻痺	149	皮質骨	4, 32		177
ハンギング・キャスト	58	尾椎	122	振り子運動	55
半月	15	非定型骨折	98	プレート	91, 111

索 引

プレート固定	46, 55, 58, 61, 114
フレームコルセット	171
プロスタグランジン製剤	156
フロセのアーケード	249
ブロック療法	148
プロテオグリカン	13
フロマン徴候	239
粉砕骨折	34, 56, 105
分節動脈	128
分娩損傷	60
分離症	**160**
分離すべり症	**160**
分離部修復術	162
分裂膝蓋骨	105

へ

閉鎖骨折	35
閉鎖神経	17, 30, 285
閉鎖動脈	284
閉塞性動脈硬化症	155
ベーラー角	113
ペリプロ	95
変形性肩関節症	206, **219**
変形性股関節症	**286**
変形性足関節症	**334**, 342
変形性足関節症の病期分類	335
変形性膝関節症	**304**
変形性肘関節症	253, 257
変形治癒	**120**
変形癒合	**120**
変性すべり症	161
胼胝	332
扁平足	327, **348**

ほ

蜂窩織炎	445, 448

縫工筋	17, 282, 283, 302
膀胱直腸障害	137, 151
放散痛	138, 245
傍脊柱筋膿瘍	462
母指	37
母指 CM 関節症	272
母指 MP 関節	76
母指外転筋力のテスト	247
母指球の萎縮	247
母指対立再建術	247
ほぞ穴	110, 321
ボタンホール変形	361
ボツリヌス毒素注入	145
骨付き膝蓋腱	311
ホフマン創外固定器	49

ま

巻きワイヤー	51
膜性骨化	38
末梢神経	21, 22
末梢神経障害	**413**
末節骨	6, 7, 37, 234, 320
マトリックスメタロプロテアーゼ -3	358
麻痺性イレウス	175
マルチプル・ピンニング固定	73
マンシェット	437
慢性骨髄炎	454

み・む・め・も

ミオシン	19, 20
ミルウォーキー型装具	182
ミルキング	190
無気肺	175
メトトレキサート	364
免疫調整薬	362
免疫抑制薬	362

免荷	39, 333
綿包帯	44
毛細血管再充満時間	430
毛包炎	447
毛包性膿皮症	447
モーティス	321

や・ゆ・よ

野球肘	**252**
ヤヌスキナーゼ	367
有鉤骨	6, 74, 234, 243, 244
有髄神経線維	415
有頭骨	6, 74, 234, 244
指の対立	247
癰（よう）	447
腰神経	24
腰神経叢	30, 285
腰髄	23, 24
腰椎	5, 122
腰椎圧迫骨折	113
腰椎後側方固定術	159
腰椎後方椎体間固定術	159
腰椎椎間板ヘルニア	**150**
腰部脊柱管狭窄症	**154**
腰方形筋	128, 129
横止めスクリュー	48
予防的抗菌薬投与	441

ら・り・る・ろ

ラグ・スクリュー	91
らせん骨折	34, 56
リーマー	48
リーメンビューゲル装具	298
リウマトイド因子	355, 358
リウマトイド結節	357
リコンタイプ髄内釘	48
梨状筋	283
リスフラン関節	7, 37, 320

491

離断性骨軟骨炎	**252**	隣接椎間障害	149, 163	肋骨突起	127
リッサーサイン	181	ルースニング	85	**わ**
立方骨	7, 112, 320	瘻孔	454	ワイヤー固定	51, 114
リバース型人工肩関節置換術		ローラーペンチ	190	若木骨折	60
	55, 212, 223	肋軟骨	5, 127	鷲手	239, 243
リモデリング	3	肋間筋	128	腕神経叢	27, 202
良性骨腫瘍	**379**	肋間神経	17	腕橈関節	67
良性軟部腫瘍	**388**	肋骨	4, 5, 127	腕橈骨筋	17
輪状靱帯	64	肋骨窩	127	
臨床的寛解	363	肋骨骨折	**62**	

Special Thanks

＊順不同、敬称略

企画にご協力いただいた医療従事者の方々

荘子 万能（株式会社メドフィード）

瀧澤 紘輝

西 明博／豊泉 理絵

藤木 修子／一條 久美

太田 寛子／小林 充弘

菅沼 里菜／山本 武司

制作協力

装丁・本文デザイン

クニメディア株式会社

長谷川 直也／坂本 充宏

遠藤 栄一／石渡 沙織

仲本 規子／ふかざわ あゆみ

本文イラスト

福井 典子／目黒 由佳子／K's Design

患者がみえる新しい「病気の教科書」

かんテキ 整形外科

2019年10月 5 日発行　第 1 版第 1 刷
2025年 5 月20日発行　第 1 版第 8 刷

編　集　渡部 欣忍

発行者　長谷川 翔

発行所　株式会社メディカ出版
　　　　〒532-8588
　　　　大阪市淀川区宮原 3 - 4 - 30
　　　　ニッセイ新大阪ビル16F
　　　　https://www.medica.co.jp/

編集担当　清水洋平／江頭崇雄

編集協力　粟津菜摘／近藤敦子／綾目 愛

装幀・組版　クニメディア株式会社

本文イラスト　福井典子／目黒由佳子／K's Design

印刷・製本　株式会社シナノ パブリッシング プレス

Ⓒ Yoshinobu WATANABE, 2019

本書の複製権・翻訳権・翻案権・上映権・譲渡権・公衆送信権（送信可能化権を含む）は、（株）メディカ出版が
保有します。

ISBN978-4-8404-6923-4　　　　　　　　　　　　　　　Printed and bound in Japan

当社出版物に関する各種お問い合わせ先（受付時間：平日 9 ：00 〜 17：00）
●編集内容については、編集局 06-6398-5048
●ご注文・不良品（乱丁・落丁）については、お客様センター 0120-276-115